실전, 임상한의학

- 내과질환을 중심으로 -

실전, 임상한의학 - 내과질환을 중심으로 -

This Edition was published by Jipmoondang Publishing Co. in 2017, Seoul, Korea.

실전, 임상한의학

實戰臨床韓醫學

- 내과질환을 중심으로 -

서운교 편저

집문당

서운교 | 학력 동국대학교 한의과대학 졸업, 동 대학원 한의학박사

현재 동국대학교 한의과대학 교수
동국대학교 경주한방병원장, 한방내과전문의
국제힐링센터 통합의학 진료

경력 동국대학교 LA캠퍼스(DULA) 총장, 미국한의사 면허취득
동국대학교 분당한방병원 교육부장, 진료부장
동국대학교 한의과대학 임상학과장
보건복지부산하 한방병원 평가위원
미국 메릴랜드의대 통합의학연구소 초빙연구

대한한의학회 정회원, 한방내과학회 정회원('04~'06학술위원회 위원장)
한방성인병학회 정회원, 항노화학회 정회원, 한방알러지면역학회 정회원
한국최면심리학회 정회원, 한방감염병학회 정회원('09 연구윤리위원회 위원장)

저서 동의폐계내과학(공저), 한문화사, 2002.
폐계내과학(공저), 도서출판 나도, 2011.
폐계내과학(공저), 도서출판 나도, 2013.
임상온병학(공역), 청홍, 2014.

실전, 임상한의학 - 내과질환을 중심으로 -

2017년 6월 5일 1판 1쇄

편저자 | 서운교
발행인 | 임동규
발행처 | **집문당**
등 록 | 1971. 3. 23. 제300-2012-69호
영업부 | 10881 경기도 파주시 광인사길 85
(02)743-3192~3 팩스(02)742-4657
전자우편 | sale@jipmoon.co.kr
편집부 | 03134 서울시 종로구 돈화문로 82 집문당빌딩 5층
(02)743-3096~7 팩스(02)743-0227
전자우편 | edit@jipmoon.co.kr
홈페이지 | www.jipmoon.co.kr

편 집 | 남시중
디자인 | 홍기화

ISBN 978-89-303-1748-1
가격 30,000원

이 도서의 국립중앙도서관 출판도서목록(CIP)은 서지정보유통지원시스템 홈페이지(http://seoji.nl.go.kr)와 국가자료공동목록시스템(http://www.nl.go.kr/kolisnet)에서 이용하실 수 있습니다. (CIP제어번호: CIP2017012410)

머리말

본래 의학이란 학문은 그 내용이 방대할 뿐만 아니라 세월이 지나면서 새로운 내용이 발견되고 임상 경험이 누적되면서 지속적으로 추가되고 발전하는 학문이다.

사정이 이러하니 비록 최근에 의학의 기초를 나름대로 정리하고 새로운 지식을 습득한 초보 임상의들은 물론이요, 수년간의 임상경험을 축적한 노련한 임상의들도 동·서양의학에 관한 지식에서 전반적으로 이해 부족을 실감하는 것이 현실이다. 더구나 내과질환 분야는 임상에서 꼭 필요한 주요 의학지식만 하더라도 그 내용이 방대하여 일독하는 것조차도 어려운 것이 사실이다.

이러한 바탕에서 저자는 오래전부터 동·서양의학의 최신지견을 일목요연하게 정리하여 이해하기 쉽고 임상에서 즉시 활용 가능한 임상진단 및 치료의 길잡이 역할을 할 책의 필요성을 느끼며 자료를 수집하였는데, 그 대강을 이번에『실전, 임상한의학』이라는 이름으로 출간하게 되었다.

이 책의 특징으로는 서양의학의 내과질환 분야를 알기 쉽게 교과서의 형태로 편집하였고, 내과질환 전반의 주요한 내용을 모두 언급하면서 이해를 돕기 위해 노력하였다. 한의학적 내용은 내과 분야만이 아니라 임상에서 직면하는 거의 모든 병증에 대하여 직접적이고 실질적인 도움이 되도록 하였다. 특히 서양의학의 질환명과 한의학의 병증을 대비하여 가능한 대로 유사한 것끼리 배치함으로써 동·서의학의 호혜적인 협진과 공동연구에도 조금이나마 도움이 되고자 하였다.

이러한 노력에도 불구하고 출간을 앞두고 돌이켜보니 본래 천학비재한 부족함은 숨길 수 없다. 부족한 점은 앞으로 계속 보완하여 더 나아지도록 노력할 것을 약속드리며 선배, 동료, 후학 여러분의 애정 어린 관심과 충고를 바란다.

이 책의 출판에 남다른 관심과 애정을 갖고 추진해주신 집문당의 임동규 사장님과 번잡한 원고를 교정하고 정리하여 한 권의 책으로 태어나기까지 노고를 아끼지 않은 남시중 편집부장님 이하 직원 여러분께도 깊이 감사드린다. 또 이 책이 나오기까지 많은 도움을 준 교실원들, 마지막으로 항상 곁에서 지켜보면서 힘이 되어주는 나의 사랑하는 아내와 가족에게 고마운 마음을 전한다.

2017년 5월

동국대학교 한의과대학 내과학교실
서운교

추천사

〈『실전, 임상한의학』 발간을 축하하며〉

한의학에 문외한인 내가 추천의 글을 쓰는 것이 다소 쑥스럽다.
서운교 교수와 나는 중고교 동창이며 가는 길은 다르지만, 의료 일선에 종사한다는 공통점이 있고, 또한 친구를 무척 좋아하기에 용렬한 재주로나마 축하의 인사말에 갈음하고자 한다.

본인이 이십여 년 전 연세대 신촌세브란스병원 가정의학과에 첫발을 내디딜 시절에 격일로 응급실 당직을 서던 그 시절이 불현듯 떠오른다. 수련의 1년 차 첫날부터 밤새도록 중환자들이 들어오는데 교통사고, 간성혼수, 농약 과다 복용 등으로 ER에 오자마자 기관삽관술, 쇄골하정맥침자와 동시에 심폐소생술에 전력을 다해 한 생명을 구하고 나면 말 그대로 기진맥진하기가 일쑤였다.

그 어렵고 힘들었던 수련의 과정에서 늘 아쉬웠던 것이 각 응급질환의 치료에 대한 체계적 '실전매뉴얼'이었다. 이른바 선배들에게 물려받은 '족보수첩'이 있었지만, 이것은 주로 외래, 입원환자에게 처방을 내리기 위한 '처방묶음집'에 지나지 않았다.
본인은 본인이 겪은 그간의 어려움을 후배들에게는 조금이라도 덜어주려는 의도에서 수련의 3년 차에 실전경험과 일반외과 응급처치학을 참고하여 가정의학과 수련의가 꼭 필요로 하는 〈실전응급매뉴얼〉을 만들어 FM 후배들에게 물려 주었던 기억이 새롭다.

각설하고 이번에 서운교 교수가 한의학도를 위해서 『실전, 임상한의학』을 출간한다니 반갑기 그지없다. 이 책이 한의학 분야 후학들에게 임상 현장의 지침서로 활용되어 한의학 발전에 많은 보탬이 되었으면 하는 바람이다.

2017년 5월 1일
연세의원 원장 박만호가 쓰다

차례

1부 / 진단 및 치법

• 진단 및 치법별 개요 •

1. 진단 - 四診을 중심으로

- 望診 : 환자 인체 외부의 생명활동에 대한 관찰을 통해 질병과 관계된 정보 즉 체내 병리변화의 특징을 판단하는 수단이자 질병의 징조를 발견하는 수단. 神 · 色 · 形 · 態에 대한 시각적인 관찰. 예) 舌診
- 聞診 : 소리를 듣고 냄새를 맡아서 질병 정보를 얻는 진단방법. 여러 발음기관(입, 혀, 치아, 입술, 코, 인후, 후두개, 폐 등)이 정상적으로 협조하기 위해서는 인체에 충분한 기본물질(원음, 원양, 기, 혈, 진액 등 → 소리를 내는 물질적 기초)이 공급되어야 함
- 問診 : 十問歌. 환자의 주관적인 느낌에 대해서는 상세하고 목적이 뚜렷한 질문으로만 알아낼 수 있음. 따라서 問診은 질병의 진단과 치료과정에서 매우 중요한 작용을 하며 질병의 근원을 탐구하는 강력한 무기
- 脈診 : 맥박을 통해 표현되는 인체 내부 정보인 脈象으로 진단

2. 치료 - 八法을 중심으로

질병은 내외부의 각종 요인으로 인해 내재한 動態平衡이 실조되어 발생하므로 치료는 당연히 고유한 동태평형을 회복시키는 일이 되며, 평형파괴의 유형에 따라 원래의 동태평형을 회복시키는 방법(치법)들을 창안하였다.

- 治病八法 : 汗 - 땀을 내서 사기를 밖으로 내보내는 방법으로서 실증과 허증에 따라 치법을 달리함
  - 吐 - '因勢利導' 상황에 따라 유리한 쪽으로 인도하는 방법
  - 下 - 병리물질을 항문을 통하여 배출하는 방법
  - 和 - 화해와 조화를 통해 정 · 사의 투쟁을 멈추게 하고 이로 인한 증상을 제거
  - 溫 - 한증의 치료 방법
  - 淸 - 陽盛陰虛로 유발된 열증의 치료 방법
  - 消 - 침입한 邪氣를 와해시키는 방법
  - 補 - 인체 기본물질의 손상이나 장부 기능의 쇠퇴를 치료하는 방법

1장
진단 - 四診

望 · 聞 · 問 · 切의 사진법은 증상과 병변이 일어나는 기전 간의 관계를 살펴 질병을 진단하는 방법으로 내재한 동태평형의 상황을 제때에 파악해서 정확하고 객관적인 판단을 내린다.

1절 望診

1. 望診

환자 인체 외부의 생명활동에 대한 관찰을 통해 질병과 관계된 정보 즉 체내 병리변화의 특징을 판단하는 수단이자 질병의 징조를 발견하는 수단이다. 『難經』에서는 한의사가 도달할 수 있는 최고의 경지는 망진을 통해 질병의 부위와 성질을 정확히 판단하고 이를 바탕으로 상응하는 치료법을 채택하는 것이라고 했다. - "望而知之謂之神"
생명활동을 시각으로 관찰할 수 있는 것(외부 징후)은 **神 · 色 · 形 · 態**

1) 神

인체 기본물질(원음 · 원양 · 기 · 혈 · 진액)의 정보를 포함한 精氣로 인체 외부에서 드러나는 일체의 생명활동(정체상황의 외재적 표현, 총체적 인상)이다. 즉, 神은 모든 생명활동의 종합이므로 그것이 반영하는 것은 장부운행의 총체적 상황이다. 이런 상황은 두 가지 유형으로 나뉘는데 장부의 정기가 왕성하고 기능이 온전해 생명활동이 정상적으로 진행될 수 있거나(得神), 장부의 정기가 고갈되고 기능이 쇠약해져 생명활동이 정상적으로 진행될 수 없는 상황(失神)이다. 得神과 失神에 대한 관찰을 통해 병의 경중과 예후에 대한 초보적 판단이 가능 - '得神者昌 失神者亡'

◈ 神이 비록 모든 생명활동의 종합적인 반영이긴 하지만, 집중적이고 두드러지게 나타나는 곳은 눈으로 오장육부의 精氣가 모여 이루어진 것이다(『靈樞 · 大惑論』)
- 五輪學說(혈 · 기 · 육 · 풍 · 수륜을 통해 오장 기능 관찰)

2. 形態와 色澤

1) 형태

(1) 身形

정지 상태에서의 공간적 윤곽으로 形體라고도 하는데 이것의 관찰을 통해 신체 내 각종 기본물질의 충실한 정도를 알 수 있다.

(2) 體態

주로 활동할 때의 각종 자세와 동작으로 신경계통(대뇌 척수 외주신경 등)이 운동계통(골격 인대 근육 등)을 지배학고 제어하는 상황을 반영한다. 이 밖에 몇몇 특수한 질병은 특징적인 체태를 유발한다(예 : 협심통 한중 열중 등).

2) 색택

色(색채의 차이)과 光澤(밝기의 차이) : 성질이 다른 질병 및 다른 장부의 질병은 모두 인체 표면에서 다른 색택의 변화를 나타내므로 망진에서 중요한 부분이다. 또한 오장은 체표의 다섯 기관(耳 · 目 · 口 · 鼻 · 舌)을 통해 외부와 정보를 교환하고 외부 상황에 따라 자신의 기능 상태를 끊임없이 조절하므로 오장의 변화로 인한 색의 변화도 面部에 주로 반영된다.

면부의 정상색(常色)은 황 · 백 · 홍(동맥) · 청(정맥) 및 투명색이 서로 조화되어 은은하고 밝고 윤기 있는 안색이나 장부에 질병이 발생하면, 병이 생긴 장부의 색이 두드러져서(腎病은 흑색) 대개 원래의 안색과 융화되지 못하고 유리되는데 이런 병태의 안색을 病色이라 한다.

肌表의 光澤을 살피는 것도 望色 진단법의 중요 요소이다. 건강한 모습을 '氣色이 좋다'고 하는데 이때의 '氣'가 곧 얼굴의 광택을 가리킨다. 이로부터 광택의 좋고 나쁨은 체내의 氣와 매우 밀접한 관계가 있음을 알 수 있다. 즉, 장부의 精氣가 소모되면 肌表의 光澤도 좋지 않다. 같은 病色이라도 광택이 좋으면(善色) 질병상태이긴 하지만 장부의 精氣가 여전히 충만한 것으로 이때는 병이 상대적으로 가볍고 쉽게 회복된다. 만약 病色에 광택이 적거나 없다면(惡色) 질병이 이미 인체의 정기를 심각하게 소모시킨 것으로 이때는 병이 무겁고 예후도 좋지 않다.

❖ 善色 : 靑如翠羽, 赤如鷄冠, 黃如蟹(알밴 게)腹, 白如豕膏, 黑如烏羽
❖ 惡色 : 靑如草玆(죽은 풀), 衃血(죽은 피), 枳實(덜 익은 탱자), 枯骨 炱(재)

『黃帝內經』
❖ 心이 외부와 정보를 교환하는 기관이 혀(心開竅於舌)이고, 心의 기능변화는 혀를 통해 표현(心之外候, 候: 증상 조짐)되므로 君主之官으로서 각종 생명활동을 주재하는 心의 외후가 되는 혀 또한 모든 생명활동의 상황을 반영할 수 있다.

3. 舌診

한의학의 특징적인 진단방법 중의 하나로, 인체 오장육부와 舌이 직간접적으로 상관관계가 있으므로 병리상 臟腑氣血의 병변이 舌에 반영된다.
望舌에서는 舌의 形態, 舌質, 舌苔 및 舌脈 등을 망진하는데 舌脈은 舌下靜脈을 말한다.

1) 望舌質

(1) 望舌形

① 蒼老舌

舌色과 舌形의 종합적 표현으로 舌質의 紋理가 거칠고 形色은 굳고 어둡다. 舌上에는 毛刺가 있거나 裂紋이 있다. 實證 및 熱證에서 다견된다.

② 嬌嫩舌

紋理가 細膩하고 부어있으며 嬌嫩하다. 舌色은 淡白無華하거나 고운 홍색이다. 임상표현으로는 허약, 쇠퇴 및 부족의 증후를 나타낸다.

③ 胖大舌

舌色이 淡白하고 舌體는 胖嫩하면서 정상 舌體에 비해 크고 두터워 심할 경우 구강 내에 가득 차며 舌面에는 진액이 많다. 주로 脾腎陽虛, 氣化失常, 水濕內停으로 舌에 범

람하여 형성된다(濕濁內生 濕濁上泛). 만약 이와 같은 舌象에 단지 舌尖部가 紅嫩하거나 淡黃膩苔가 나타나면 虛陽上浮 혹은 濕鬱化熱로 변증할 수 있다.

④ 腫脹舌

舌體가 腫脹된 것으로 중한 경우에는 과도하게 腫脹되어 구강 내로 거둬들일 수가 없다. 胖大舌과는 다르며 대부분 邪熱太盛하거나 中毒으로 기인한다. 첫째 鮮紅腫脹舌은 灼熱疼痛이 동반되며 舌色은 紅絳鮮澤하고 설변과 설첨에 紅點이 존재한다. 대부분 心脾(胃)熱로 인하여 氣血上壅되기 때문이다. 둘째 青紫腫脹舌은 口脣도 腫大하면서 青紫色을 띤다. 中毒에서 다견되며 毒物에 의해 血液凝滯가 조성되면 이와 같은 舌象이 나타난다.

⑤ 瘦薄舌

正常舌에 비해서 마르고 얇은 舌을 말하며, 舌體는 기육과 혈맥 등으로 구성되어 있으므로 주로 氣血兩虛와 陰血不足에서 나타난다. 첫째 淡白瘦薄舌은 心脾兩虛로 인하며 빈혈, 장기적 위장 기능 문란, 영양불량, 만성 소모성 질병 등에서 나타난다. 둘째 紅絳瘦薄舌은 외감열병의 후기에 熱傷營陰과 내상병 중 陰液虛損證 즉 만성 소모성 질환 중에서 다견되는데 陰虛火旺證으로 예를 들면 결핵, 암, 소화계통질병, 당뇨병, 갑상샘기능항진증, 慢性 心腎疾患 등에서 나타날 수 있다.

⑥ 裂紋舌

舌面上에 출현하는 각종 형상의 裂紋, 裂溝를 통칭하는 것으로 대부분 氣血陰液虧損에 속하며 舌體가 濡養되지 못한 것의 표현이지만 實熱이 있을 경우 즉 心火와 胃火가 치성할 때도 나타날 수 있다. 우선 紅絳少苔裂紋舌로 裂紋舌 중에서 가장 흔하며 주요병리는 陰液虧損으로 舌體를 濡養, 滋潤하지 못한 것으로 외감열병 후기의 熱盛傷陰 혹은 내상잡병의 陰虛火旺證에서 상견된다. 둘째 淡白裂紋舌은 舌色이 淡白하면서 裂紋이 있는 경우와 舌象이 淡白胖嫩裂紋滿布하며 설변에 齒痕이 있는 경우가 있으며, 전자는 주로 氣血不足으로 血虛失于濡潤, 후자는 脾胃氣虛로 脾虛濕浸한 까닭이다.

또한 선천적인 원인의 裂紋舌도 있으니 이 경우에는 舌色이 紅活榮潤하고 裂紋이 장기적으로 불변하며, 질병으로 인한 경우에는 病情의 변화에 따라 裂紋이 함께 변화한다. 이외에 舌質이 아닌 舌苔에 裂紋이 나타나기도 하는데 이것은 裂紋舌의 범주에 속하지 않는다.

⑦ 齒痕舌

舌體의 邊緣에 치아 흔적이 있는 것으로 舌色은 대부분 淡白하고 舌形은 주로 胖大하나 정상 혹은 瘦薄한 경우도 있다. 대부분 脾虛水濕不運으로 나타나니 그 형성되는 병리가 胖大舌과 상동하며, 舌體가 정상 혹은 瘦薄하면서 齒痕이 있을 경우에는 氣虛 혹 氣血兩虛에서 다견된다.

⑧ 点刺舌

舌의 紅粒이 腫脹 혹은 돌출하여 형성(大者稱爲'星')되는 것을 말하며, '紅星舌', '白星舌', '芒刺舌' 등으로 불린다. 熱毒이 熾盛한 까닭이며 외감열병의 熱極盛期와 내상잡병의 臟腑陽熱亢盛에서 흔하니 임상적으로는 고열, 급성 전염병, 급성 화농성 감염 및 패혈증 등에서 나타난다. 이외에도 발생 부위에 따라 邪熱이 소재하는 臟腑 혹은 어떤 臟腑의 熱邪가 가장 심한지 등을 추측할 수 있다.

⑨ 裙邊舌

舌頭가 양변의 口角범위를 넘어서 펼쳐져 있으며 부종, 嬌嫩하고 舌邊에 齒痕이 있다. 營養不良 혹은 脾腎陽虛의 重證에서 나타난다.

⑩ 瘀積舌

舌尖 혹 舌邊에 자흑색의 瘀斑 혹 瘀點이 산재해 있는 것으로 체내 어혈의 停積을 나타낸다. 식사 중 부주의로 인한 咬傷的 舌部瘀斑과는 다르며 내장질병이 舌上에 반영된 瘀斑으로 임상적 의의가 있다. 즉 월경부조, 간경화, 腫瘤, 심혈관병변 등으로 인한 舌象은 모두 瘀血內阻의 병리변화를 나타낸다.

⑪ 重舌

舌下의 血絡이 腫起된 것으로 舌下에 2개 이상이 종기된 것은 '蓮花舌'이라고도 한다. 대부분 心經火熱로 말미암아 循經上沖하거나 외사로 인하여 心火上炎을 유발하여 형성되며, 임상상 舌下腺囊腫, 腫瘤 등에 다견된다.

⑫ 舌衄

舌體의 출혈을 의미하며, 주요 원인은 血熱妄行 혹은 氣不攝血하는 까닭이다. 心脾熱盛 혹 胃熱熏蒸, 肝熱迫血 등과 陰虛火旺으로 虛熱迫血, 氣不攝血 등 虛實의 구분이 있다.

⑬ 舌癰

火熱이 혈분으로 들어가 국부에 모이면 熱毒이 壅滯하여 肌肉이 썩고 腫痛하면서 초기에는 단단하다가 궤양 후에는 농이 흐른다. 만약 舌紅少苔하고 惡瘡이 舌上에 발생하면 心火上炎, 舌紅 혹 絳하면서 惡瘡이 舌下에 있으면 대부분 脾腎積熱로 변증한다.

⑭ 舌疔

舌上에 豆狀 혹 櫻桃狀의 紅, 紫色의 악성 종기로 뿌리가 緊縮하여 깊고 단단하며 극렬한 통증을 동반한다. 병리는 舌癰과 같아서 대부분 心脾에 火毒이 壅滯하여 형성된다.

⑮ 舌菌

舌에 惡肉이 생겨서 초기에는 豆大와 같다가 점점 斗大蒂小하여 '泛蓮', '鷄冠' 혹 '菜花'와 유사하니 紅 혹 紫色을 띠며 병의 발전 정도가 비교적 빠르다. 표피가 파괴되어 출혈이 나타나고 참기 어려운 극렬한 통증, 악취가 나는 流涎, 舌體의 활동은 제한적이며 심할 경우 주위 조직에까지 파급된다. 초기에는 단단하고 皮色不變하나 오래되면 궤양을 형성하고 뺨이 천공된다. 舌菌의 주요 형성원인은 七情鬱結, 心脾鬱火, 熱毒上攻이며 舌의 惡性腫瘤에 속하므로 대부분 예후가 불량하다.

(2) 望舌態

舌態는 舌體의 활동 혹 정지 시의 상태를 가리키는데 정상의 舌態는 마땅히 舌體가 유연하고 운동이 원활하며 한편으로 기울지도 않고 顫動 등 이상 활동이 나타나지 않는다.

① 痿軟舌

舌體가 연약하고 伸縮無力하며 심하면 痿廢不用하니 '舌痿'라고 부른다. 대부분 氣血虛 혹은 陰液虧損으로 말미암으며 舌의 筋脈과 肌肉이 失養된 소치이다.

② 强硬舌

舌體가 판처럼 단단하고 운동이 원활하지 않으니 '舌强'이라 칭한다. 외감병은 주로 熱入心包證, 내상병 중에서는 中風 혹은 中風前兆에서 舌强이 다견된다.

③ **歪斜舌**

본 舌象은 中風 혹은 中風後遺症에서 가장 다견된다. 이외에 舌下神經損傷 및 周圍性 顔面神經麻痺 등 국부의 병변(外風證)에서도 볼 수 있다.

④ **顫動舌**

舌體의 顫動은 動風的 표현이므로 高熱, 肝陽亢逆, 陰液 혹 氣血虛損 등 원인으로 肝의 근육을 주관하는 기능에 영향을 미침으로써 筋脈失養을 야기시켜 肢體抽搐震顫, 筋攣肉瞤, 頭搖不定, 舌震顫 등 증상으로 표현되는 소위 '風證'이 출현한다. 각각의 원인별 감별은 熱極生風證의 舌象은 舌紅絳 혹 紫絳 顫動, 陰虛風動의 舌象은 舌紅少苔 舌體瘦薄 미약한 떨림, 氣血兩虛에서는 舌質淡白, 顫動 등이다.

⑤ **吐舌, 弄舌**

모두 心脾熱로 인한 筋脈不舒로 발생하며, 다만 병이 위급한 경우에 吐舌이 발생하는데, 대부분의 疫毒攻心 혹은 正氣衰敗 시에 자주 舌青紫하니 위중한 병에 속한다. 이외 吐舌과 弄舌은 先天愚型환자에서도 관찰된다.

⑥ **短縮舌**

병으로 인한 舌短縮은 허실을 불문하고 위중한 증후이다. 단 선천적인 경우에는 해당하지 않는다.

(3) 望舌神

舌神은 설질의 榮潤 혹은 운동의 원활함으로 표현되며, 有神의 舌象은 精氣充足 및 오장 기능이 정상으로 비록 병이 있더라도 예후가 양호함을 보인다. 舌神은 舌色의 근원이므로 有神의 경우 舌色 여하를 막론하고 모두 '活色'이 되며 無神이면 舌色 여하를 막론하고 하나같이 '死色'이 된다. 舌紅의 경우를 예로 들면, 有神的 舌紅은 그 색택이 紅活榮潤하고 無神的 舌紅은 晦暗함이 마치 猪肝과 같거나 火紅하여 감나무 씨의 색깔과 같다. 病情의 輕重을 판단하는 데 참조한다.

(4) 望舌色

舌色의 표현은 매우 많은데 임상상 주요한 것은 **淡紅·淡白·紅·絳·紫·青** 등 6가지이다. 이 중에서 정상 설질로 인식되는 淡紅舌을 제외한 모두는 患病의 舌象이다.

① 淡白舌

正常舌에 비해서 엷고 묽으면서 홍색보다 백색이 많으며 심할 경우 혈색이 전혀 없는 枯白色을 띤다. 淡白舌은 변증상 虛寒證 혹은 氣血兩虛證의 전형적인 舌象이다. 현대 의학 중의 각종 빈혈, 심한 영양불량, 만성 호흡 및 소화계통질병, 만성 心腎疾患, 갑상샘기능저하증, 백혈병, 간경화복수 등에서 상견된다.

② 紅舌

紅舌은 主熱證이나 또한 舌苔에 대한 진찰을 배합하여 虛實을 변증한다. 實證은 '陽氣有餘'한 상태를 반영하는데 주요한 것은 외감병 중 온열사기가 入裏하거나 風寒燥邪가 化熱入裏하는 경우와 내상잡병으로 장부 기능이 亢奮됨으로써 陽氣가 偏盛된 까닭이다. 虛熱證은 '陰液不足'으로 陽氣를 제약할 수 없어서 陽氣가 상대적으로 亢盛된 장부 기능의 虛性亢奮이다.

③ 絳舌

絳舌은 일반적으로 主內熱深重 病在心營으로 설명되는 深紅色의 舌로서 主病은 외감과 내상의 구분이 있으며 虛實을 변증하여야 한다. 외감병에 있어서 絳舌의 출현은 熱邪가 營分에 진입함을 나타낸다.

④ 青紫舌

青紫舌은 고대 의서에서 청색은 寒, 자색은 熱에 속한다고 분별하여 논술하였으나, 임상 실제에서는 혹 자색 위주에 청색을 겸하거나 청색 위주에 자색을 겸하기도 하고, 혹은 청자색이 각 반의 상태로 잘 나타나므로 현재는 대부분 합하여 논한다.

青舌과 紫舌은 비록 모두 血行不暢으로 인한 血液瘀滯의 존재를 의미하지만 성질이 상동한 유형의 병증으로 결합된 淡白舌(主虛主寒), 紅絳舌(主熱)과는 다르게 青紫舌은 주 성질이 상반되는 두 종류의 병증 즉 寒證과 熱證을 표현한다.

寒證 青紫舌은 청색이 위주로 이러한 종류의 舌色은 淡白舌에서 더욱 발전된 것이다(寒凝血瘀). 熱證의 舌苔는 絳紫, 深紫하니 이러한 종류의 舌色은 紅絳舌로부터 발전된 것이다. 紅舌과 絳舌은 모두 熱證의 표현으로 열이 극성하여 진액을 손상하거나 熱邪가 지나치면 氣血壅滯로 인하여 혈액운행에 영향을 미치므로 絳紫, 深紫의 舌色이 나타난다. 清代 王清任은 "혈액이 열기를 받으면 반드시 웅체되고 혈액이 웅체되면 반드시 자색을 띠며 血死色必黑한다"고 하였다. 따라서 이러한 종류의 舌面은 대부분 乾燥少津하다.

이외 青紫舌은 또한 瘀血의 존재를 나타내니 임상상 노년인에게서 다견된다. 이는 노년인의 인체는 각 장부 조직기관의 기능이 지속적으로 쇠약해지고 이에 따른 氣血生化의 부족, 血液流行의 不暢 때문이다. 따라서 노년인의 치료에서는 마땅히 扶正法과 化瘀法을 고려해야 한다.

2) 望舌苔

정상인의 舌上에는 한 층의 薄白苔가 있으며, 이를 서양의학에서는 舌上皮 絲狀乳頭의 角化로 형성된다고 인식한다. 정상 舌苔는 薄白濕潤한데, 舌苔를 통해 胃氣의 有無, 胃津의 存亡 및 病邪의 성질과 이를 통해 病情의 경중 등을 추측 진단할 수 있다.

(1) 望苔質

舌苔의 形質로써 舌苔의 厚薄, 潤燥, 腐膩, 偏全, 剝落, 消長, 有根無根 등을 포괄한다.

① 厚薄

苔質의 후박은 혓바닥의 관찰가능 여부가 기준으로 예를 들면, 舌苔가 투과되어 舌質이 은은하게 비춰 보이면 薄苔, 舌苔로 차단되어 苔下의 舌質이 보이지 않으면 厚苔에 속하니, 絲狀乳頭의 길이에 따라 결정된다. 즉 厚苔는 絲狀乳頭의 增長으로 인하여 형성되며 이는 각화 과정이 지연되는 까닭이다.

질병과정 중에 舌苔의 厚薄변화는 邪正의 성쇠를 반영하는데, 특히 邪氣의 輕重을 반영할 수 있다. 또한 病勢의 진퇴를 반영할 수도 있어서 예를 들면, 舌苔가 薄에서 厚로 변할 때는 邪氣가 점차 치성하면서 병이 진행되는 것을 나타낸다. 결론적으로 舌苔가 너무 적거나 지나치게 많은 것 모두 비정상적인 현상에 속한다.

② 潤 · 燥 · 糙 · 滑

舌面이 윤택하고 습기가 적당한 것은 '潤苔', 수분과다로 水滑하고 심하여 伸舌하면 물이 뚝뚝 떨어질 것 같고 문지르면 젖어서 미끄러운 것은 '滑苔' 혹 '水滑苔', 舌面이 건조하고 문질러도 진액이 없는 것은 '燥苔', 더욱 심하여 과립이 거칠고 마르고 갈라져서 沙石과 같은 것은 '糙苔'라고 한다.

舌苔의 潤燥는 津液의 盈虧 및 輸布의 情況을 이해하는 데 주요하니, 潤苔는 정상적 舌苔의 표현 중 하나이면서 질병 중에 나타날 때는 진액이 손상되지 않아서 진액대사가 기본적으로 정상임을 말하는 것이니 각종 津液未損傷의 질병(風寒表證 등)에서 볼 수 있다. 滑苔는 寒濕重證으로 水寒이 內聚한 象이니 肺 · 脾 · 腎陽虛로 인해 水濕, 痰

飮이 內停할 때 상견된다. 燥苔는 첫째 체내의 진액손상을 의미하니 체내의 수분상실 과다로 진액이 부족하여 나타나는 象이다. 둘째 인체의 陽氣가 陰邪에 당하여 핍박받는 경우(痰飮, 水濕)로 소위 '膩乾苔'를 볼 수 있으니 이것은 津液의 氣化 및 輸布 장애에 속한다.

糙苔는 대부분 燥苔로부터 진일보 발전하여 형성되니 熱盛傷陰의 重證에서 다견된다. 만약 苔質이 거칠기만 하고 건조하지 않다면 대부분 中焦脾胃에 穢濁之物이 존재하는 것이니 치료는 祛除胃中穢濁함이 마땅하다.

③ 腐膩

腐苔는 대부분 陽熱有餘하여 胃中의 腐濁이 蒸發함으로써 邪氣가 舌中에 상승하여 형성되며 주로 食積痰濁 혹은 內癰 등의 병증에서 나타난다. 膩苔는 濕濁內蘊으로 말미암아 陽氣의 기능이 막히는 까닭이니 주로 濕濁痰飮, 食積不化 등의 병증에서 나타난다. 결론적으로 腐苔는 대부분 熱, 膩苔는 寒濕挾痰 혹은 濕熱挾痰에 속한다.

④ 偏全

舌苔가 설면을 가득 채운 것을 '全苔', 한 부위에만 분포한 것을 '偏苔'라고 하여 舌苔의 분포정황을 지칭하는데 이로써 병변의 소재를 진찰할 수 있다. 全苔는 邪氣가 彌滿(두루 퍼짐)하고 대부분 濕痰이 中焦에 阻滯된 경우의 象이다. 偏外苔(舌尖部)는 邪氣가 入裏하였으나 아직 심하지 않고 胃氣가 먼저 손상된 象이다. 이에 비해 偏內苔(舌根部)는 表邪는 비록 줄어들었으나 胃滯는 그대로 重한 표현이다. 정상 설태는 전체적으로 균등하게 엷은 태로 덮여 있으면서 中根部가 약간 두터워야 하는데 만약 이러한 中根部에 苔가 적으면(少苔) '胃氣不能上蒸, 腎陰不能上濡'한 상태이니 氣血陰精이 모두 손상된 것이고, 만약 中根部의 태가 지나치게 厚膩하다면 脾에 濕痰이 있거나 胃腸의 積滯를 나타낸다.

이외에도 舌苔가 좌우의 한쪽에 치우쳐 나타나는 것은 邪氣가 半表半裏에 있음이고 舌邊은 肝膽에 속하므로 肝膽의 병변에서 잘 나타난다.

⑤ 剝落

剝苔, 花剝苔, 地圖舌, 類剝落苔, 鏡面舌, 鷄心舌 등이 모두 剝苔의 일종이다.

花剝苔가 있는 소아의 대부분은 과민체질로서 아토피, 천식 등 과민성 질환에 쉽게 이환된다. 채소류는 잘 먹지 않는 편식습관이 있으며 영양불량, 빈혈, 비타민결핍 등이 있을 때 잘 나타난다. 한의학적으로 花剝苔는 대부분 先天不足으로 인식하여 補腎藥

으로 체질개선을 시도하며, 성인의 경우도 모두 陰虛 및 血虧에 속한다.
鏡面舌이 질병의 진행과정 중에 나타나면 인체의 正氣(기 · 혈 · 정 · 진액)가 과도하게 소모된 것을 말하므로 重病이나 久病 후에 나타난다면 病情이 비교적 위중함을 의미한다.

⑥ 穿心舌

穿心舌은 傷陰으로 인한 일종의 표현으로 체내 영양결핍을 의미한다.

⑦ 牛肉舌

舌質이 암홍색이면서 舌苔光剝하여 牛肉과 같은 것으로 악성 빈혈환자에게서 상견된다. 이외 본래는 舌苔가 있으나 병이 일구한 즉 無苔 혹 體液乾涸하면 胃氣의 衰敗 혹은 胃陰이 크게 손상된 것을 나타낸다.

⑧ 舌苔의 消長

舌苔가 점차적으로 엷어지거나(厚→薄) 적어지는 것(多→少)을 '消', 舌苔가 없다가 나타나거나(無→有) 차츰 두터워지는 것(薄→厚)은 '長'이라고 한다. 舌苔의 소장변화는 모두 邪氣와 正氣의 相爭 과정을 반영한 것으로 이를 근거로 질병의 진퇴, 길흉을 판단할 수 있으니 消長을 막론하고 변화가 점차적인 것을 일컬음이다. 만약 급작스런 변화가 있다면 이는 病情의 暴變을 의미하니, 예를 들면 厚苔가 돌연 消退('假退'라고도 함)한다면 왕왕 胃氣暴絶을 반영한다.

⑨ 有無根

긁었을 때 벗겨지지 않는 舌苔를 '有根舌', '眞苔'라고 하며, 잘 벗겨지는 舌苔를 '無根舌' 혹은 '假苔'라고 부른다. 이것은 중요한 임상적 의의가 있는데, 즉 有根舌은 脾胃生發之氣가 舌上에 熏蒸되어 형성되는 것으로 舌苔의 厚薄을 막론하고 모두 正氣가 未衰함을 나타낸다. 예를 들면 有根舌에 薄苔가 있는 것은 정상 설에 속하니 이는 胃氣가 왕성한 표현으로 건강인이나 혹은 表證, 輕病의 환자로 正氣가 충족하고 邪氣는 경미한 상태를 나타내며, 厚苔가 있을 경우에도 비록 邪氣가 비교적 치성함을 표시하나 正氣가 충족하니 脾胃之氣와 邪氣가 결합하여 舌上에 조회함으로써 厚苔를 형성하게 된다. 따라서 實證에서 다견된다.
반면 無根舌은 舌苔의 厚薄을 막론하고 모두 인체의 正氣衰竭를 나타내는데 더욱이 胃 · 腎 · 脾의 氣陰大傷에서 다견되므로 반드시 虛證에서 볼 수 있다.

(2) 望苔色

주요한 舌苔의 色은 白・黃・灰・黑의 네 종류이며 질병의 과정 중에 또한 兼色을 볼 수 있으니 黃白苔, 灰黑苔 등이다. 고대 의가들이 장기간의 의료실천 중에 점차적으로 동일하지 않는 성질의 邪氣로 야기되는 病症이 각각 舌上에 반영되어 동일하지 않은 苔色으로 나타나며, 또한 수반되는 病症의 변화에 따라 舌苔色도 각각 이에 상응하는 변화가 있음을 발견함으로써 점차 辨證의 주요 이론으로 발전하였다. 즉 舌苔의 色은 病邪의 성질을 변별하고 病情의 진퇴를 추측하는 데 주요하게 이용된다.

① 白苔

가장 상견되는 苔色으로 기타 각종의 苔色은 모두 이로부터 전화하여 형성된다. 일반적으로 表證과 寒證을 나타내며 임상에서 白苔는 정상인 외에도 질병초기, 질병의 회복기와 비교적 경미한 病症에서 많이 보인다.

薄白苔는 정상 舌苔의 표현이며 이외에도 外感表證 혹은 내상잡병 중 病情이 가볍고 분명한 熱象이 없을 때 볼 수 있다.

白厚苔는 邪氣가 치성한 표현이며 風寒邪氣가 치성하고 寒邪가 化火入裏의 추세이거나 내상의 각종 잡병에서 이 舌苔를 볼 수 있는데 寒・濕・痰・食 등의 邪氣가 偏盛할 때 보인다.

白滑苔는 裏虛寒證 특히 脾腎陽虛와 外感寒濕證, 즉 寒濕實證에서도 나타날 수 있다.

白膩苔는 濕邪內停, 陽氣阻滯의 象이며, 白膩乾苔는 白膩苔와 대동소이하나 특히 濕濁, 痰飮이 체내에 停聚됨으로써 형성된다.

기타, 白沙苔, 積粉苔, 雪花苔 등이 있다.

현대 의학적으로 白苔는 만성 신우신염 등 각종의 만성 염증감염에서 볼 수 있으니 이럴 때는 舌苔가 정상에 비해서 약간 두텁거나 혹은 薄白膩苔를 띤다.

② 黃苔

黃苔의 종류는 많은데 모두 外邪가 入裏化熱하여 熱邪가 熏灼한 까닭이므로 裏證과 熱證을 주관하며 대부분 紅絳舌과 더불어 나타난다.

그러나 黃苔가 表證과 虛寒證에도 나타날 수 있는데, 예를 들면 風熱, 暑, 燥邪가 表에 있을 때 薄黃苔가 출현할 수 있고, 陽虛寒濕, 痰飮 등의 정체가 오랫동안 울체되어 熱化하여도 黃滑苔가 나타날 수 있다.

이외에도 黃苔에는 脾胃病變이 다견되니 脾胃의 本色이 黃色인 까닭이다.

薄黃苔는 邪熱이 아직 심하지 않은 상태로 風熱表證 혹은 風寒化熱入裏하였으나 아직 裏熱이 심하지 않은 證에서 다견된다.

黃厚(燥)苔는 舌質이 紅絳하면서 舌苔가 黃하고 건조한 것으로 裏熱이 亢盛하여 熱盛傷津한 象이다. 심하면 糙裂하여 沙石과 같은데 '黃瓣苔'라고 하며 대부분 熱結 즉 熱傷津虧하여 腸中에 燥屎가 內停함으로써 항상 大便秘結不通이 있고 臍腹脹痛 등의 腑實症이 있다.

焦黃苔는 舌質이 紅하면서 舌苔는 黃灰黑色을 겸하고 苔質은 乾燥糙裂하다. 이러한 종류의 舌象은 黃燥苔의 형성과 기본적으로 상동하며 단지 정도가 더 심한 것이다.

黃膩苔는 濕熱交結, 痰熱互結, 食滯化熱 등의 症을 주관한다.

淡黃滑苔는 舌苔가 淡黃하고 舌質은 淡白胖嫩하면서 裂紋이 있는데 대부분 陽虛土敗로 말미암아 寒濕, 痰飮이 內停되고 오랫동안 울체되어 熱化함으로써 형성된다. 따라서 병이 본래 虛寒하여 化熱한 것이므로 열이 대부분 심하지 않다.

③ 灰黑苔

灰苔와 黑苔는 色의 농도 차이일뿐 동류로서 일반적으로 병이 비교적 위중하고 表證보다는 裏證에서 주로 나타난다. 다만 灰黑苔만으로는 虛·實·寒·熱證을 변별할 수 없으므로 반드시 舌質의 形色과 苔質의 情況을 참고하여 구체적으로 분석해야 하니 苔質의 潤燥가 灰黑苔의 寒熱 속성을 감별하는 주요 지침이 된다. 일반적으로 黑苔는 熱極 혹은 寒盛의 危症을 주관한다고 인식되며, 만약에 舌苔가 灰하면서 水濕滑潤하다면 대부분 陽虛寒盛, 濕邪傷脾, 土虛反受水侮證에 속하니 이러한 종류의 舌象 형성은 淡白舌, 白膩苔가 기초가 된다.

2절 聞診

소리를 듣고 냄새를 맡아서 질병 정보를 얻는 진단방법으로 여러 발음기관(입, 혀, 치아, 입술, 코, 인후, 후두개, 폐 등)이 정상적으로 협조하기 위해서는 인체에 충분한 기본물질(원음, 원양, 기, 혈, 진액 등 → 소리를 내는 물질적 기초)이 공급되어야 하며, 이것이 손상되거나 고갈되면 소리에도 이상변화가 발생한다.

1. 소리의 속성

소리는 音調, 音質, 音量으로 구분된다.

1) 音調

음조의 높낮이는 성대의 형질과 직접적인 관련이 있어서 성대가 길고 넓으며 두꺼우면 음조가 낮아서 소리가 굵고 낮으니(남) 원양(남성 호르몬)이 상대적으로 왕성하면 남성처럼 목소리가 굵고 낮다. 반대로 성대가 짧고 좁으며 얇으면 소리가 맑고 높으니(여) 원음(여성 호르몬)이 상대적으로 왕성하면 여성처럼 목소리가 가늘고 높고 낭랑하다. 즉, 원음과 원양의 비율이 변하면 음조의 높낮이도 따라서 변하므로 음조의 높낮이를 통해 원음과 원양의 상대적 관계와 과부족을 판단할 수 있다. 예를 들면, 여성의 경우 원음이 부족하거나 원양이 상대적으로 왕성하면 남성처럼 목소리가 굵고 낮게 변한다. (식물성 에스트로겐; 갈근, 콩, 아마씨, 석류 등)

2) 音質

소리의 매끄러운 정도를 가리키며, 음질이 좋으면 목소리가 매끄럽고 풍성해 듣기 좋고, 음질이 나쁘면 거칠고 둔탁하며 메말라 듣기에 거북하다. 음질은 주로 원음과 진액, 혈의 자윤 작용과 관련이 있어서 진액과 음혈이 부족하거나 손상되면 목소리가 거칠다. 따라서 음질을 통해 음혈, 진액과 같은 자윤 물질이 충분한지를 판단할 수 있다.

3) 音量

소리의 울림으로 물체를 진동시키는 외부 힘의 크기 즉, 소리를 낼 때 내쉬는 기류의 크기와 발음기관에 대한 압력의 크기로 결정된다. 음량의 크기는 원음과 원양의 상호작용으로 만들어지는 체내 물질과 분자의 운동인 '氣'와 밀접한 관계가 있으므로 氣가 충분하면 목소리가 강하고 우렁차다. 따라서 목소리의 강약으로 氣의 과부족과 원음원양의 과부족을 판단할 수 있다. 이외에 음량과 관계있는 기관이 肺인데, 肺가 있음으로써 악기의 울림통처럼 목소리의 음량을 효과적으로 키울 수 있으며, 肺의 공명작용이 약해지면 음량에 변화를 초래하여 음량이 작아지거나 심하면 소리를 내지 못하게 된다 → 金實不鳴(풍한, 풍열, 담탁의 邪氣가 肺部를 막음)과 金破不鳴(氣의 固攝作用 실조).

2. 비정상적인 소리

질병은 정상적 발음의 음조, 음질, 음량에 영향을 미칠 뿐만 아니라 몇몇 특수한 질병은 기침, 천식, 딸꾹질, 트림, 한숨, 복명, 재채기 등과 같은 비정상적 소리를 유발하기도 하므로 이를 통해 질병의 종류를 판단할 수 있다. 또한 이런 비정상적인 소리의 각기 다른 특징을 바탕으로 질병의 성질을 판단할 수도 있으니, 예를 들어 소리가 굵고 묵직하며 우렁찬 것은 대개 實證을 나타내고, 가늘고 가벼우며 미약한 것은 대개 虛證을 나타낸다.

기침은 소리가 나는 질병으로, 이 소리에는 질병과 관련된 유용한 정보가 많이 포함되어 있어서 기침으로 인한 소리의 특징을 연구 분석하면 기침의 원인을 발견하고 판단하는 데 매우 유익하다. 질병으로 인해 나타나는 각종 증상들은 사실상 질병의 본질을 더 잘 반영하므로 같은 기침이라 하더라도 나타나는 소리의 특성을 잘 관찰하면 기침을 일으킨 진짜 원인을 찾아낼 수 있다.

① 기침소리가 무겁게 가라앉고 탁하거나 목에서 개구리가 우는 듯한 골골거리는 소리(대개 폐나 기관지에 痰濁)
② 기침이 갑작스럽게 나고 크며 바람을 맞으면 더 심해지는 경우(風邪)
③ 기침소리가 맑고 낭랑한 경우(燥邪 혹은 음혈과 진액의 소모) → 滋陰潤肺
④ 기침이 갑작스럽게 나고 시작하면 끊이지 않으며 심하면 오심과 구토에 피가 섞여 나오기도 하고 그칠 무렵에는 백로가 우는 듯은 소리(백일패)
⑤ 기침소리가 개가 짓는 듯한 소리(디프테리아)
⑥ 기침소리가 낮고 작으며 힘이 없고 거품 같은 가래가 나오는 경우(氣虛)
⑦ 기침소리가 높고 카랑카랑하며 찢어진 북소리처럼 울림이 없이 쿡쿡거리는 소리(원음쇠약으로 원양이 浮越) → 滋陰潛陽

3. 질병과 냄새

환자의 몸이나 배설물에서 나는 비정상적 냄새로 구분하며, 몸 자체에서 나는 냄새로 口臭, 汗臭, 狐臭(암내), 身臭, 鼻臭, 등이 있다.

(1) 구취

구강이나 소화계통의 질병, 구강질환으로 인한 구취는 대개 구강 내 부패물질 때문에 발생하며(충치, 구강불결, 구강궤양, 악성 종양 등), 소화계통 질환으로 인한 구취는 대부분 소화불량으로 음식물이 체내에서 발효되어 시큼하고 역겨운 냄새가 식도를 거쳐 구강으로 발산되는 것으로 트림할 때 더욱 심하다.

(2) 한취

발열환자에게서 한취가 난다면 몸에 땀이 많이 난다는 의미이다.

(3) 호취

땀샘의 분비가 지나치게 왕성함을 나타낸다.

(4) 신취

썩은 냄새가 난다면 체표의 궤양이나 종창이 썩어 문드러지는 증후이다.

(5) 비취

코에서 냄새가 나고 탁한 콧물이 그치지 않는 것은 비강이나 부비강에 염증이 있음을 의미하며 이를 '鼻淵'이라고도 한다.

배설물의 비정상적인 냄새는 주로 대소변과 가래, 여성의 帶下 냄새의 변화이다. 예를 들어, 정상대변에 비해 냄새가 지독하고 더러운 경우와 소변이 황적색으로 탁하고 냄새가 심한 경우는 대개 內熱, 대변에서 비린내가 나는 경우는 대개 內寒, 시큼한 냄새가 나는 경우는 체내에 소화가 되지 않은 음식물이 있음을 나타낸다. 여성의 대하에서 악취가 나는 것은 대개 內熱이 있을 때이고, 비린내가 나는 것은 대개 內寒이 있을 때이다. 배설물의 이런 특성은 임상에서 질병의 한열 성질을 감별하는 중요한 근거가 된다.

3절 問診

장비에 의한 검사는 인체가 발병인자의 작용으로 나타내는 결과만 보여줄 뿐이므로 이 결과를 근거로 다시 질병의 본질을 분석하고 판단할 필요가 있다. 이때 인체의 주관적인 감각은 질병을 가장 본질적이고 직접적으로 반영한다고 할 수 있다. 하지만 환자의 주관적인 느낌에 대해서는 상세하고 목적이 뚜렷한 질문으로만 알아낼 수 있다. 따라서 問診은 질병의 진단과 치료과정에서 매우 중요한 작용을 하며 질병의 근원을 탐구하는 강력한 무기이다.

◈ 十問歌(明代 張景岳) : **한열, 땀, 몸과 머리, 변, 음식, 가슴이 답답한지, 귀가 잘 들리는지, 목이 마른지, 오랜 병이 있는지, 원인을 묻는다.**

여기에 겸해 먹는 약과 인체의 변화를 참고한다. 여성에게는 반드시 월경을 물어야 하는데 월경의 빠르고 늦음, 폐경과 하혈을 모두 살펴야 한다. 소아는 천연두와 홍역을 모두 살펴야 한다.

십문가는 간결하나 문진의 내용을 거의 다 포괄하고 있다. 다만 실제 활용할 때는 반드시 십문가대로 문진을 해야 하는 것은 아니며, 질병의 특성을 바탕으로 목적과 방향성을 가지고 물어야 한다.

1. 한열

질병이 체온조절계통에 영향을 미치면(외부 한열자극, 혹은 체내 물질손상 등) 춥거나 더운 감각의 한열증상 발생 → 惡寒發熱, 但寒不熱, 但熱不寒, 寒熱往來

1) 오한발열

오한은 대개 발열과 같이 나타나며, 열이 심할수록 뚜렷하고 추워서 벌벌 떨기까지 하므로 보통 오한발열이라 한다. 대다수 세균과 바이러스로 인한 질병에서 모두 이와 같은 증상을 볼 수 있다. 오한발열이 나타난다는 것은 아직 正氣가 비교적 왕성해 邪氣가 인체의 표층에서 正氣의 완강한 저항에 부딪혔음을 나타내는 것이므로 '表證'이라 한다.

2) 但寒不熱

한랭의 감각만 있고 발열의 감각은 없는 증상, '畏寒'이라 하며 옷을 껴입고 이불을 뒤집어쓰고 불을 쬐는 등 온기를 받는 방법으로 개선된다는 점에서 오한과 구별된다. 대개 두 가지 상황으로 발생하는데, 외부 寒邪가 인체를 침범해 복부, 관절, 사지의 냉통을 일으키는 것으로 온찜질이나 달리 따뜻하게 하는 방법으로 완화 또는 경감시킬 수 있다. 이것은 寒邪로 인해 인체 국부의 기혈이 응체되어 생기며 '實寒證'이라 한다. 또 하나는 인체 자체의 陽氣가 훼손되어 몸을 덥힐 수 없을 때 나타나는 추위를 타고 복부가 살살 아프며(隱痛) 사지가 차서 따뜻한 것을 찾는 증상으로 陽氣의 훼손으로 온후 기능이 쇠퇴한 것이므로 '虛寒證'이라 한다.

3) 但熱不寒

발열의 정도와 증상에 따라 壯熱, 微熱, 潮熱로 구분한다.

(1) 壯熱

체온이 39℃ 이상 고열이고, 이외에 주로 面赤, 깨질 듯한 두통, 목이 타 찬물을 찾고 땀을 심하게 흘리는 등의 증상이 나타난다.

(2) 微熱

체온이 37~38℃ 사이로서 정도가 비교적 약한 발열상태이다. 대개 기본물질의 훼손으로 인한 체내 생산열과 발산열의 불균형으로 일어나며 氣虛 · 陰虛 · 津傷발열이 있다.

기허발열은 元氣의 소모로 인한 땀구멍의 개폐 기능 실조로 초래되며 대개 식은땀이 나고 무기력하며 소화가 잘 안 되는 등 원기를 소모해 발생하는 다른 증상과 함께 나타나는데 과로 후에 가중된다.

음허발열은 원음이 소모되거나 원음과 원양 사이의 제약평형의 관계가 깨지면서 원양이 상대적으로 왕성해 일어나는 약한 열로서 주로 오후나 야간에 비교적 규칙적으로 나타나는데, 마치 조수와 같아서 '潮熱'이라고도 한다. 음허발열에서 나타나는 潮熱 현상은 腎에 저장된 원음의 소모로 인해 낮 동안 전신을 순환한 원양이 오후나 야간이 되어 腎으로 되돌아갈 때 원음과 원양 사이의 한열평형이 깨져서 나타나는 발열이다. 이 발열은 생산열 과다로 발생한 것이 아니므로 대개 열이 심하지 않거나 환자가 겨우 발열을 느낄 정도이고 체온도 높이 올라가지 않는다.

진상발열은 열병 막바지에 흔히 보이는데 사열이 진액을 손상시켰거나 심한 땀이나 구토, 설사 등으로 진액이 대량으로 유실된 결과로 나타난다. 따라서 대개 口乾舌燥와 肌膚乾燥와 같은 증상을 동반한다.

(3) 潮熱

위에서 설명한 음허조열 외에 자주 볼 수 있는 것은 陽明潮熱과 濕溫潮熱이다.

양명조열은 사열이 腸(대장)에 쌓여 일어나는 발열로서 주로 오후 3~5시(양기가 체내를 운행하다가 양명경에 도달하는 시간)에 나타나는데 양기와 사열이 합쳐지면 발열을 야기하거나 더욱 심화시키는데다가 대변을 딱딱하게 만들어 속이 더부룩하고 변비가 생긴다('陽明腑實證').

습온조열도 주로 오후에 나타나며 피부를 처음 만졌을 때는 열감을 느낄 수 없다가 계속 접촉하고 있으면 점차 뜨거워지는 열감을 느끼는 특성이 있다('身熱不揚'). 습사에는 끈적거리고 무겁고 탁한 성질이 있어 열사와 함께 침입했을 때는 열사가 습사에 싸여 견제를 받게 되므로 열이 외부로 전달되는 데 지장을 받기 때문에 身熱不揚한 열상이 생긴다. 이런 열상은 양기가 가장 왕성한 때인 정오를 지나 오후가 되어서야 느끼게 된다.

습온조열과 음허조열은 모두 오후에 발생하는데, 습온조열은 대개 혀가 누렇고 끈적이는 설태가 낀다. 음허조열은 대개 혀가 붉고 설태가 적다.

4) 寒熱往來

학질과 소양병에서 주로 나타나는데, 학질은 瘧疾原蟲이 일으키는 질병으로 체내에서 번식해 인체의 적혈구를 파괴하여 寒熱往來 증상이 생긴다. 대개 발작할 때는 먼저 추위에 벌벌 떨어서 이불을 여러 장 덮어도 완화시킬 수 없고, 이어서 발열하는데 얼음물에 들어가고 싶을 정도로 열이 오른다. 한열발작은 일정한 규칙이 있어 하루 한 번 혹은 2~3일에 한 번 발작하며, 격렬한 두통과 갈증, 多汗 등의 증상을 동반하는 경우가 많다.

소양병은 邪氣가 소양층에 침입해 발생한 질병으로 만약 邪氣가 침입했을 때 正氣가 쇠약해졌다면, 태양층에서 효과적으로 대항해 싸울 수 없기 때문에 소양까지 침입한다. 따라서 正氣가 태양으로 나갈 수 없어 기부를 온후할 수 없으므로 惡寒이 나타난다. 그러나 이때 正氣가 외사에 저항할 수 없을 정도로 쇠약해지지 않았다면, 正氣는 조금씩 힘을 축적해 邪氣의 침입에 대항한다. 正氣가 어느 정도 축적돼 邪氣에 필적할 때가 되면 둘 사이에 또 다시 투쟁이 발생하고 이때 발열이 나타나지만 正邪 양쪽 모두 상대를 압도적으로 격파할 수 없기 때문에 정해진 주기 없이 수시로 소양병의 寒熱往來가 발생한다. 소양은 또 膽經이 분포하는 곳이기 때문에 이외에도 입이 쓰고, 목구멍이 마르며, 눈이 침침한(目眩) 증상도 함께 나타난다.

2. 땀

'陽加於陰' 즉, 땀은 양기가 체내의 진액에 열을 가해 땀구멍으로 배출시킨 결과라는 의미로 땀에 대해 물으면, 피부 땀구멍의 개폐 기능(예; 太陽中風證, 太陽傷寒證)과 양기와 진액의 과부족 상황(예; 自汗 - 양기허약으로 땀구멍을 고섭하지 못해 진액이 저절로 흘러나옴. 盜汗 - 음허도한은 초저녁부터 심야까지 많이 발생, 땀이 나기 전에는 대개 조열과 가슴이 답답하며 열이 내린 후 땀이 남. 양허도한은 심야 이후 혹은 새벽에 많이 발생하며, 대개 식은땀을 흥건히 흘리고 손발과 사지가 차가움)을 이해할 수 있다.

3. 두통

머리는 경락이 가장 밀집한 곳으로 두통이 있는 부위를 살펴 邪氣가 어느 경락에 침입했는지, 질병의 영향을 어느 장부가 받는지 알 수 있다.
이마 및 미릉골은 足陽明胃經, 머리 양옆의 태양혈 부위는 足少陽膽經, 머리 뒤의 목덜미 부위는 足太陽膀胱經, 머리 꼭대기는 足厥陰肝經, 치아 부위는 足少陰腎經이 지나는 통로이이다. 예를 들어 두통이 치아에 미친다면 사기가 소음경 혹은 腎에, 두통에 설사가 동반되면 사기가 태음경이나 脾에 있다는 것이다.

4. 대변

대장이 조박물질을 체외로 배출하는 데 필요한 원동력은 氣에서 제공받으므로 대변을 통해 비위와 대소장의 기능 상태 및 氣의 충만 정도 파악이 가능하다.

(1) 변비

첫째 장의 蠕動능력, 둘째 장내 滋潤 정도와 관련이 있다. 장에 대한 기의 추동작용은 조박물질이 체외로 배설되는 동력의 근원이다. 만약 기가 부족하면 장의 연동능력이 떨어져 조박물질이 장에 너무 오래 머물러 변비가 생긴다. 이런 변비는 대개 피로와 무기력, 신경쇠약, 식욕부진 등 氣虛 증상을 동반한다. 이외에 寒邪도 장의 연동운동에 영향을 미쳐 寒邪가 대장에 침입하면 수축과 응고하는 특성으로 인해 장경련을 유발하여 조박물질이 순조롭게 배출되지 못함으로써 변비가 생긴다. 이런 변비를 '冷秘'라 하며 脘腹冷痛, 四肢不溫, 局部喜暖 등의 증상을 동반한다.
변비는 장의 자윤이 부족해도 발생하는데, 원음과 혈, 진액 등의 물질이 감소하면 지나치게 건조해져서 조박물질이 장내에서 마른 상태로 뭉쳐 체외로 잘 배출되지 않는다. 이런 변비는 노인이나 출혈과다, 진액을 대량 소실하였을 때 주로 보이는데, 입과 혀가 마르고, 가슴이 답답하면서 잠을 이루지 못하고, 목구멍이 건조하여 아프고, 피부가 건조해지는 등의 증상을 동반한다.

(2) 설사

음식에 대한 비위의 운화와 부숙 기능(소화과정)의 실조가 설사와 가장 밀접한 관계가 있다. 비위의 기능이 쇠퇴하면, 정상적으로 음식을 운화할 수 없고 수분이 대량으로 장에 들어가 배탈 설사를 일으킨다. 설사변에 소화되지 않은 음식물이 섞여 있는 것을 '完穀不化'라 하는데, 비의 운화 기능이 쇠약해진 것 외에 腎이 저장하는 元陽의 부족과도 밀접한 관계가 있다.
또 다른 유형의 설사는 정서적인 요인과 관계가 있다. 정서적 요인으로 복통 설사를 하고, 설사 후에는 통증이 완화되며, 胃脘脹痛과 함께 식사량이 줄고 식욕이 떨어지는 증상을 동반하는 것을 '痛瀉'라 한다. 이것은 간의 소설 기능 실조와 관련이 있는데 肝氣鬱結로 비의 운화와 대장의 전도 기능이 실조되어 痛瀉가 일어나며 설사 후에는 울결된 기가 잠시 소통되기 때문에 증상이 완화되거나 경감된다.

5. 음식기호

음식기호로 비위의 기능 상황과 질병의 한열 성질을 파악할 수 있다. 예를 들면 식욕이 지나치게 왕성하고 식사 후 오래되지 않아 배고픔을 느끼며 식사량이 많은데도 몸이 여윈다면 대개 비위의 기능이 항진한 경우로 대부분 '胃火'에 속한다. 식욕이 좋지 않아 음식 생각이 없고 뱃속이 답답하다면 대개 비위 기능이 부족한 증상이다.
이외에 특정 음식을 특별히 좋아하거나 싫어하는 것으로도 질병의 성질을 파악할 수 있다. 갈증에 따뜻한 물을 좋아한다면 체내에 寒氣가 있다는 증거이고, 찬물을 좋아한다면 몸에 열이 있다는 증거이며, 목이 마른데 물을 입 안에 머금기만 하고 목으로 넘기려 하지 않는다면 대개 체내에 어혈이 있음이다. 또한 혐오감은 사람의 주관적인 정서로서 특정한 것을 싫어하는 것은 이것이 몸에 손상이나 손해를 초래한 적이 있어서 몸이 그것에 대해 혐오감을 보이는 것이다. 음식에 대해 혐오감을 보이는 것은 대개 '傷食'의 표현이다.

6. 이명

허증과 실증이명으로 구분하는데, 감별하는 방법(乾祖望 교수)으로 이명환자가 외부 소음의 방해를 받을 때 보이는 반응을 살펴 외부의 소음으로 이명이 가중되고 심지어 답답함과 불안한 증세를 나타낸다면 대개 실증이명이고, 이명이 외부 소음에 묻혀 감소하거나 심지어 사라진다면 허증이명으로 판단한다. 만약 뚜렷한 변화가 없다면, 다른 방법으로 허실을 판단해야 한다.

7. 口味(味覺異常)

대개 脾·胃·肝·膽·腎의 기능 상황과 관련이 있다.

① 口淡乏味 : 脾胃의 기능이 저하됐을 때 나타나는 증상으로 식사량이 감소하고, 속이 더부룩하며, 묽은 대변을 보는 증상을 자주 동반

② 口甜 혹은 口膩 : 脾의 운화부족과 水濕內停의 증상

③ 口中泛酸 : 肝木이 胃土를 침범하거나 위의 通降機能 실조로 위산이 역류

④ 口苦 : 열병이나 膽火亢盛

⑤ 口鹹 : 腎病

⑥ 口中酸餿 : 대개 傷食, 음식물이 위에 오래 머물러 발효되면 쉰 맛을 냄

◈ 問舌覺

舌覺異常은 음식을 먹지 않을 때, 혹은 기타 자극인소가 존재하지 않을 때 舌上에 나타나는 異常味覺 혹은 기타감각을 지칭한다. 고대 의서 중에 '口味異常'을 말하니 이는 病證의 한 증상으로 나타나며 口味異常의 발생은 인체의 氣血陰陽失和, 臟腑機能失常을 반영한다.

임상 상 비교적 상견되는 味覺異常으로는 酸苦甘辛鹹淡이 있으며, 또 다른 舌의 감각이상으로는 粘膩不爽, 麻木, 灼熱疼痛 등이 있다.

① 淡 : 口中無味, 舌의 미각이 예민하지 않고 둔한 것으로 寒證과 虛證에서 다견된다. 예를 들면 脾胃虛寒, 濕阻脾胃, 外感風寒이 아직 熱化하지 않은 것으로 外感 혹 內傷을 막론하고 脾胃運化機能에 영향을 미치면 나타날 수 있다.

② 苦 : 熱證에서 다견되니 胃熱, 肝膽濕熱, 心肝火旺, 外感熱病 등에 나타날 수 있다.

③ 甜 : 甘味는 入脾하니, 예를 들면 辛辣肥甘厚味한 음식을 과식하여 滋生濕熱하거나 外感濕熱이 中焦脾胃에 蘊結하여 곡기와 더불어 相傳하여 口中에 上蒸하면 口中에 甜味가 발생하고 또한 粘膩不爽感을 동반할 수 있다.

④ 酸 : 口中 및 舌上에서 酸味를 자각하는 것으로 심할 경우 泛酸하면서 口中에 酸氣가 있다. 肝胃不和에서 가장 상견되니 예를 들면 肝氣鬱結로 橫逆犯胃하거나 肝胃蘊熱하여 肝胃氣가 和降하지 못하고 上逆하면 噯氣泛酸이 항상 나타난다. 이외에도 폭음폭식 혹은 脾胃虛弱, 소화불량, 濁氣가 舌에 上泛하여도 口酸이 나타날 수 있으니 이때는 대부분 脘腹脹滿, 口氣失氣酸敗腐臭, 厭食, 苔厚膩 등의 증상이 수반된다.

⑤ **澀** : 떫은맛으로 이는 주로 燥熱傷津으로 말미암아 발생한다. 따라서 항상 乾燥糙裂舌과 동시에 나타난다. 이외 寒濕證에 溫燥之品을 과복하였을 때도 발생할 수 있다.

⑥ **鹹** : 鹹味는 腎의 本味로서 口鹹은 대부분 腎陽虛衰, 水寒上泛과 관계가 있다. 또한 脾虛不能制水함으로써 水反侮土할 때도 볼 수 있다.

⑦ **膩** : 대부분 厚膩苔와 함께 나타나며 주로 濕濁, 痰飮 등 邪氣가 중초에 정체하여 中陽이 곤궁하게 된 까닭으로 이러한 舌覺異常이 발생한다.

⑧ **麻** : 대부분 血虛, 痰盛 및 肝風內動에서 다견되며, 이외 독성약물 등에 의해서도 나타날 수 있다.

⑨ **灼熱疼痛** : 대부분 火邪가 內盛하여 舌上에 上炎함으로써 발생하니, 火는 또한 허실의 구분이 있으나 實證이 대다수이다. 이것은 舌尖紅赤, 舌紅, 口舌生瘡 등과 동시에 나타나니 辨證 상 대부분 心火上炎, 心脾熱盛證 등이다. 전자는 주로 舌尖紅赤灼痛 혹은 口舌生瘡하며 후자는 舌體紅赤腫脹灼痛한다. 이외 虛火 즉 陰虛火旺證, 陽虛浮陽不潛證에서도 口舌生瘡을 볼 수 있다.

8. 월경

주기(대략 28일, 3~5일간)와 양, 색, 질을 물어 질병의 허실, 한열 판단한다.

주기가 1주 이상 앞당겨지고 이런 현상이 3회 이상 연속되는 것을 月經先期라 하며, 주기가 빠르고 색이 짙고 끈적끈적하며 양이 많은 것은 대부분 血熱 때문이다. 월경주기가 빠르고 색이 옅고 묽으며 양이 많은 것은 대부분 氣虛(고섭작용 실조) 때문이다. 1주 이상 늦어지고 이런 현상이 3회 이상 연속되는 것을 月經後期라 하며, 색이 옅고 묽으며 양이 적은 경우는 血虛에 속한다. 암자색에 핏덩이가 있고 양이 적다면 한사가 혈액을 응고시켜 월경후기를 유발한 것이다. 몸이 뚱뚱한 여성에게 월경후기나 폐경이 나타나는 것은 대개 痰濁이 경락을 막아 발생한 월경이상인데, 化痰祛濕하는 방법이 좋으니 이때 월경후기 혹은 폐경의 통상적인 치료약인 양혈조경약의 사용은 도리어 체내의 담습을 가중시킨다.

9. 白帶

백대는 여성 자궁경부 점막세포가 분비하는 점액으로 현저하게 증가하거나 색과 냄새에 변화가 생겼다면 질병현상으로 '帶下病'이라 한다. 양이 많으면서 대하의 색이 희고 묽으며 냄새가 없거나 비린내가 나는 것은 대개 寒濕이고, 누렇고 끈적이며 악취가 나는 것은 濕熱이다.

10. 소아

소아질병의 특성을 근거로 출생할 당시의 상황(산모의 임신기 · 수유기의 상황, 난산이나 조산 여부 등)과 예방접종 상태 및 상세한 발병경과 등을 문진하는데 발병경과는 소아질병의 진단에 매우 중요한 참고자료가 된다.

4절 脈診

맥진의 실질적인 의미와 機轉을 정확하게 이해해야 하니, 일반적으로 손가락으로 느끼는 맥박에 대한 감각은 크게 다섯 개 부분으로 나눈다.

1. 맥박에 대한 감각

① 심장박동의 강도와 속도, 리듬으로 맥박의 강약, 완급(분당 60~90회), 리듬의 변화를 일으키는 주요 요인이다.

② 혈관벽의 탄성과 긴장도는 맥박의 부드러움과 단단함의 변화를 일으키는 주요 요인이다. 혈관의 탄성이 좋고 긴장도가 약하면 맥박이 부드럽고 편안한 느낌이고, 그 반대이면 맥박이 단단하고 긴장된 느낌이다.

③ 동맥을 흐르는 혈액의 양인은 맥박의 굵기에 영향을 미치는 중요한 요인이다. 혈액이 가득하면 맥박이 전선줄처럼 굵고 크며, 부족하면 혈관이 충분히 확장되지 못해 맥박이 실처럼 가늘고 작다.

④ 혈액의 혈관에 대한 충격력으로 이것은 심장박동의 힘, 혈액량 및 혈류속도 등의 요인에 의해 종합적으로 형성된다. 충격력이 크면 맥이 잘 짚이고, 충격력이 작으면 무겁게 눌러야만 맥이 짚인다(맥의 깊이).

⑤ 혈액의 粘度로서 맥박의 흐름에 변화를 일으키는 주요 요인이다. 점도가 크면 혈류의 저항력이 커져 속도가 완만하고 매끄럽지 못하며, 점도가 작으면 혈류의 저항력이 작아 속도가 빠르고 혈액이 원활하게 흐른다.

2. 인체 구성물질에 대한 정보

이상의 맥박을 구성하는 요인으로부터 심장, 혈관, 혈액 등과 관련한 정보를 얻을 수 있을 뿐만 아니라 이 세 가지와 인체의 각 물질 사이에 존재하는 수많은 정보를 알 수 있다. 예를 들면, 심장박동의 원동력은 元陽, 혈액이 혈관 속을 운행하는 동력은 氣의 추동작용, 혈관벽의 탄성은 元陰의 자윤에 의해 결정되고, 혈관벽의 긴장도는 정서적인 요인 및 국부적인 寒熱상황에 영향을 받는다. 혈액의 충만도는 혈액량을 반영할 뿐만 아니라 진액의 과부족도 반영해 나타낼 수 있다. 혈액의 속도는 또 혈액 속에 포함된 이물질의 양과 밀접한 관계가 있는데 이물질(담탁, 어혈 등)이 많으면 혈류의 저항력이 증가해 속도가 느려진다. 즉, 맥박의 특징을 근거로 각종 기본물질의 충분 정도와 기능 상태를 추론해 진단할 수 있다. 오장은 음·양, 기·혈, 진액 등의 기본물질을 저장하는 곳으로 이런 물질의 과부족과 오장의 기능 상태는 직접적인 관계가 있어 맥박을 통해 오장육부의 기능 상태를 최종적으로 이해할 수 있다. 이 때문에 한의학은 창조적으로 脈診을 질병진단의 중요한 수단으로 삼았다. 맥박은 장부의 기능 상태 및 인체물질의 충분 정도와 관련 있는 가장 믿을 만하고 가장 직접적인 증거를 제공한다. 이 증거를 통해 인체에 내재하는 평형상태를 분명하게 알 수 있다.

맥박은 비위의 기능이 좋은지 나쁜지는 반영해 나타낼 수 있지만, 위염이 표재성인지 위축성인지는 알려주지 못한다. 맥박이 반영하는 것은 장부기관의 기능 상태이지 표현형태가 아니기 때문이다.

3. 脈象

象의 함축적인 의미가 각종 정보의 외재적인 표현으로 이해할 수 있으니 맥상은 바로 인체 내부의 정보를 맥박을 통해 나타내는 표현이다. 즉, 내부의 정보가 맥박으로 표출되는 것이 촌·관·척 삼부의 맥상으로 나타난다. 인체에 내재한 각종 변화가 손가락으로 파악된다면 그것이 건강이든 질병이든 능히 식별하고 판단할 수 있다.

1) 平脈

정상인에게 나타나는 맥상으로서 분당 70~80차례 뛰는데 촌·관·척 삼부에서 모두 만질 수 있어야 한다. 손가락 아래의 감각이 뜨지 않으면서 가라앉지 않고(맥박 위치가 체표 가까이로 얕지 않지만 무겁게 누르지 않아도 느낌), 크지 않으면서 작지 않고(맥박 형상이 굵고 크지 않으면서 가늘고 작지도 않음), 여유가 있으면서 부드럽고(너무 빠르거나 너무 느리지 않고, 지나치게 팽팽하거나 느슨하지 않음), 무르지 않으면서 단단하지 않고(혈관벽이 지나치게 이완되거나 수축되지 않음), 부드러우면서 힘이 있고(혈관벽에 대한 혈액의 충격력이 손가락을 울릴 정도로 세지 않으면서도 일정한 힘이 있음), 리듬이 일정하며, 외부환경의 변화와 생리에 따라 일정한 변화가 나타나야 한다. 따라서 평맥의 특징을 세 가지로 총괄하면 다음과 같다.

① 胃(생명활동에 필요한 영양물질은 음식물을 받아들이고 소화시키는 胃의 정상적인 기능(胃氣)에 의존하므로 생명의 근본이요, 기혈생성의 원천, 즉 맥상에 위기가 있다는 것은 각종 영양물질이 충분하고 각 장부 기능이 균형을 이루고 서로 협조함을 표현한 것)

② 神(생명활동의 총체적 표현, 즉 각종 물질이 체표에 드러나는 종합적인 표현으로 여유가 있으면서 부드럽고 힘이 있는 맥상)

③ 根(원음과 원양을 저장하는 腎은 각종 생명활동의 원동력이 되는 곳으로 인체의 근본이 된다. 따라서 腎에 精氣(원음 · 원양)가 충분한 것이 평맥의 근본으로, 맥의 척부를 지그시 누르면 힘이 느껴짐. 맥상의 根은 질병의 예후를 판단하는 중요한 근거)을 갖추고 있는 맥상을 말한다.

2) 病脈

질병 상태에서의 맥상으로서 전형적인 병맥을 28가지로 총괄함, 정상적인 평맥과는 다르지만 기본적으로 胃 · 神 · 根의 특성을 모두 가지고 있다.

(1) 浮脈

물 위에 나무가 떠 있듯이 겉으로 얕고 가볍게 눌러도 능히 느낄 수 있지만 무겁게 누르면 맥상이 약해지기 때문에 '들면 남고 누르면 부족하다'고 말한다. 表證의 주요 맥상이다.

(2) 沈脈

부맥이 피부표면에 떠 있는 맥상이라면 침맥은 무겁게 눌러야만 만져지는 맥상으로 첫째 元氣의 소모, 혹은 둘째 사기가 장부 깊이 들어오면 正氣가 체내에 모여 사기에 대항하거나 정기가 사기에 둘러싸여 피부로 나오지 못해 혈관에 대한 기의 鼓動作用이 약해져 침맥이 나타난다. 하지만 원기가 소모되지 않았다면, 침맥이라도 맥의 박동력은 여전히 강하므로 원기소모로 인한 침맥과 구별된다.

(3) 遲脈

맥의 박동 수가 분당 60회 이하인 맥상이다. 주로 寒證의 표현으로 外寒과 원기의 소모로 인한 內寒의 두 가지 유형이 있다.

(4) 數脈

분당 120회 이상인 맥상이다. 주로 熱證으로 外感熱邪와 火熱內生이 이에 해당한다.

(5) 洪脈

심장혈관이 수축되고 이완될 때 발생하는 압력 차와 관련된 충격력으로서 압력 차가 클수록 맥상의 충격감도 세진다. 따라서 체내 사열이 성하여 심장이 과도하게 수축되면 나타난다.

(6) 細脈

맥상이 가늘고 작은 것이다. 손가락으로 팽팽하게 묶은 실을 누를 때의 느낌으로 기와 혈의 소모여부가 반영된다.

◈ 기는 혈관을 고동시킬 수 있고, 혈은 혈관을 채울 수 있으므로 기와 혈의 충분 정도가 맥의 굵기를 결정한다.

(7) 弦脈

하나는 혈관에 일정한 긴장도와 팽팽함이 있어 거문고 줄을 누르는 듯한 느낌, 또 하나는 세맥보다 약간 굵으면서 어느 정도 힘이 있다는 점으로 현맥은 기혈의 소모로 나타나는 것이 아니라 혈관수축의 한 표현이다. 혈관수축은 인체가 어떤 긴급한 조건에 처했을 때(긴장, 초조, 억울, 분노, 외상, 동통, 한랭자극, 실혈 등) 교감신경이 혈관수축을 일으키는 중요 요소인 신상선계통을 자극해 일어나는데, 현맥은 우울함이나 긴장으로 야기되는 간의 소설 기능 실조인 肝氣鬱結, 말라리아 원충으로 인해 적혈구가 파괴되는 학질, 그리고 동통 등의 주요한 맥상이다.

(8) 緊脈

팽팽한 새끼줄을 누르는 것 같은 맥상, 혈관수축으로 나타난다는 점에서 현맥과 유사하지만 혈관수축의 정도가 더 심한 것으로 현맥보다 굵고 크며 힘도 더 강해 맥을 짚은 손가락이 튈 정도로 강한 맥박을 느낄 수 있다. 기전 또한 현맥과 비슷해 인체가 寒邪의 침범을 받았을 때 흔히 보인다. 이외에 극렬한 동통 등에도 나타날 수 있다.

(9) 滑脈

맥상이 원활하고 막힘이 없다는 것은 기혈이 충분하고 흐름이 좋다는 표현으로 정상인에게 활맥이 나타나는 것은 결코 病態가 아니다. 여성은 임신 시 태아에게 영양공급을 하기 위해 기혈이 임신 전보다 충만하고 순환 역시 빨라지므로 활맥이 나타난다. 이외에는 痰飮病의 주요 맥상이기도 한데, 담음의 특성이 '濕濁粘滑'인바 이것이 맥상으로 반영된다.

(10) 長脈

세 손가락이 누르는 부위를 초과하는 것으로 기혈이 남음의 표현이다. 체격이 건장하고 건강한 체질의 사람에게 많이 보인다. 맥상이 長弦한 것은 주로 肝火가 지나치게 왕성하다는 표현이다.

(11) 短脈

맥의 길이가 삼부에 다 차지 않는 부족의 맥상이다. 촌부에 차지 않으면 心과 肺의 정기가 부족한 것이고, 척부에 가득 차지 않으면 腎의 정기가 약해졌음이다. 이외에 체내에 痰濁이나 瘀血이 있을 경우(전신의 기타 증상을 종합해 구분)에도 나타난다.

(12) 弱脈

가라앉고 힘이 없는 맥상으로 장부의 기혈이 부족하다는 표현이다.

(13) 芤脈

가볍게 눌렀거나 무겁게 눌렀을 때는 맥이 만져지는데, 유독 중간힘으로 눌렀을 때는 맥이 만져지지 않는 것으로 '파 줄기를 누르는 것 같다'고 표현한다. 이것은 혈이 급격히 감소해 혈관을 가득 채울 수 없지만 여전히 어느 정도 용적과 긴장도를 유지하는 상태로 급성 실혈이나 大吐, 大瀉로 인해 진액을 대량으로 잃어버리는 질병에서 주로 보인다.

(14) 結脈·大脈

결맥은 맥의 박동이 완만하면서 앞뒤로 박동이 멎는 간격이 일정하지 않은 맥상(心房

性 早動)으로서 陽氣가 훼손되고 寒邪가 심맥에 응체된 결과이다.

대맥은 맥박이 규칙적으로 멈추면서 그 간격이 긴 맥상(心室性 早動)으로서 한의학적 의미는 결맥과 비슷해서 心이 저장하는 정기의 훼손과 부족으로 생긴다.

眞臟脈 : 胃 · 神 · 根이 없는 맥상으로 怪脈, 死脈, 絶脈이라고도 한다(七絶脈).

① 釜沸脈(臨死)
② 魚翔脈(陽氣고갈)
③ 蝦游脈(大腸精氣고갈)
④ 屋漏脈(완만하면서 충격력이 없는 맥상으로 胃氣將絶)
⑤ 雀啄脈(脾氣將絶)
⑥ 解索脈(산만하고 무질서, 腎氣고갈)
⑦ 彈石脈(腎氣將絶)

2장

치료 - 八法

적[疾病]과 싸울 병사[韓藥]도 있고, 군대[方劑]도 조직 됐으며, 전략[劑型]도 세웠고, 엄정한 군기(탕약법, 복용법, 금기음식)도 수립했으니 이제 총공세를 펼칠 때이다.
총공세를 펼칠 때는 질병의 허실, 경중, 病情과 기간 등 구체적인 상황을 바탕으로 작전방안(治法)을 세워야만 단번에 질병을 섬멸할 수 있다.
질병은 내외부의 각종 요인으로 인해 내재한 動態平衡이 실조되어 발생하므로 치료는 당연히 고유한 동태평형을 회복시키는 일이 되며, 평형파괴의 유형에 따라 원래의 동태평형을 회복시키는 방법(치법)들을 창안하였다.
질병의 성질에는 기본물질의 소모나 손상으로 야기된 虛證과 내외부의 사기가 장부기능을 파괴해 일어난 實證이 있다.
따라서 치법을 총괄하면, 扶正(補虛)과 祛邪(瀉實) 이 두 원칙을 벗어나지 않는다. 즉 한의학의 치법은 내외부로부터 형성된 邪氣를 몰아내고 자신의 正氣를 보충한다는 원칙을 중심으로 운용된다.

> 治病八法 : 汗·吐·下·和·溫·淸·消·補法
> - 淸代 程鍾齡『醫學心悟』

1. 한법

1) 실증

① 辛溫發汗法(風寒表證, 마황·계지·생강·소엽·형개·방풍·백지·신이·총백·담두시 등, 麻黃湯)

② 辛凉發汗法(風熱表證, 淸代 葉天士 창안, 吳鞠通『溫病條辨』, 銀翹散)

③ 解暑發汗法(暑濕表證(外暑熱內寒濕), 新加香薷飮, 李時珍 曰 "香薷乃夏月解表之藥 猶冬月之用麻黃")

2) 허증 맥박에 대한 감각 '扶正發汗'

① 滋陰發汗法(陰虛外感證(풍열표증 + 음허증), 加減葳蕤湯)

② 溫陽發汗法(陽虛外感證(풍한표증 + 양허증), 亡陽證 예방원칙을 바탕으로 온양발한법 창안 南北朝 晉 陶弘景, 再造散(마부세신탕 + 계지탕 +(-마황)황기 · 방풍 · 인삼 · 천궁 · 강활)

③ 益氣發汗法(氣虛外感證, 敗毒散)

④ 養血發汗法(血虛外感證, 張仲景 曰 "亡血家不可發汗 衄血家不可發汗", 荊防四物湯) 사기를 제거하되 정기를 손상시키지 않고 정기를 북돋우되 사기를 남겨둬서는 안 되며, 허하면 補하고 실하면 瀉해야 한다.

◈ 주의 : 기본물질이 손상되고 소모된 正氣不足者에는 신중히 사용, 表證에 사용

2. 토법

'因勢利導' 상황에 따라 유리한 쪽으로 인도하는 방법이다.

몇몇 질병치료에서 다른 치법으로는 얻기 힘든 효과를 나타낸다. 예를 들어, 음식이 상완 부위에 적체되어 흉격 부위가 그득하고 답답하며 신물이 넘어오고 썩는 냄새가 나는 트림이 올라오는 증상, 증상의 시작기간이 비교적 짧을 때, 독극물을 먹었을 때 등에 적용한다.

金元代 張從正 攻下派『儒門事親』

瓜蒂散(과체 · 적소두 · 향시)

獨聖散(과체 + 제즙(절인 부추즙), 구토작용이 가장 약하며 주로 宿食을 토)

二仙散(과체 茶 + 제즙, 청열작용 강화, 痰熱 風熱이 두면이나 흉격부위에)

三聖散(과체 · 방풍 · 여로 + 제즙, 구토작용 강화, 祛風 化痰 通絡효능 추가하여 風痰이 淸竅를 막아 발생하는 中風閉證, 癲癎, 痰滯胸膈 등에)

음식이나 유형의 사기가 노쇠하거나 오랜 병으로 허약해진 환자의 흉격이나 위완 부위에 적체되어 있을 때 : '扶正祛邪'

涌吐藥 사용 후 구토가 멈추지 않을 때 : 보통 생강즙 복용 → ① 과체산일 경우 사향이나 정향을 0.3~0.6g 정도 복용, ② 삼성산의 경우 葱白을 진하게 달여서 복용

3. 하법

인체 하부에 정체된 宿食, 燥屎, 冷積, 瘀血, 結痰, 水飮 등의 병리물질을 항문을 통해 체외로 배출시킴으로써 사기와 병인을 제거하는 치료방법이다.
汗, 吐法과 더불어 사기를 제거하는 주요수단이다.

1) 하법의 용도

체내에 적체가 형성되는 것은 대개 두 가지 원인 때문이다.
첫째, 외부 사기가 장부에 침입해 장부 기능을 교란 → 痰, 濕, 膿, 燥屎 등
둘째, 장부 기능 실조 혹은 기혈운행이 원활치 못할 때 → 장 속에 조박물질 정체, 어혈, 水濕, 痰濁 등 유형의 병리물질 형성 → 동태평형을 파괴하고 장부 기능에 영향을 미치므로 더욱 악화됨. 따라서 이런 유형의 질병을 치료할 때는 체내에 적체된 물질을 제거해 최대한 빨리 장부 기능을 회복시키는 일이 급선무이다.

① 熱積 : 침입한 열사가 장 속의 조박물질과 결합해 만들어진 유형의 적체 변비, 방귀, 脘腹痞滿, 복통, 조열, 수족한출 등. 설태황 혓바늘 혹 혀가 검게 말라 갈라짐. 脈沈實有力 '陽明腑實證'
② 寒積 : 한사 + 조박물질 변비, 脘腹脹痛, 복통(따뜻하게 하면 완화), 사지궐랭, 대개 암자색의 설태가 끼고 脈沈緊
③ 水積 : 외사가 침입하거나 장부 기능 실조로 水液의 운송과 배설에 장애 발생 부위에 따라 증상이 다르게 나타남
④ 血積 : 외사가 침입하거나 외상으로 어혈이 하초에 적체되면, 少腹急結, 小便自利(횟수는 증가하나 양은 줄지 않아 음액이 계속 빠져나가는 병증; 血積 · 水積 소복급결의 감별 기준), 섬어, 번갈, 야간발열 등. 심하면 미친 듯한 행동을 하기도 함
⑤ 燥積 : 精血과 陰液이 소모 또는 손상되어 腸을 자윤하지 못하거나 邪熱로 인해 진액이 고갈되어 腸이 지나치게 건조하면 장 속의 조박물질이 말라붙어 조적이 생김. 조적은 노년층의 습관성변비나 열병 후기의 대변불통자에게서 많이 보임

2) 하법의 종류

(1) 寒下法

瀉下通便, 大承氣湯

◈ 마부세신탕은(麻黃) 解表의 방법으로 무형의 陰寒을 제거하는 방제. 이것은(大黃) 攻下의 방법으로 유형의 陰寒邪氣를 제거하는 방제

(2) 溫下法

瀉下通便 + 溫熱藥, 大黃附子湯(『금궤요략』)

(3) 逐水法

甘遂(苦味寒性有毒, 攻逐水飮 經絡)
大戟(苦味寒性有毒, 攻逐水飮 臟腑)
芫花(辛味溫性有毒, 泄水除濕 滌痰逐飮 상초 특히 흉협 부위에 쌓인 수음을 몰아내는데 편중), 예) 十棗湯

◈ 독성이 있는 약제 사용 시 좋은 방법은 일반적으로 환제로 사용

상술한 逐水藥에 通利大便藥을 함께 배합해 축수의 효과를 더욱 강화하기도 함(예; 舟車丸 - 金元代 劉完素)

(4) 逐瘀法

活血化瘀(逐瘀) + 攻下通便, 桃核承氣湯(도인 · 계지 + 조위승기탕), 抵當湯(破血작용이 더 강함)

(5) 潤下法

이상 네 가지의 공하 방법은 환자의 체질이 강하고, 외사의 영향을 받아 屎, 水, 瘀 등 유형의 적체가 축적되어 발생한 질병에 적합한 방법임. 연로하거나 오랜 병으로 체질이 쇠약해져 腸의 자윤작용이 결핍되고 이로 인해 대변불통 등의 증상이 나타날 때는 작용이 비교적 완만하고 부드러운 윤하법을 사용하는데, 이는 精血을 보익하고 腸을 자윤하는 방법으로 체내에 말라붙은 대변을 자연스럽게 배출시키는 하법임(주요 약물; 식물 씨)

상용약물 : 桃仁 · 杏仁 · 郁李仁 · 松子仁 · 柏子仁 · 芝麻仁
五仁丸(노인성 변비), 麻子仁丸(芝麻仁; 潤腸通便 + 補益精血)

(6) 攻補兼施法

특수 유형으로 熱邪가 장시간 체내에 머물러 진액을 대량으로 고갈시킴으로써 조박물질이 순조롭게 배출되지 못하고 장도가 막혀 나타나는 便秘不通, 脘腹脹滿하는 증상 - 진액손상 정도가 심하므로 신속히 增液을 통하여 大便閉塞을 개선시켜야 함(增液承氣湯, 吳鞠通『溫病條辨』)

4. 화법

正·邪氣의 힘이 막상막하의 교착상태일 때는 어느 쪽도 상대방을 압도적으로 제압할 수 없고 계속 대치하다보면 결국 쌍방이 모두 피해를 보게 된다. 이때 祛邪하면 정기가 손상될 수 있고, 扶正하면 사기가 더욱 깊이 유입될 수도 있다. 이럴 때 화해와 조화를 통해 정·사의 투쟁을 멈추게 하고 투쟁으로 발생한 증상을 제거한다.
주요 효능은 外邪에 대한 화해와 臟腑 사이의 조화로 귀납할 수 있다.
화법의 적용에는 다음 두 가지로 구별된다.

1) 和解外邪法

小柴胡湯. 소양병의 발생은 먼저 신체의 정기부족으로 태양의 단계에서 사기를 효과적으로 방어할 수 없어 소양의 단계까지 침입한 것을 의미한다. 이것은 또 정기가 사기에 전혀 저항하지 못할 정도로 쇠약해진 것은 아니며, 사기 역시 정기를 제압할 정도로 왕성한 것은 아니기 때문에 내부 양명의 단계까지 침입하지는 못하고 소양의 단계에서 정기와 대치하고 있음을 의미한다. 사기와 정기 모두 상대방을 제압할 정도로 힘이 충분하지 못하기 때문에 교전(발열 증상)과 휴전(오한 증상)이 반복됨으로써 소양병의 독특한 증상인 '寒熱往來'가 나타난다. 또한 소양경의 주행노선이 사지 측면과 흉협 부위이므로 '胸脇苦滿' 증상을 유발하며, 이외 '心煩喜嘔, 食慾不振' 등의 증상으로 소양병은 사기가 소양의 단계에 침입하여 膽의 기능에 영향을 줄 뿐만 아니라 장부 사이의 관계를 통해 心과 脾胃에도 영향을 미침을 알 수 있다.

2) 臟腑調和法

각 장부 간에 존재하는 상호 연계와 제약이라는 動態關係 때문에 어느 한 장부의 기능에 이상이 발생하면 대개 그 장부와 연계 혹은 제약 관계에 있는 다른 장부에도 영향을 미쳐 장부 사이에 내재한 협조와 통일이라는 기능 상태가 깨지게 된다(臟腑失和).
→ 치료의 중심사상 '平'

(1) 肝脾失和

가장 많이 나타나는 장부실화의 유형으로 주요 증상은 腹痛과 腹瀉이다. 간기가 울결되면 脇肋과 脘腹部에 脹滿과 疼痛이 발생하며, 비가 운화 기능을 실조하면 음식이 정미물질로 전화되지 못하고 곧바로 장도를 통해 배출되니 腸鳴과 腹瀉가 발생한다.
白朮芍藥散(백작약 · 백출 · 방풍 · 진피)

(2) 心腎失和

水火未濟 心腎不交. 심화가 신수의 자양을 받지 못해 항성하게 되니, 입과 혀에 瘡이 생기고 가슴이 답답하고 잠을 이루지 못하며 가슴이 뛰고 꿈을 자주 꾸는 증상이 발생한다. 신수 또한 심화의 온후를 받지 못해 과도하게 陰寒하니, 하지가 위축되고 무력하며 허리와 무릎이 쑤시고 수족이 차고 설사하며 발기가 되지 않거나 일찍 사정하는 증상이 발생한다.
交泰丸(황련 · 육계)

5. 온법

寒證은 寒邪가 침입하거나 陽氣가 쇠약해져 발생하는 질병으로 주요 증상은 추위를 싫어하고 따뜻한 것을 좋아하며 장부의 기능이 쇠퇴한다. 또 질병의 발생 부위에 따라 表寒證과 裏寒證으로 구분한다. 표한증은 대부분 한사가 기표를 침입해 발생하므로 辛溫發汗法으로 치료하고, 裏寒證의 裏寒은 內寒이라고도 하는데 寒邪가 장부와 경락에 침입하거나(裏實寒證) 陽氣가 쇠약해져 장부를 온후하지 못해(裏虛寒證) 陰寒內盛을 유발함으로써 발생하는 질병으로 溫法으로 치료해야 한다.

1) 溫裏散寒法

裏實寒證, 寒邪의 특성이 응고와 수축이기 때문에 대개 혈액이 瘀滯되어 각종 冷痛이 발생한다.

> ◈ **裏虛寒證** : 陽氣가 쇠약해져 지체와 장부를 온후하지 못해 발생하는 裏寒證으로 陽氣는 생명활동의 원동력이기 때문에 裏虛寒證의 특성은 장부 기능의 쇠퇴이다. 주로 보이는 증상은 오한, 사지냉증, 胃脘隱痛, 대변이 묽고, 소변을 자주 보지 않고 한 번에 오래 보는 증상 등 → 陽氣補益을 위주로 치료, '益火之源 以消陰翳'

(1) 溫胃散寒法

寒邪가 胃에 침입. 만지지 못할 정도로 심한 胃脘冷痛이 발생하는데, 따뜻하게 하면 경감되고, 말간 물을 토하고 痰涎이 많이 생기며, 맥상은 弦緊한 증상 등
寒邪의 침입(외부 요인이며 주요병인)과 胃土의 허약(내부요인) 상황을 고려하여 + 和胃補虛藥(標本同治), 大建中湯(張仲景), 米飮, 복부의 보온

(2) 暖肝散寒法

肝. 脇肋 부위의 동통과 少腹이 땅기고 고환이 늘어지면서 붓는 냉통(간경의 주행노선). 맥상이 沈弦緊하고 遲한 증상 등
간은 혈을 저장하는 기관으로 + 活血通滯, 暖肝煎(張景岳)

(3) 溫通心陽法

心. 가슴이 답답하면서 두근거리고 가슴의 통증이 등으로 뚫고 들어가 퍼지는 증상 등 '胸痺', + 開痺散結, 瓜蔞薤白白酒湯(張仲景)

(4) 溫肺散寒法

肺. 해수에 뿌옇거나(묽고 흰 가래) 거품이 많은 가래와 오한에 사지가 차며 두텁고 끈적끈적한 설태가 끼는 증상 등
기표와 가장 가까운 장기로 寒邪가 침입하면 대개 風寒表證이 함께 나타나므로 辛溫發汗 + 溫化寒痰, 小青龍湯(張仲景) 혹 小青龍合三子養親湯

2) 溫經散寒法

寒邪가 경락에 침입하면, 수족궐랭 및 허리, 엉덩이, 다리, 팔, 목에 통증이 발생한다.
寒邪가 경락에 침입해 발생하는 지체 동통의 네 가지 특징은 다음과 같다.

① 바늘로 찌르거나 칼로 베는 듯한 극심한 통증(氣血凝滯)
② 대개 땅기고 오그라드는 느낌(寒邪의 수축하는 특성)
③ 냉기, 날씨 변화가 심할 때, 야간에 더욱 심함
④ 맥상이 細澁(기혈부족 상황에서 한사를 감수)하거나, 弦緊(기혈이 왕성한 상황에서 한사를 감수)함 → 경락 내의 寒邪를 제거하는 한편 경락 내의 氣血을 적절하게 補益하는 치료를 병행해야 함
⑤ 溫通經絡(황기 · 당귀 · 천오 · 초오 · 세신 · 마황 · 계지 · 적작약)

6. 청법

熱證은 熱邪가 침입하거나 陽盛陰虛로 발생하는 질병으로서 주요 증상은 열이 나고 찬 것을 좋아하며 장부 기능이 항진한다. 열사가 침입해 발생하는 열증(외감열증)은 열사가 내재평형을 파괴한 상황을 근거로 질병이 衛氣營血 중에서 어느 단계에 있는지를 판단하여 解表發汗, 淸氣凉營, 凉血散血 등의 치법으로 치료하고, 陽盛陰虛로 유발된 열증은 그 성질에 따라 實熱證과 虛熱證으로 구분되며 淸法으로 치료해야 한다. 淸法은 內熱을 치료하는 방법으로서 內熱은 '內火' 혹은 '火熱內生'이라고도 하는데, 생산열의 과잉으로 야기되고 장부의 기능항진을 특징으로 하는 질병이다. 생산열의 절대적 혹은 상대적 과잉을 근거로 實熱과 虛熱로 구분한다.

1) 淸實熱法

'臟腑實熱'의 본질은 대부분 장부 자체의 과도한 기능항진이다.

(1) 淸心瀉火法

心火亢盛證에 적용. 특징은 심장 기능의 항진으로 心胸煩熱, 口渴面赤, 心煩失眠, 口舌生瘡, 尿道灼熱, 小便赤澁 등의 증상이 나타난다. 導赤散을 복용한다.

(2) 淸肝瀉火法

肝火亢盛證에 적용. 肝火는 內火 중 가장 흔한 유형으로 간의 강폭하고 거친 특성으로 인해 간기능이 실조되면 대개 기능항진으로 나타난다. 간에는 기분을 통쾌하고 시원하게 뚫어주는 작용이 있다고 인식하는데 이런 작용이 부족할 때는 情緖抑鬱의 증상으로 표출되지만 과도하게 항진하면 흥분하고 조급해하며 화를 잘 내는 증상이 나타난다(肝火). 간화항성에는 대개 目赤腫痛, 脇肋疼痛, 耳鳴耳聾, 頭痛口苦 등의 증상이 나타나는데, 치료 원칙은 淸肝瀉火(龍膽草 · 山梔子)이다. 龍膽瀉肝湯, 瀉靑丸을 쓰는데, 肝火를 치료할 때 주의할 점은 반드시 白芍藥 · 當歸 같은 어느 정도 간의 기능을 보양하면서 부드럽게 하는 약물을 배합하여 간의 저항을 방지해야 한다.

(3) 淸胃瀉火法

胃火가 왕성한 병증에 적용한다. 脾胃火旺의 주요 증상으로는 몸이 마르고, 많이 먹어도 금방 배가 고프며, 입이 마르고 구취가 나며, 구강에 궤양이 생기고 잇몸이 붓고 아프다. 찬물을 많이 마시고, 누렇게 마른 설태가 끼며, 맥상은 삭유력하다. 淸脾胃火

(生石膏(㉮ 辛未; 비위화를 밖으로 발산, ㉯ 甘味; 논에 물을 대는 것처럼 자양을 통해 비위화를 제거)하는 白虎湯・黃連(苦味; '釜底抽薪 = 문제를 근본적으로 해결한다는 뜻' 즉 瀉火를 통해 장부의 활동을 억제하고 에너지 생성을 감소시켜 內火를 제거)을 쓴다.

2) 清虛熱法

장부의 기능은 항진하지 않았지만 인체 기본물질의 손상 혹은 장부 기능의 쇠퇴로 음양의 평형이 파괴됨으로써 일정한 시간(대개 오후, 야간)이나 특정 상태에서 발열 증상이 나타난다(虛熱). 虛熱은 精血의 훼손과 관계가 있으며 또 과도한 노동으로 지치고 피곤하면 가중되므로 '勞熱'이라고도 한다. 음허발열, 기허발열, 혈허발열 등이 모두 여기에 속한다.

3) 骨蒸熱

虛熱의 특수한 유형. 오후나 야간의 어느 일정한 시간에 발열이 나타나는데, 발열 시에 환자는 찜통에서 열기가 올라오는 것처럼 열이 뼛속에서 나오는 듯한 느낌을 받는다. 보통 五心煩熱 동반이 특징이다.

骨蒸熱의 특징을 유추해보면, 첫째 발생시간이 음기(腎에 저장)가 왕성한 시간대이고, 둘째 발열증상이 骨(腎主骨)에서 뿜어져 나오는 듯한 자각 증상 등으로 골증의 발생은 열을 유발하는 물질이 腎에 잠복하는 것으로 추정할 수 있으며, 유발물질은 외부로부터 들어온 것이 아니라 장부 기능의 실조로 만들어진 물질로(虛熱의 한 유형으로 심신이 피로하고 무기력한 기능쇠퇴의 증상이 나타남) 열을 야기하는 물질은 어느 장부의 기능쇠퇴로 인해 만들어진 것으로 생각할 수 있다. 골증열의 또 다른 특징적 증상인 '五心煩熱'로부터 五心이 모두 脾와 관련(脾主四末, 心窩는 胃部)이 있으므로 脾의 기능이 쇠퇴하면 水穀을 운화하는 기능 역시 약해지기 때문에 체내에 水濕이 과도해지고 시간이 길어지면 열이 발생하여 濕熱이 형성된다. 이 濕熱이 脾가 관할하는 五心에 유주하여 五心煩熱이 발생하며, 脾虛로 발생한 濕熱이 腎에 침입(土克水)해 잠복하면서 骨蒸熱을 일으키는 물질이 된다.

◈ "腎間受脾胃下流之濕氣 閉塞其下 致陰火上衝", "脾胃氣虛 則下流於腎 陰火得以乘其土位"(李東垣, 『脾胃論』)
淸骨散(은시호 · 호황련 · 진교 · 귀갑 · 지골피 · 청호 · 지모 · 감초)
當歸六黃湯(당귀 · 황기 · 생지황 · 황금 · 황 · 황백)
秦艽鱉甲散(진교 · 별갑 · 시호 · 지골피 · 지모 · 당귀 · 청호 · 오매)

7. 소법

'消'는 곧 제거한다는 의미이다.
"消者 去其壅也. 臟腑經絡之間 本無此物 而忽有之 必有消散 乃得其平'(淸代 程鍾齡), '去其所本無 還其所固有."
장부 혹은 경락 사이에 비정상적으로 적체된 병리물질(痰飮, 瘀血, 食積, 膿瘍 등)을 제거하는 치료방법으로 汗 · 吐 · 下法과 마찬가지로 邪氣를 제거하는 수단이지만, 汗 · 吐 · 下法이 몰아내는 방법으로 침입한 邪氣를 체외로 배출시킨다면 소법은 와해시키는 방법으로 체내의 邪氣를 사라지게 한다.
소법은 임상에서 매우 광범위하게 쓰이는데 氣 · 血 · 痰 · 濕 · 食 등이 체내에 비정상적으로 옹체되어 형성된 덩어리(積)는 모두 소법으로 치료할 수 있다.

1) 食積을 없애는 소법

토법(상완 적체)과 하법(하완 적체)은 정기를 손상시킬 수 있기 때문에 대개는 폭음이나 폭식으로 인한 급성 적취를 치료하는 응급법으로 사용하고, 식적이 정체된 위치가 중완 부위일 때는 消導의 방법으로 제거해야 한다. 이 밖에 脾胃의 기능이 쇠퇴해 음식을 정상적으로 운화하지 못해서 발생한 식적에도 消食導滯 방법을 통해 체내의 식적을 제거해야 한다. 음식이 胃脘에 정체되면 胸脘痞悶, 腹脹, 腹痛, 惡心, 呑酸, 惡食, 식욕부진 등의 증상과 대변에 시큼하게 부패한 이물질이 섞여 있거나 설사 증상이 나타난다.
치료 시 주의할 점은 다음과 같다.

① 폭음 폭식, 상한 음식을 먹은 경우를 제외하고 식적이 생기는 원인은 대부분 비위의 소화능력이 쇠약한 때문이므로 치료 시 비위의 기능을 조절하는 데 주의를 기울여야 한다. 枳朮丸
② 식적을 없애는 약물도 작용이 다양하다. 산사는 肉積이나 기름진 음식의 적체에,

신곡은 酒積에, 맥아와 곡아는 쌀과 밀가루 음식의 적체에, 나복자는 밀가루 음식의 적체에, 사향 · 육계는 채소나 과일의 적체에 효과가 뛰어나다.

③ 식적은 대개 비위의 기능실조를 동반하는데, 위 기능(通降)이 실조되면 胃氣가 울체되거나, 심하면 上逆하여 胃脘脹滿, 惡心嘔逆, 噯腐, 呑酸 등의 증상이 나타나고, 비 기능(運化)이 실조되면 水濕內停, 痰濁內生을 야기해 시큼하게 부패한 설사 증상이 나타난다. 따라서 치료 시 胃氣를 가라앉히고 脾濕을 제거하는 약물도 적절히 배합해야 한다.

④ '痞堅之處 必有伏陽' 쌓이고 막혀 통하지 않는 물체 내부에는 반드시 열이 쌓인다. 예를 들면 傷食症의 名方인 保和丸 중에 連翹의 작용이 '伏陽'을 치료하는 것이다.

癥瘕는 인체의 각종 積塊를 총칭하는데, 血液瘀積으로 형성된 적괴는 대개 한 자리에 고정되고 만지면 단단하고 밀어도 움직이지 않는 특성(癥)이 있으며, 氣機停滯로 형성된 적괴는 대개 모였다 흩어졌다 하고 모였을 때는 형체가 있다가 흩어지면 형체가 사라지고 만지면 비어 있어 고정된 위치가 없는 특성(瘕)이 있다. 따라서 癥瘕의 실질은 氣血瘀滯로 형성된 두 가지 다른 성질의 적괴로 '血積'과 '氣積'이다.

2) 血積을 없애는 소법 : 癥瘕 치료에 응용

血液瘀積으로 형성된 적괴의 치료로 초기에는 活血化瘀(도인 · 홍화 · 단삼 · 천궁 · 당귀 · 유향 · 몰약 · 천산갑, 活絡效靈丹-張錫純)하고, 말기에는 혈액이 응고되어 단단한 적괴를 이루니 이때는 血液瘀積을 깨뜨려 癥을 없애는 약물을 사용(破血消癥; 삼릉 · 아출 · 별갑 · 귀판 · 수질 · 地鱉蟲 등)하는 한편으로 氣를 북돋아야 한다.

3) 氣積을 없애는 소법

'氣機鬱滯'의 원인은 氣虛로 인한 동력부족과 기의 흐름이 막히는 것으로 치료 시 허실을 구분하여 치료한다.

(1) 허증

대개 속이 더부룩하고 답답하며, 통증 부위를 어루만지거나 누르면 통증이 경감되고, 옆구리와 복부에 때때로 痞塊가 만져지는데 積塊의 위치가 고정되지 않고 누르면 속이 빈듯하고, 피로하고 무기력하며, 목소리가 가라앉고 작아지며, 대변이 무르고, 맥상은 가늘고 약한 증상이 나타난다.
補氣健脾消痞의 치료 원칙에 따라 枳實消痞丸을 쓴다.

(2) 실증

情志抑鬱로 비롯되는 기울이 원인인데, 주로 胸脇과 脘腹의 발작적인 통증과 心下痞硬이 나타나며, 맥상은 弦有力하다. 氣機를 소통시키는 작용의 강약에 따라 비교적 약한 약물을 行氣藥(진피 · 목향 · 향부자 · 檀香 · 佛手 · 후박 등)을 쓰거나, 비교적 강한 약물은 破氣藥(청피 · 지실 · 천련자 · 延胡索 · 荔枝核 등)이라 하며 일반적으로 行氣藥과 함께 사용함으로써 약물의 작용을 증강시킨다.

8. 보법

질병의 본질은, 첫째 기본물질의 쇠약을 주요 원인으로 하는 '精氣奪則虛'(虛證), 둘째 인체 내외의 邪氣가 장부의 기능실조를 야기하는 '邪氣盛則實'(實證)으로 나뉜다. 이 두 질병은 발병 원인과 동태평형에 미치는 영향이 다르기 때문에 질병의 외재적인 표현에서도 완전히 다른 특징을 보이므로 虛實을 구분한다면, 질병의 본질 또한 대략 파악할 수 있다.

보법은 인체의 氣 · 血 · 元陰 · 元陽 등 기본물질의 손상이나 장부 기능의 쇠퇴를 치료하는 방법으로 물질에 따라 저장되는 장부가 다르기 때문에 손상된 물질에 따라 기능이 쇠퇴하는 장기 또한 다르게 나타난다.

1) 기본물질의 손상으로 나타나는 허증의 종류와 임상특징

원음과 원양 · 기 · 혈 · 진액 등 기본물질은 작용이 각기 다르므로 쇠약해진 물질이 무엇이냐에 따라 기허, 혈허, 음허, 양허증으로 나타난다.

(1) 氣虛證

氣는 원음과 원양의 상호작용으로 발생하는 물질운동을 하는데, 첫째 장부의 기능을 촉진하고 물질의 운송과 배설을 촉진하며 심장박동과 혈액순환을 촉진하는 推動作用을 하며, 둘째 전신을 유주하면서 외부 사기로부터 인체를 지키는 防禦作用을 하며, 세째 장부의 위치를 고정시키고 정미물질을 攝納하는 固攝作用을 한다. 이상의 기능이 쇠퇴로 기허증이 발생한다. 예 : 氣不攝血(기의 섭납작용이 약해지면, 혈액과 진액 같은 물질의 비정상적 유실을 야기해 과다월경, 출혈, 식은땀 등의 증상이 발현하는데, 특히 기허로 야기되는 출혈. 기는 주로 脾에 저장되므로 '脾不統血'이라고도 함)

歸脾湯 * 혈관벽 세포 사이의 결합력이 氣에 의해 결정되므로 이런 종류의 출혈에는 '補氣攝血'해야 함

(2) 血虛證

血은 인체에 영양을 공급하고 자윤하는 물질이므로 혈허는 장부조직의 자윤과 영양 상태의 하강을 초래하는데, 주요 증상으로 일명 '一黃五白四不養'(얼굴에 핏기가 없고 누렇게 뜬 것 = 푸석하고 광택이 없다는 뜻(一黃). 얼굴, 결막, 입술, 혀, 손톱색이 창백하거나 옅은 것(五白). 혈이 心, 肝, 頭目, 肢體를 자양하지 못하는 것(四不養))을 야기함. 혈허를 야기하는 원인은 소모과도, 생성부족 이외에 氣不足으로도 발생할 수 있다('氣能生血'). 따라서 혈허증을 치료할 때 항상 보혈약에 보기약을 더해 보혈의 효과를 배가시킨다.

當歸補血湯

(3) 陰虛證

元陰은 장부기관을 자윤하고 원양의 과도한 항진을 억제하는 작용이 있으므로 원음이 쇠약해지면 乾燥와 元陽偏旺을 특징으로 하는 음허증이 초래된다.. 이와 동시에 원음의 쇠약은 장부 기능의 실조를 야기하는데, 六味地黃丸加味한 방제를 쓴다.

① 心陰虛 : 顴紅, 心煩, 不眠, 五心煩熱

② 肝陰虛 : 頭暈, 耳鳴, 面部烘熱, 脇肋灼痛과 함께 손발을 흐느적거리고 易怒

③ 胃陰虛 : 배가 고파도 먹으려 하지 않고, 배가 고픈 듯 고프지 않고, 아픈 듯 아프지 않은 증상과 심하면 헛구역질과 딸꾹질

④ 肺陰虛 : 乾咳, 無痰, 혹 血痰, 瘦瘠

⑤ 腎陰虛 : 腰膝無力而痛, 骨蒸潮熱, 眩暈, 耳鳴, 陰莖勃起 遺精(남), 月經過少 閉經(여), 腎은 원음을 저장하는 곳으로 원음이 쇠약해지면 가장 먼저 영향을 받으므로 다른 장부의 음허는 대개 신음허의 각종 증상을 동반

> ◈ 현재 많은 사람들이 보양제를 虛를 보충하는 용도로만 알고 있다. 그러나 虛에는 기·혈, 음·양의 구분이 있고, 보양제마다 각기 독특한 약성이 있기 때문에 잘못 사용했을 때는 補虛의 효과를 얻기는커녕 도리어 상반되는 부작용이 발생할 수 있음을 알지 못한다. 예를 들어 음허 환자가 인삼을 보양제로 복용했다면 이는 불난 집에 기름을 붓는 격으로 음허의 증상이 개선은 고사하고 오히려 원양의 항진이 가중되어 경미하면 코피가 흐르는 정도로 그치지만 심하면 腦溢血을 초래해 생명이 위험할 수도 있다.
>
> 또한, 陽虛의 증상(추위를 타고, 사지가 차고, 소변을 오래 보고, 대변이 묽고, 혀에 백태가 끼고, 맥이 느리고 힘이 없는 증상)이 있거나, 氣虛의 증상(피곤하고, 입맛이

없고, 소화가 안 되고, 배가 고프지 않고, 사지가 나른하고, 숨이 가쁘고, 식은땀이 나고, 혀의 색이 옅으면서 박태가 끼고, 맥이 약한 증상)이 있을 때 음액을 보양하는 약물을 복용한다면 아궁이의 불이 꺼져갈 때 장작으로 불을 더 지피는 것이 아니라 찬물을 한 바가지 끼얹는 것과 같아서 오히려 陽氣를 더욱 손상시켜 질병이 악화된다. 따라서 절대로 보양제 남용에 따르는 부작용과 위험을 간과해서는 안 된다.

(4) 陽虛證

"天之大寶 只此一丸紅日 人之大寶 只此一息眞陽"(明代 張景岳)

원양은 각종 생명활동에 활력을 불어 넣는 에너지의 근원이다. 원양이 다른 기본물질과 또 다른 점은 주기적인 변화의 과정으로 낮에는 양기가 밖으로 분출돼 각종 활동이 이루어지고, 밤에는 다시 되돌아와 저장되니 점차 휴식과 수면상태로 들어간다. 또한, 사계절의 변화를 따라 체내에서도 春生·夏長·秋收·冬藏의 주기적인 변화가 있다. 이런 양기의 주기적인 변화는 인체가 수시로 외부 환경의 변화에 적응하도록 할 뿐만 아니라 다양한 기후조건에서도 체내의 환경과 체온을 유지할 수 있도록 한다.

원양이 쇠약해졌을 때의 가장 특징적인 증상은 열량부족으로 추위를 타는 것이다. 이외에도 신진대사의 감퇴 및 약화와 함께 心搏緩慢, 血壓降下, 基礎體溫下落, 少汗 혹 無汗, 消化機能減退, 反胃呃逆 등의 증상이 나타난다.

원양의 쇠약은 선천부족과 후천적인 소모와 손상이 원인이며, 특히 약물에 의한 손상이 원인인 양허가 점차 흔하여 암이나 많은 염증질환에 어떤 증상이 나타나더라도 의사들이 천편일률적으로 清熱解毒하는 찬 성질의 약물을 흔하게 처방한다. 뿐만 아니라 한 번 처방하기 시작하면 거듭 같은 처방을 되풀이하기 때문에 陽氣는 나날이 손상을 받아 고갈될 수 있다.

2) 虛則補其母

(1) 培土生金法

脾土를 보익하는 방법으로서 肺의 기능을 개선시킨다. 脾虛로 인해 肺의 기능이 저하된 질병(土不生金)에 적용한다.

(2) 金水相生法

肺를 보익하는 방법으로서 腎의 精氣(원음과 원양)가 손상된 질병의 치료법이다. 원음과 원양은 생명의 근원물질로거 상호작용으로 생성되는 효능은 인체가 생장 발육

하는 원동력이 된다. 나이가 들어감에 따라 원음과 원양은 생명활동을 지속하는 과정 속에서 점차 소모되기 때문에 노쇠해지다가 사망에 이르는데, 補腎法으로 각종 생장 발육이 늦은 질병(小兒顖門不合), 구루병, 백발증, 성기능장애(발기부전, 조루 등) 및 노인성 질환(퇴행성 관절염, 요퇴통 등)을 치료한다. 補腎의 방법은 補陰補陽法, 金水相生法이 있다.

三才湯(천문동(補養肺津) · 숙지황(滋補腎精) · 인삼(補氣健脾))을 쓴다.

(3) 滋水涵木法

腎水를 보익하는 방법으로 肝木을 자양하는 것으로 '涵'에는 자양의 뜻 이외에 포용과 수렴의 뜻이 내포되어 있다. 간을 자양하는 신의 작용은 간의 강폭하고 거친 본성을 수렴시킬 수 있기 때문에 자수함목의 방법은 肝陽上亢(易怒躁急, 頭痛眩暈, 四肢震顫, 耳鳴耳聾 등)이나 肝風內動(卒倒, 四肢癱瘓, 口眼喎斜 등)하는 질병을 치료할 때 사용한다.

鎮肝熄風湯(張錫純)을 쓴다.

2부 / 내과 질환

· 내과 질환별 개요 ·

1. 심혈관계 질환(순환기 내과)

① 리듬장애 : 서맥성 부정맥, 빈맥성 부정맥

② 심장질환 : 심부전과 폐성심, 성인 선천성 심장질환, 판막성 심질환, 폐고혈압, 심근병증과 심근염, 심낭질환, 심장종양 / 전신성 질환의 심장증상과 외상성 심장손상

③ 혈관질환 : 동맥경화, 허혈성 심질환, 불안정형 협심증과 비ST상승 심근경색증, ST분절 상승 심근경색, 고혈압성 혈관질환, 대동맥 질환, 사지의 혈관질환

2. 호흡기계 질환(호흡기 내과)

천식, 과민성 폐렴과 호산구 폐침윤, 환경성 폐질환, 폐렴, 기관지확장증, 낭포성 섬유증, 만성 폐쇄성 폐질환, 간질성 폐질환, 폐혈전색전증, 가슴막 / 종격동 / 횡격막과 흉벽질환, 환기장애, 수면 무호흡

3. 소화기계 질환(소화기 내과)

① 소화관 질환 : 식도질환, 소화성 궤양 및 기타 연관질환, 흡수질환, 염증성 장질환, 과민성 장증후군, 가족성 지중해열과 기타 유전성 재발성 발열질환, 결장과 항문직장의 흔한 질환 및 창자간막 혈관부전증, 급성 장 폐색, 급성 충수염과 복막염

② 간담도 질환 : 고빌리루빈혈증, 급성 바이러스 간염, 독성 및 약물 유인성 간염, 만성 간염, 알코올성 간질환, 간경변과 합병증, 간에 영향을 주는 침윤성 · 유전성 · 대사성 질환, 담낭 및 담도질환

③ 췌장 질환 : 급성 및 만성 췌장염

4. 신장과 요로질환(신장내과, 비뇨기과)

신부전, 사구체 질환, 신증후군, 세관장애, 세뇨관 · 간질 질환, 신장혈관 질환, 신결석, 요로감염과 신우신염, 요로 폐색

1장
심혈관계 질환(순환기 내과)

1절 순환기Cardiology

1. 심장의 구조와 기능

심장은 원래 마음이 머물고 있는 장기라는 뜻으로 흥분이 최고조에 달했을 때 심장의 박동이 강해지고 빨라지는 것을 바로 느낄 수 있다. 요컨대 심장의 변화는 감정 기복의 원인은 아니지만 그것을 가장 잘 반영하기 때문에 심장에 마음이 머물고 있다고 여겼다.

1) 심장의 구조

심장은 주먹 크기의 관강장기로 복장뼈와 제2~6갈비뼈의 뒷면에 위치하며 심장 끝은 왼쪽 앞 아래쪽을 향하고 있다. 중량은 성인의 경우 약 250~300g 정도 된다.
심혈관계를 단순화시키면 혈관 일부의 근육이 심장으로 발달하고 그 근육인 심근이 수축하는 힘으로 혈액을 내보내는 것이다. 또한 4개의 판막이 있어서 심장의 수축과 이완을 통해 혈액은 항상 일정한 방향으로 흐르게 된다. 혈액의 흐름은 전신을 돌아 폐로 가는 우심계와 폐에서 돌아 전신으로 가는 좌심계가 있으서 서로 섞이지 않게 2개의 펌프가 직렬로 연결되어 있다.

(1) 해부

① 우심방Right atrium

전신을 돌고 온 혈액이 들어오는 심장의 현관에 해당하며, 주목할 점은 우심방에 열려 있는 4개의 출입구이다. 우선 상반신의 혈액을 모은 **상대정맥**과 하반신의 혈액을 모은 **하대정맥**에 각각 입구가 있다. 다음으로 심장을 관류한 관상정맥혈류가 돌아오는 **관상정맥동구**(coronary sinus ostium)와 우심실로 향하는 출구(**방실판구**)가 있고 여기에는 역류를 막는 **삼천판(우방실판; 우심실 소유)**이 있다. 좌심방과의 사이에는 **심방중격**으로 나뉘어 있으며 여기에 심방중격 결손증을 이해하는데 매우 중요한 **난원와**(fossa ovalis)가 있다.

또 상대정맥과 우심방과의 경계에 우심방의 측면을 둘러싸듯이 가늘고 길게 하나로 이어지는 두꺼운 벽이 있는데 여기에 **심장의 전기자극을 시작하는 굴심방결절(sinoatrial node)**이 존재한다.

② **우심실**Right ventricle

심장의 가장 하부에 위치하며 우심방의 혈액을 받아 폐로 보낸다. 심방과 달리 혈액을 멀리 내보내야 하는 심실의 작업에는 많은 힘이 필요하기 때문에 심실 내에는 **육주(trabeculae carneae)**가 돌출해 있으며 특히 유두 모양으로 돌출한 것을 **유두근(papillary muscle)**이라고 하는데 우심실에는 **전유두근과 후유두근**이 있다.

앞서 말했듯이 우심방과 우심실 사이의 방실판구는 섬유륜에 둘러싸여 있으며 심내막이 삼각형의 주름 모양으로 솟아올라 생긴 **삼첨판(tricuspid valve)**이 존재하는데, 이것은 유두근에 의해 우심실에 단단히 고정되어 있기 때문에 우심실의 소유물이 된다. 즉 유두근 앞부분에서 **건삭**이라는 섬유가 실처럼 뻗어 나와 판막이 심방 내로 뒤집히지 않도록 잡아준다.

우심실에는 2개의 출입구가 있으며 그 중 한 개는 **방실판구**로 삼첨판을 사이에 두고 우심방과 연결되어 있다. 다른 하나는 폐동맥에 이르는 출구인 **폐동맥판구**로 여기에는 **폐동맥판(pulmonary valve)**이 있어서 우심실에서 폐로 내보낸 혈액이 우심실로 역류하지 않도록 하는데 방실판(삼첨판, 승모판)과 달리 건삭으로 고정되어 있지는 않다. 또 심장내막이 주름 모양으로 솟아오른 것이 반달 모양이어서 **반달판막(semilunar valve)**이라고도 한다.

③ **좌심방**Left atrium

4개의 폐정맥이 심장으로 돌아오는 현관으로 심장의 후상방에 위치하며 좌심실과는 **승모판(mitral valve)**을 사이에 두고 연결되어 있다. 승모판은 방실판막으로서 동일 역할을 하는 삼첨판과 기본구조는 같지만 **판막첨판(valve cusp)이 2장**밖에 없다.

④ **좌심실**left ventricle

좌심실에는 육주가 적어 우심실과 달리 **내강이 매끄러우며**, 압력이 높은 대동맥 쪽으로 혈액을 내보내야하므로 벽의 두께는 **우심실의 벽보다 두껍다**. 전벽과 후벽에는 **전유두근과 후유두근**이 돌출해 있고 우심실과 같이 선단에서 **건삭**이 **승모판**을 향해 실처럼 뻗어 있다.

좌심실에도 2개의 출입구가 있는데 하나는 **방실판구**로 여기에 **승모판이** 있어서 좌심실에서 나온 혈액이 좌심방으로 역류하지 않도록 한다. 또 하나는 전신으로 혈액을 내보내는 **대동맥판구**로 여기에는 **대동맥판(aortic valve)**이 있고 폐동맥판과 같이 3장의 반달판막으로 구성되어 있으며 역시 건삭으로 고정되어 있지 않다.

(2) 벽의 구조

① 심근Myocardium

심근은 골격근과 마찬가지로 강한 힘을 낼 수 있는 **횡문근(striated muscle)**이지만 마음대로 멈추거나 움직이게 할 수 없는 **불수의근(involuntary muscle)**이라는 점에서 다른 횡문근(골격근)과는 전혀 다르다.

심근과 골격근 모두 여러 개의 근섬유(근세포)가 모여서 이루어졌으며 자극을 받은 1개의 근섬유가 흥분하면 인접한 근섬유에 차례로 흥분이 전달되고 이것이 점차 커져 근육운동을 일으키는데, **심근에서는 인접한 근섬유끼리 아주 밀접하게 얽혀 있어 여러 개의 근섬유가 마치 1개의 세포처럼 움직일 수 있다.** 이것을 심장은 기능적으로 **합포체(syncythium)**를 형성하고 있다고 한다.

심장은 지배신경을 절단해도 수축이 가능하며 심장을 몇 개의 조각으로 분해해도 각각이 수축할 수 있다. 즉 심근 내에는 스스로 활동전위를 반복해 발생시킬 수 있는 특수한 근섬유(**자극전도계**)가 존재하여 **규칙적인 수축운동을 자발적으로 발생시킬 수가 있다(자동능; automaticity).** 심근을 지배하는 신경에는 수축의 빈도나 강도를 조절하는 기능밖에 없고 다른 횡문근처럼 신경의 자극으로 수축 자체를 일으킬 수는 없다.

② 심내막Endocardium

심장은 혈액이 들어온다는 점에서는 혈관과 같으므로 내강은 다른 혈관과 마찬가지로 1층의 내피세포로 덮여있으며 이것을 심내막이라고 한다. 심장에 존재하는 4개의 판막은 모두 심내막이 주름 모양으로 솟아올라 생긴 것이며, 다양한 기능 중 **특히 혈액응고를 막는 물질의 분비기전이 중요**한데 그 일부가 손상되면 내피가 재생될 때까지 혈전이 형성되는 원인이 된다.

③ 심외막(심막)Pericardium

섬유성 심막(fibrous peri-)과 장막성 심막(serous peri-)으로 나눌 수 있으며 장막성 심막은 다시 심장표면의 **장측 심막**(visceral peri-)**과 벽측 심막**(parietal peri-)으로 나뉜다.

섬유성 심막은 **심낭**이라고도 하며 심장의 가장 바깥쪽을 덮는 단단한 결합 섬유조직으로 구성되어 있다. 장막성 심막인 장측 심막은 심장의 표면을 감싸고 대혈관의 시작부위에서 반전하여 벽측 심막이 되며 그 사이의 공간을 **심막강(pericardial cavity)**이라고 한다.
섬유성 심막은 심장을 고정시키고 동시에 심장의 펌프 작용이 너무 강해져 심장이 파열되는 것을 막는다. 반면 장막성 심막이 만드는 심막강은 약 20㎖의 심낭액으로 채워져 심장이 외막에 방해받지 않고 원활하게 움직일 수 있도록 도와준다.

(3) 자극전도계Impulse conducting system

특수 심근이 있는 심장에는 자동능이 있으나 이로 인해 각각의 심근이 제멋대로 수축해서는 곤란하고 일정한 지시에 따라 규칙적으로 수축해야만 혈액을 효율적으로 내보낼 수 있기 때문에 특수 심근(자극전도계)을 관리하는 일련의 시스템이 필요하다.
자극전도계를 지시하는 곳은 **동결절(sinus node)**이며 상대정맥이 우심방으로 들어가는 부근에 존재한다. 동결절과 방실결절 사이에는 **3개의 결절간 심방내 전도로**가 존재한다. 즉 동결절에 일어난 자극은 이 전도로를 통해 **방실결절(atrioventricular node; AV node)**로 전달된다. 이후에 **히스속(His bundle) ⇒ 우각, 좌각 ⇒ 푸르키니에섬유(Purkinje fiber)**를 거쳐 심근에 도달한다.
효율적으로 혈액을 내보내기 위해서는 동결절의 지시에 따라 심방과 심실이 동시에 수축하지 않도록 심방의 수축이 끝나고 나서 심실이 수축하는 구조가 필요하며 이를 위해 방실결절에서는 일단 자극을 받아 멈춘 후, 한 템포 느리게 다음 자극을 전달하는 정교한 시스템을 사용한다.

(4) 심장의 신경지배

심근은 횡문근이지만 불수의근이므로 자율신경계에 의해 조절을 받으며 그들 신경에 함유되어 있는 지각섬유가 분포한다.
교감신경의 하위 신경세포는 흉수 상부요수의 측면에 있으며 여기에서 나온 신경섬유는 척추 양쪽에서 교감신경절을 만들고 목적지에 분포한다. **심장을 지배하는 교감신경**은 주로 **Th_{1-4}에서 나온 경부의 교감신경절**에서 유래하며 이들을 **심장신경**이라고 한다.
반면 **부교감신경**은 뇌신경에서 유래하니 숨뇌에 있는 **미주신경**에 의해 지배된다. 심장신경과 미주신경은 상행대동맥 주위에서 **심장 신경총(cardiac plexus)**을 형성하고, 이들 신경에는 구심성의 지각신경이 포함되어 있어 허혈성 심질환이 발생했을 때 심장통(협심통)을 일으킨다.
심장에는 다수의 교감신경β_1수용체가 존재하고 교감신경의 자극에 의해 심장이 흥분한다. 그러나 부교감신경(미주신경) 자극은 심장을 안정시키는 방향으로 작용한다.

(5) 심장의 혈행지배

전신으로 혈액을 보내고 산소나 영양소를 공급하는 심장이지만 스스로에게 영양을 공급하는 동정맥도 존재하는데 이를 각각 관상동맥(coronary artery), 관상정맥이라고 한다.

① 동맥

오른쪽 주먹을 왼손의 엄지, 집게, 가운데손가락으로 잡아 보자. 관상동맥은 이 손가락의 위치와 같이 심장을 주행하고 있다. **우관상동맥(right coronary artery; RCA), 좌관상동맥(left coronary artery; LCA)**은 모두 약간 팽창되어 있는 대동맥 기시부에서 분지하며 이곳을 **대동맥동(valsalva동)**이라고 한다.
우관상동맥은 동결절, 방실결절과 후방을 담당하고, **좌관상동맥**은 바로 분지하여 **좌전하행지(left anterior descending branch; LAD)와 좌회선지(left circumflex branch; LCX)**로 나누어지며 좌전하행지는 전방을 담당하고, 좌회선지는 측면에서 후방을 담당한다.

② 정맥

심장의 정맥은 **관상정맥계**와 **테베시우스(thebesius)정맥계**의 2계통으로 분류한다. 심장에 산소를 공급한 혈액은 점차 모여 관상정맥동(coronary sinus)이 되어 우심방으로 유입된다. 그 중에는 우심방이나 우심실의 내강으로 직접 돌아가는 혈액도 있다. 또 심장뿐만 아니라 흉강 내 조직을 관류하여 직접 심장으로 들어가는 정맥은 테베시우스정맥이라고 한다. 이 정맥의 대부분은 우심계로 유입하지만 **일부는 좌심계로도 유입**하는데 이 경우에는 폐에서 산소를 공급받을 수 없기 때문에 **생리학적 단락(shunt)**이 된다.

③ 림프관

심장의 림프망은 심장내막 바로 밑의 결합조직에서 심외막에 걸쳐 빽빽하게 둘러쳐져 있으며 관상동정맥을 따라 연결되다가 방실사이고랑에서 굵은 한 줄기가 되어 **사이막림프계**를 통해 흉부림프관으로 연결되어 있다.

2. 심장 질환의 주요 징후와 진찰

심장 질환에서 환자가 호소하는 여러 증상에 대해 알아보자. 다만, 이러한 증상이 나타났다고 해서 반드시 심혈관질환을 의미하는 것은 아니다.

1) 주요 징후

(1) 흉통Chest pain

◈ LIQ(U)OR AAA: 환자가 호소하는 증상에 대해 충분히 청취하기 위한 핵심 용어의 약어로 이러한 요소 중에는 증상에 따라 관계가 없는 것도 있으며, 감별질환을 상기시키는 증상에 대해서는 한층 더 심층적인 질문을 함으로써 보다 효율적인 진단이 가능하다.
Location(부위), Intensity(강도), Quality(성질과 상태), Onset(발병양식과 경과), Radiation(방사), alleviating factor(개선인자), aggravating factor(악화인자), associated factor(동반증상)

흉통은 흉부의 여러 장기에 분포한 통각 수용체가 흥분하여 구심성 뉴런을 통해 자극이 중추로 전해져서 자각된다. 흉통이란 가슴의 불쾌감, 압박감, 교액감, 작열감, 심한 통증 등 다양한 증상을 포함한 총칭으로 심혈관계 질환을 중심으로 하며 긴급성이 높은 경우가 많으므로 주의가 필요하다. 호흡기 질환 중에는 폐렴, 기흉, 흉막염, 폐색전 등이 흉통을 일으키며 순환기 질환에서는 **협심증이나 심근경색과 같은 허혈성 질환, 심막 질환, 박리성 대동맥류** 등이 있다. 이외에도 **대상포진, 늑골골절, 식도질환** 등도 흉통을 일으키며, 심장 신경증이라고 하여 **심인성 흉통**도 다견된다. 특히 흉통, 심계항진, 호흡곤란, 현기증, 과잉 환기 증후군 등의 비특이적인 호소를 주된 증상으로 하는 신경증은 **순환 무력증(neurocirculatory asthenia) 또는 다코스타 증후군(Da Costa's syndrome)**이라고 한다.

◈ 치사성이 높은 흉통
특히 치사성이 높은 질환으로는 급성 관상동맥증후군, 대동맥박리, 긴장성 기흉, 폐색전증, 식도파열 등이 있다.

① 급성 관상동맥증후군Acute coronary syndrome : ACS

허혈성 심장질환 중 불안정 협심증에서 급성 심근경색, 심장성 돌연사에 이르기까지 위험성이 높은 증상들을 하나로 묶어 생각한 것으로 전형적인 증상은 다음과 같다.

- L : 가슴 전체 혹은 막연한 범위에서 흉통이 나타난다.
- I : 죽음의 공포를 느낄 정도의 격렬한 통증을 비롯해 비교적 강하게 나타난다(다만, 고령자나 당뇨병 환자 등에서는 흉통이 확실치 않은 경우가 있다).
- Q : 지속통, 압박감, 목조름감을 수반하며 협심증에서는 분단위로 지속되고 심근경색에서는 30분 이상 지속된다.
- O : 갑자기 증상이 나타나는 경우가 많다(불안정 협심증은 안정 시에도 일어나며 최근 발생빈도가 증가하는 경향).
- R : 어깨, 팔, 등, 목 부위에서 널리 나타나거나 관련통만 보이는 경우도 있다.
- A : 협심증에서는 安定하거나 질산제의 사용으로 개선이 보이지만 심근경색에서는 효과가 없다.
- A : 두근거림, 호흡곤란, 구역질, 구토, 식은땀 등을 동반되기도 한다. 특히, 고혈압, 고지혈증, 당뇨병, 고령, 흡연자 등이 위험인자이며 주의가 필요하다.

② 대동맥박리Aortic dissection

- L : 가슴 혹은 등 쪽에서 '이동하는' 통증이다.
- I : (특히 발병 시에 가장) 강한 '불에 달구어진 부젓가락에 찔린 것 같은' 흉통이다.
- Q : 지속통이다.
- O : 갑자기 발병한다.
- A : 관련된 조직마다 다양한 합병증이 나타난다

예) 심근경색(관상동맥 폐쇄), 심장눌림증(심낭 내 파열), 대마비(척수동맥 폐쇄), 신부전(신동맥 폐쇄), 절뚝거림(둔부동맥 폐쇄)
특히, 고혈압, 고령, 동맥경화증, 결합조직(Ehlers-Danlos증후군, Marfan증후군 등) 등이 위험인자이므로 주의가 필요하다.

③ 긴장성 기흉Tension pneumothorax

- L : 한쪽이다.
- I : 비교적 강하다.
- Q : 서서히 증상이 강해진다.

O : 갑자기 발병하거나 서서히 발병해서 악화된다.

A : 호흡할 때마다 악화된다.

A : 호흡곤란, 두근거림, 불안감, 기침 등이 동반된다.

④ 폐색전증Pulmonary embolism : PE

정맥혈전 등이 혈류를 타고 폐동맥으로 흘러들어가 가득 차는 질환으로 그 동맥이 담당하는 만큼의 가스교환의 효율이 현저하게 나빠져 저산소혈증이 된다. 혈류가 차단된 조직 자체의 허혈손상의 정도에 따라 폐경색에 이르고, 기관지점막에서 출혈이 생겨 혈담이 보이거나 흉막의 자극으로 기침이나 흉통이 나타난다.

이 질환은 결정적으로 전형적인 증상이 나타나는 경우가 적음에도 불구하고 치사율이 높다.

L : 한쪽이다.

Q : 지속통이다.

O : 갑자기 발병한다(장기간 누워 있다가 움직이려고 할 때 주의가 필요하다).

A : 호흡곤란, 빈맥, 빈 호흡, 기침, 혈담 등을 동반한다.

⑤ 식도파열Esophageal rupture

식도 주위는 결합조직으로 둘러싸여 있으며 혈류도 적고 세균에 한번 감염되면 쉽게 확산되어 치료하기 어려운 것이 특징이다.

Q : 명치 부분이 쓰리고 아픈 증상 또는 흉통이다.

O : 갑자기 발생한다.

A : 발열, 피하기종, 혈압저하 등을 동반한다.

(2) 호흡곤란Dyspnea

'숨이 차다(breathlessness)'와 같은 의미로 **환기운동을 할 때 발생하는 노력감**을 말하며 조직의 산소수요에 대해 산소의 공급이 따라가지 못해 일어난다. 산소공급은 순환기와 호흡기가 담당하므로 폐에서 산소섭취가 줄어들거나 심장의 펌프작용이 약해지면 호흡곤란을 일으킨다. 심장이 원인인 호흡곤란은 좌심계가 책임의 주체가 되는데 전신에 산소를 운반하는 혈액을 공급할 수 없기 때문에 호흡곤란을 일으키는 것은 당연할지도 모르지만 실제로는 **폐의 울혈이 큰 요인**이 된다. 경증에서는 비탈길이나 계단을 오를 때 가슴이 답답해지지만(활동 시 숨이 가쁘다), 중증에서는 좌심실로 돌아오지 않은 혈액이 폐에 가득 차 폐포가 침수되어 폐부종을 일으키고 기좌위를 취한다(기좌호흡; orthopnea). 특히 정맥환류가 증가하는 취침 시에 갑작스런 호흡곤란을 일으켜 환자가 괴로워서 잠들 수 없게 되는 것을 **발작성 야간 호흡곤란(paroxysmal nocturnal dyspnea)**이라고 한다. 가장 중증은 분홍색의 포말상 염증을 수반한다. 또 자주 천명(stridor)을 일으키기 때문에 기관지천식과 구별하여 **심장 천식(cardiac asthma)**이라고도 한다.

(3) 심계항진Palpitation

두근거림을 느끼는 정도에는 개인 차가 있으며 반드시 병적 상태가 아니더라도 **심박 수가 증가**하는 상황이면 일어날 수 있다. 반면 심박 수가 감소해도 **1회 박출량이 증가**하면 박동이 커져 두근거리는 것처럼 느껴진다. 또한 **부정맥**이 있으면 의외의 경우에도 박동하는데 이것 역시 두근거리는 것처럼 느껴진다. 그리고 심박 수가 정상이고 부정맥이 없어도 신경질적인 사람은 안정 시에 심계항진을 느끼기도 한다.
두근거림은 박동의 속도에 의해 발생하기도 하고, 세기에 의해 발생하기도 하는데 문진에서 기본적인 사항은 다음과 같다.

Q : 환자가 두근거림의 성질과 상태를 느낀 상태에서 테이블을 두드리게 하는 것도 매우 효과적인 방법이다. 간헐적 · 지속적, 규칙성 여부에 대한 정보는 특히 부정맥을 감별하는 데 유용하다.

O : 발생한 상황이 어떠했는지, 심장질환의 위험인자가 없는지, 복용한 약의 종류, 가족력 등

A : 수반증상의 유무

(4) 부종Edema

부종은 간질액이 비정상적으로 저류하여 연부조직이 부어오르는 것을 말하는데, 간질액과 순환 혈장과의 액체 성분 이동은 부종에 관한 **starling의 법칙**에 의해 규정되어 있다. 즉 혈관 밖으로 나오려는 힘인 **정수압**과 혈관 내로 돌아가려는 힘인 **교질 삼투압(colloid oncotic pressure)**이 있고 거기에 모세혈관 투과성이 더해져 균형을 유지하고 있다. 그런데 이 균형이 무너지면 부종이 생긴다.

◈ 부종을 초래하는 주요 질환

<table>
<tr><td rowspan="7">전신성 부종</td><td>심장성</td><td>울혈성 심장 기능 상실</td></tr>
<tr><td>간성</td><td>간경변
문맥압 항진증</td></tr>
<tr><td>신장성</td><td>급성 사구체신염
신증후군
신부전</td></tr>
<tr><td>영양 실조성</td><td>알코올 의존증
기아
악성종양</td></tr>
<tr><td>내분비성</td><td>갑상샘기능저하증(점액부종)</td></tr>
<tr><td>임신성</td><td>정상 임신
임신고혈압증후군</td></tr>
<tr><td>약물성</td><td>NSAIDs
호르몬요법제
강압제</td></tr>
<tr><td rowspan="3">국소성 부종</td><td>혈관성</td><td>상하대정맥 증후군
정맥혈전증
정맥류</td></tr>
<tr><td>림프관성</td><td>본태성 림프성 부종
림프관폐쇄</td></tr>
<tr><td>염증성</td><td>류마티스관절염
통풍
화상</td></tr>
</table>

원인 질환에 의한 부종의 특징으로 **심장성은** 얼굴이나 팔에는 잘 나타나지 않고 다리(보통 좌우대칭)에 뚜렷하게 나타나는 경향이 있으며 저녁에 악화된다. 가장 낮은 부분에 저류하므로 오랫동안 누워 있는 환자에서는 엉치뼈 주변에 부종이 나타난다. **간성은** 간경변인 경우의 부종 변화를 보면 복수와 종아리부종에서 전신부종으로 나타난다. **신장성은** 눈꺼풀에서 시작하여 얼굴의 부종으로 나타난다.

(5) 실신Syncope

뇌혈류가 갑자기 감소하면 의식상실 발작을 일으키는데 그 발작이 **일과성인** 것을 를 실신이라고 한다. 실신에도 여러 가지 원인이 있지만 일반적으로 가장 흔한 것은 **정동**

성 실신으로 락 콘서트장 등에서 자주 볼 수 있으며 귀신을 보았을 때에 정신을 잃는 것도 이런 실신이다. 원인으로 정동 자극이 미주신경을 급격하게 흥분시켜 심장 기능을 억제하는 것을 들 수 있다.

물론 심장의 펌프작용이 약해져도 실신할 수 있는데 심박출량은 심박 수와 1회 박출량의 곱으로 정해지기 때문에 어느 쪽이 저하해도 실신을 일으킨다. **부정맥**에 유래하는 경우(정확하게는 유효한 심박 수의 저하가 문제이므로 심박 리듬의 이상을 나타내는 경우라고 바꾸어 말할 수 있다) 서맥이나 빈맥을 불문하고 Adams-Stokes 발작이라 총칭한다. 반면 **1회 박출량이 저하**하는 것으로는 대동맥판 협착증, 폐색성 비후성 심근병증, 승모판 협착증, Fallot 4징후 등이 있다. 또 **기립성 저혈압**도 실신의 주요 원인이 된다. 더욱이 좌심이나 인공판막에 생긴 혈전이 떨어져나와 뇌로 들어가면 실신이나 뇌경색을 일으키기도 한다.

(6) 청색증Cyanosis

입술, 뺨, 귓불, 손톱, 점막 등이 어두운 색을 띠는 상태로 **모세혈관 내의 환원형 헤모글로빈이 5g/dL 이상**이 되었을 때 나타난다. 저산소혈증을 일으키는 질환에서 자주 나타나는데 환원형 헤모글로빈의 양에 따라 규정되기 때문에 **저산소혈증이 있더라도 빈혈 시에는 잘 나타나지 않으며, 저산소혈증이 없어도 다혈증 시에는 쉽게 나타난다.** 청색증은 3가지 타입으로 나누는데, **말초형**은 한랭 폭로에 의해 세동맥이 수축하여 발생하며, **혈액질환**을 동반하는 것으로는 메트헤모글로빈혈증이 대표적이다. 반면 중요성이 높은 **중추형**은 그 원인이 심장, 폐, 대혈관에 있는 청색증으로 헤모글로빈이 산소를 공급받지 못해 발생한다.

(7) Shock

쇼크란 **혈압저하로 혈액이 말초조직에 이르지 못해 저산소화가 오랫동안 지속되는 상태**이다. 세포의 저산소화에 의해 이온채널의 기능장애가 일어나고 세포 내외의 전해질 균형이 무너진다. 그리고 세포 내액이 간질로 새어나오면 세포 내 pH를 유지할 수 없게 되어 세포사가 나타나며 이러한 조직의 장애로 여러 증상이 나타나는데, **저혈압**은 물론 **피부냉감 및 발한**(감소된 조직관류를 어떻게든 중요 장기만으로 유지하려는 여러 가지 보상 기능이 작용하여 상대적으로 중요하지 않은 피부를 비롯하여 혈관 수축이 일어나며 체표온도가 떨어진다, 교감신경의 흥분도 여기에 한 몫을 해 발한이 일어난다), **핍뇨**(신장혈류저하에 수반), **의식 변용**(섬망, 둔마 등), **대사산증**(말초조직의 혐기성 해당에 수반) 등이 나타난다.

순환혈액량이 감소되는 순환혈액량 감소성 쇼크, 심장의 펌프 기능이 저하되는 심장성 쇼크, 그리고 혈관확장성 쇼크로 분류한다.

① 순환혈액량 감소성

첫째, 외상이나 소화관 출혈 등 **출혈에 의한 순환혈액의 감소**와 둘째, 설사, 구토, 열사병, 화상, 중증 염증 등에 동반해서 간질로 **수분이 누출되어 순환혈액이 감소**하는 원인이 된다. 치료로는 원인 검색과 더불어 신속하게 생리 식염수 등을 공급한다. 대량 출혈이 지속될 때는 수혈도 검토한다.

② 심장성

혈액을 내보내는 펌프인 심장의 기능이 장애를 받으면 심박출량이 감소한다. 원인으로는 심근경색이나 확장형 심근병증 등 심근 자체의 수축력이 저하되는 **심근장애**, 혈액 박출의 효율이 떨어져 심박출량이 저하되는 **부정맥성**, 유두근 단열에 의한 판막의 고장, 해리에 의한 대동맥의 고장, 심실벽이나 사이막의 파열 등 구조적인 이상으로 심박출량이 감소하는 **심장의 구조장애**, 수축성 심막염이나 심장눌림증 외 긴장성 기흉 등 흉강내압을 상승시키는 다양한 원인으로 심박출량이 감소하는 **압박성**으로 나눌 수 있다.

③ 혈관확장성

심장에서 박출되는 혈액량이 충분해도 혈관 직경이 확장되면 조직관류압이 유지되지 못해 쇼크를 일으킨다. 폐혈증성 쇼크, 전신성 염증반응 증후군(systemic inflamatory response syndrome; SIRS), 독소성 쇼크 증후군(toxic shock syndrome; TSS), 신경성 쇼크, 아나필락시 쇼크, 부신피질기능저하성 쇼크(addison crisis), 갑상샘기능저하성 쇼크(점액수종 혼수) 등이 있다.

2) 진찰

(1) 맥박pulse의 촉진

일반적으로 요골 동맥을 촉진하는데, 심장 수축으로 말초를 향해 내보내지는 혈액으로 생긴 내압의 상승도 파형이 되어 말초로 전파되고 이것이 혈관벽을 움직여 박동으로 촉진할 수 있다.

① 맥박 수

원칙적으로 **심박 수와 일치**한다. 심박 수가 변동하는 것과 마찬가지로 맥박 수도 변동하는데 일반적으로 100회/분을 넘으면 **빈맥(tachycardia)**, 60회/분 미만이면 **서맥(bradycardia)**이라고 한다. 정상이라도 **운동 시나 흥분 시**에는 빈맥이 되며, **체온이 1℃ 상승**할 때마다 대사 항진을 반영하여 **맥박 수가 약 10회/분 증가**한다(예외, 장티푸스의 상대적 서맥). 그 외에 묽은 혈액을 양으로 보충할 필요가 있는 **빈혈**, 호르몬에 의해서 심장이 불필요한 자극을 받는 **갑상샘기능항진증**에서도 빈맥이 나타난다. 반면에, 고도의 서맥은 대부분이 방실차단에 의한 것이지만 갑상샘기능저하증, 두개내압 항진(Cushing 현상으로 혈압상승과 서맥) 시에도 보인다.

② 규칙성

부정맥에도 여러 가지 타입이 있으며, 정상에서도 나타나는 경우로 **호흡성 부정맥**이 있다. 정맥환류는 흉강내압이 좀 더 음압이 되는 흡기 시에 많아지는데 혈액이 가득 모여 있는 흡기 시에는 심장에 평소보다 열심히 박동하여 혈액을 내보내야 하기 때문에 필연적으로 빈맥이 된다. 그 반대로 호기 시에는 혈액의 양이 줄어들어 서맥이 된다. 또 호흡성 부정맥은 젊었을 때 뚜렷하지만 당뇨병 신경장애로 소실한다.

규칙적인 리듬을 타다가 갑자기 이상한 맥이 들어오거나 맥이 빠져나가는 타입은 주로 **기외수축**에 의한 것이다. 반면 전혀 규칙성이 없는 경우는 **절대성 부정맥**이라고 하며 주로 **심방세동**에 의한 것이다. 이러한 경우 심실 내로 혈액이 충분히 들어가지 않으면 심실이 수축해도 즉 심박이 있어도 결국 내압의 상승이 파형으로 전해지지 않기 때문에 맥박으로 느껴지지 않는다. 그러면 맥박 수가 심박 수보다 적어지는데 이것을 **맥박결손(pulse deficit)**이라고 한다(기외수축에서도 보이지만 결손 수가 많은 전형적인 예는 심방세동에 특유).

③ 특징

㉮ **대맥과 소맥**Pulsus magnus, pulsus parvus

박동의 크기는 수축기 혈압과 확장기 혈압의 차이에 따라 발생하는데 이것을 **맥압**이라고 한다. 맥은 혈관 내에 발생한 내압의 상승에 의한 것으로 1회 심박출량이 많으면 맥도 커진다. 즉 맥압은 1회 심박출량에 비례하므로 **대맥**은 1회 심박출량이 증가한 것이고, **소맥**은 감소한 상태에서 나타난다. 이것이 교대로 나타나는 경우를 **교대맥(alternating pulse)**이라고 하며 1회 심박출량이 정해지지 않는 상태로 좌심 기능이 뚜렷하게 저하했을 때에 보인다.

㉯ 속맥과 지맥Pulsus celer, pulsus tardus

속맥은 빠른 맥으로 순식간에 나타났다가 자취를 감추어 버리며(맥이 갑자기 커졌다가 갑자기 작아진다), **지맥**은 느린 맥으로 천천히 나타났다가 서서히 자취를 감춘다(맥이 천천히 커지고 천천히 작아진다). 원칙적으로 **속맥은 대맥, 지맥은 소맥을 동반**한다.

속맥은 빠르다는 느낌보다는 오히려 기대 밖이라는 느낌이 더 맞는 것 같다. 다시 말하면 좌심실에서 대동맥으로 보내진 혈액이 갑자기 어디론가 사라지는 경우에 나타나며 가장 대표적인 것이 **대동맥판 폐쇄부전증**(aortic insufficiency; AR)으로 좌심실에서 나온 혈액이 좌심실로 역류해 버린다. 또 대동맥으로 나온 혈액이 동맥관으로 사라지는 **동맥관개존증**(patent ductus arteriosus; PDA)도 이와 같다. 어쨌든 사라지기 전에 내보내지 않으면 말초에 도달하지 못하기 때문에 필연적으로 맥이 빨라지고 더욱 커질 수밖에 없다.

이와 같이 속맥은 원칙적으로 대맥을 수반하는데 이 경우에 Corrigan맥, 도약맥(bounding pulse), 수격맥(water hammer pulse) 등으로 불린다.

반면 지맥은 혈액이 좀처럼 나가지 않을 때 관찰되며 가장 대표적인 것이 **대동맥판막협착증**(aortic stenosis; AS)이다.

㉰ 기이맥Pulsus paradoxus

정상이라도 흡기 시에는 수축기 혈압이 3~10mmHg 정도로 저하하기 때문에 맥이 작아진다. 그 이유는 흡기 시에는 폐뿐만 아니라 폐혈관도 팽창되어 폐혈관 용량이 증가하기 때문이다. 즉 폐에 혈액이 있는 만큼 혈압이 저하한다. 그러나 **흡기** 시 **수축기 혈압의 저하가 10mmHg를 넘으면** 이미 정상이 아니므로 **기이맥 혹은 Kussmaul맥**이라고 한다. 맥을 촉진하는데 숨을 들이마실 때마다 맥이 느껴지지 않으면 기묘하게 생각될 것이다. 전형적인 예는 심장이 압박을 받아 확장이 어려운 **심장압전과 협착성 심낭염**이다. 심장질환 이외에 **심각한 기관지 천식 발작**에서도 보이는 경우가 있다.

(2) 혈압Blood pressure

① 혈압의 원리

혈압은 혈류에 의해 혈관벽이 밀리는 압력으로 일정한 법칙이 작용하는데, **poiseuille law**라고 한다.

$$P = \frac{8\eta LQ}{\pi\gamma^4}$$

(P; 혈압, η; 점액 계수, L; 혈관 길이, Q; 순환혈류량, γ; 혈관 반경, π; 원주율)

혈관 길이는 변하지 않기 때문에 무시하면 혈압은 **점액 계수, 순환혈류량, 혈관의 반경** 3가지 요인으로 정해진다.
즉, 혈액의 점조성이 높아지면 혈압이 상승하는데 **골수종이나 마이크로글로불린혈증**과 같은 과점조도 증후군에서는 혈압상승이 관찰된다. 또한 순환혈류량이 증가하면 혈압이 상승하며 **과잉수혈이나 수액, 고나트륨혈증** 등에서는 혈압상승이 관찰된다. 혈관의 반경이 줄어들어도 혈압이 상승하며, 앞의 식에 의하면 반경이 1/2이 되면 혈압은 16배까지 상승하므로 혈압에 가장 큰 영향을 미치는 요인이다. 따라서 세동맥의 혈관저항(예, **동맥의 경화성 병변**)은 혈압을 결정하는 중요한 인자가 된다.

② 혈압의 측정

일반적으로는 상완부 등에 커프(manchette, cuff)를 감고 수은 혈압계를 이용해 간접적으로 측정하며 청진기를 팔꿈치 동맥 위에 놓고 혈류 소리를 듣는다. 커프의 압력으로 혈류가 없을 때는 아무 소리도 들리지 않다가 점점 커프의 압력이 내려가면 혈류가 재개하지만 아직 조여져 있어 통로가 좁으므로 혈액의 흐름이 원활하지 않아 '톡톡'하는 소리를 내는데 이것을 **Korotkoff음**이라고 한다. 이것이 들리기 시작했을 때를 **Swan 제1점**으로 한다. 압력을 좀 더 내리면 혈액이 원활하게 통과하면서 이 소리가 갑자기 줄어들고 약해졌을(잦아든 느낌) 때를 **Swan 제4점**, 최종적으로 소실했을 때를 **Swan 제5점**으로 한다.
경험적으로 **Swan 제1점의 커프압력**은 수축기 혈압과 밀접하게 상관하기 때문에 이 수치를 **수축기 혈압**이라고 한다. 반면 **확장기 혈압**은 이견이 있지만 대부분의 경우에는 **Swan 제5점의 커프압력**을 택하고 있지만 운동 직후나 소아의 혈압은 Swan 제4점과 상관성이 높다고 한다. 커프압력은 혈압을 간접적으로 측정하므로 측정방법이 틀리면 얻어진 혈압이 정확하지 않게 된다. 커프의 폭이 좁을수록 혈관을 조이는데 필요한 압력이 커지기 때문에 혈압은 비교적 높게 측정된다. 따라서 팔뚝 둘레와 연령에 맞는 커프브를 선택하는 것이 중요하고 특히 **9세 미만의 소아에게는 전용 커프를 사용**해야 한다. 또한 동맥이 심부를 주행하는 **하지에서는 혈압이 상완부에 비해 10~20mmHg 정도 높아진다.**

(3) 심장의 진찰 : 청진

심혈관계에서는 시진, 촉진, 타진, 청진의 신체검사소견(신체소견) 중에서도 청진이 중요한 부분을 차지한다.

① 청진 부위

많은 정보를 얻을 수 있는 부위는 대체로 정해져 있다.

㉮ **대동맥판 영역** : 제2늑간 흉골우연을 중심으로

㉯ **폐동맥판 영역** : 제2늑간 흉골좌연을 중심으로

㉰ **Erb의 영역** : 제3늑간 흉골좌연, Erb 박사가 발견한 심잡음이 잘 들리는 부위

㉱ **삼첨판 영역** : 흉골 하단부

㉲ **승모판 영역** : 심첨부 즉 좌측 제5늑간의 쇄골 중간선에서 약간 안쪽이다. 폐동맥판 영역에서 들리는 소리는 반드시 폐동맥판의 소리만은 아님을 주의해야 하며, 이 점은 다른 판막 영역에서 들리는 소리에 대해서도 같다.

② 청진기

청진기에는 chest piece라는 신체에 대고 소리를 모으는 부분이 있으며, **막형(diaphragm)과 벨형(bell)** 2가지가 있다. 막형은 고음, 벨형은 저음을 듣는 데 유용하다. 막형은 막에 의해 소리가 약해지면 청취하기 쉬운 고음역의 소리가 강조되어 들리고, 벨형은 소리가 약해지지 않기 때문에 의식적으로 저음을 듣는 데 적합하다. 사용법은 막형은 chest piece를 몸 표면에 대고 꽉 눌러 밀착시키며, 벨형은 chest piece의 튜브부분을 가볍게 쥐고 몸 표면에 올려놓는다(가볍게 접촉한다는 정도로 댄다).

③ 청진소견의 요소 및 진찰기법

심장이 수축과 확장을 반복하는 심장주기에 따라 판막이나 심장의 지지조직, 심근, 대혈관이라는 심장 주위의 구조 전체에 진동이 일어난다. 심장의 청진에서는 이렇게 해서 생겨나는 소리를 듣는다. 소리의 지속시간이 짧은 것을 **심음**, 소리가 연이어 나면서 지속적으로 들리는 것을 **심잡음**, 그 외의 출현 빈도가 낮은 **과잉심음**이 있다. 심음에는 심장주기에 따라 차례로 제1심음(S_1)에서 제4심음(S_4)으로 나뉘며 이 가운데 비정상 여부와 상관없이 항상 청취되는 것은 S_1과 S_2뿐이다.

청진에서는 기본이 되는 S_1, S_2와의 시간관계와 소리의 지속시간에 따라 수축기와 확장기로 나뉘며, 소리의 **크기, 높이** 등의 특징을 파악한다. 이와 더불어 심장잡음이라면 **잡음의 최강점, 음량의 변화, 전달 방향**의 소견이 중요하고, 청진기를 조금씩 움직

이면서 청진(inching method)하게 된다. 또 심잡음의 크기는 **Levine 분류**라는 범위로 나타내고 6단계로 나눈다(청진소견 기재 예; S_1(~), S_2(ⅡA↓), S_3(-), S_4(+), 흉골우연 상부를 최강점으로 해서 목 부위로 확산되는 높은 박출잡음, Levine Ⅲ · Ⅵ).
환자의 자세는 누운 자세가 좋으나 실제 임상에서는 대부분 앉아서 한다. 검사자는 **환자의 오른쪽에 앉아 진찰**한다. 누워서 진찰할 경우, 심장끝부분의 청진에서는 심장이 가슴 벽에 가까워지도록 왼쪽으로 반만 누운 자세를 취하게 한다.

④ 심음Heart sound

원칙적으로 정상적으로 들리는 심음은 Ⅰ음('lub')과 Ⅱ음('dup')뿐이며, 이것은 심장 주기에 따라 개폐를 반복하는 판막을 기원으로 해서 생기는 소리로 각각의 판막을 형성하는 판막첨판이 닫힐 때, 박수를 치는 것과 같은 소리('lub-dup')가 난다.
Ⅰ음은 수축기 처음에 들리는데 이것은 **방실판(승모판과 삼첨판)이 닫히는 소리**이며, **Ⅱ음**은 수축기의 마지막에 들리며 **대동맥판(A판)과 폐동맥판(P판)이 닫히는 소리**이다. 즉 Ⅰ음과 Ⅱ음 사이가 **수축기**이고, Ⅱ음에서 다음 Ⅰ음 사이가 **확장기**에 해당한다. 보통의 심박 수는 수축기가 확장기보다 짧아진다(빠르게 일하고 느긋하게 쉬는 것이 심장의 기본 운동). 따라서 **Ⅰ음과 Ⅱ음의 간격은 Ⅱ음과 다음 Ⅰ음의 간격보다도 짧아진다.** 이점은 청진 시 Ⅰ음과 Ⅱ음을 판단하는 기준이 된다.

㉮ Ⅰ음의 정상과 이상

Ⅱ음보다 낮고 지속시간이 길고 둔탁한 소리로 승모판에서 심첨부, 삼첨판에 대해서는 흉골 하단부가 중심이 된다. Ⅰ음도 2개의 판막이 닫히는 소리로 어느 한쪽 판막의 폐쇄가 늦어지면 소리가 분열하기도 하지만 임상상 문제가 되는 경우는 없으므로 Ⅰ음의 이상이 문제가 되는 것은 소리의 강약뿐이다.
Ⅰ음이 **항진하는 경우**는 첫째 문의 여닫이가 나빠졌을 경우로 구체적으로는 **판막이 협착해 있는 경우(주로 승모판 협착증mitral stenosis; MS)**가 있다. 둘째 문을 닫는 힘이 강한 경우 즉 **심장의 박출력이 강해진 경우**로 구체적으로는 **운동 시, 반열 시, 갑상샘기능항진증, 빈혈**(박출량의 증가로 적은 산소공급을 보완하려 함) 등이 있다.
약해지는 경우는 첫째, 문이 끝까지 닫히지 않는 경우로 구체적으로는 **판막의 폐쇄부전이 있는 경우(주로 승모판 폐쇄부전증mitral insufficiency; MR)**가 있다. 둘째, 닫는 힘이 약해졌을 때 즉 **심장의 박출력이 약해진 경우로 심근증, 심근염, 심근경색, 심막액 저류, 갑상샘기능저하증** 등이 있다.
이외에 **방실차단**이 있을 경우는 제1~3도로 나누는데, **제1도**는 심방의 자극이 심실에 전해질 때 잠시 지연이 생기는 타입으로 이 경우에는 **Ⅰ음이 작아진다.** 반면 **제3도의 방실차단(완전 방실차단)**은 심방과 심실이 서로 제멋대로 수축하는 타입으로 이 경우 1음은 여러 가지로 변화하며 **가끔** 승모판이 최대로 열린 직후에 좌심실이 갑자기 수축하면 **큰 Ⅰ음(대포소리cannon sound)**을 나타내기도 한다. 하지만 심실과 심방이 제멋대로 수축하고 있으므로 어떤 상태로 승모판이 닫히는가는 전적으로 우연에 좌우된다.

㉯ Ⅱ음의 정상과 이상

음질은 **Ⅰ음에 비해서 높으며 지속시간이 짧고 비교적 날카로운 소리**로 대동맥판의 닫히는 소리(ⅡA)는 제2늑골 흉골우연이 중심이지만 진동이 크기 때문에 심장 전면에 넓게 들린다. 폐동맥판이 닫히는 소리(ⅡP)는 제2늑골 흉골좌연을 중심으로 들린다.
Ⅱ음은 판막이 닫히는 소리에 2가지가 있으며, 이 경우 대동맥판은 폐동맥판보다 먼저 닫히기 때문에 **ⅡA는 ⅡP보다도 먼저 들린다.** 그런데 양자의 간격이 0.02초 이상 벌어지지 않으면 2개의 소리로는 들리지 않는다. 따라서 소리가 분열해 들린다면 양자의 간격이 0.02초 이상 열려 있는 것을 의미하며 간격이 벌어지는 이유는 첫째 한쪽 판막의 작업량이 많아 처리하는 데 시간이 걸리는 경우가 있고, 둘째 지시가 신속하게 전해지지 않아 한쪽 판막의 출발이 늦어지는 경우가 있다.
Ⅱ음의 분열 평가는 폐동맥판 영역에서만 시행하며, 폐동맥판 영역 이외에서 ⅡP가 들리면 ⅡP의 항진을 의미한다. 2음이 분열하는 구체적인 상황으로는 다음 4가지가 있다.
첫째, **호흡성 분열(respiratory splitting)**로 흡기 시에만 Ⅱ음이 분열해 들린다. 이것은 정상인에서도 들리기 때문에 **생리적 분열(physiological-)**이라고도 한다. 흡기 시에는 정맥환류의 증가로 인해 우심실에서 폐동맥으로 박출해야 할 혈류량이 증가하는데 그 처리에 시간이 걸려 ⅡP가 호기 시보다 늦다. 둘째, **병적인 호흡성 분열**로 생리적 분열은 흡기 시에만 들리지만 이것은 분열 간격이 커지기 때문에 호기 시에도 들리게 된다. 그 이유는 정맥환류의 증가 외에도 다른 요인이 추가되기 때문이다. 구체적으로는 **우각차단**에 의해 우심계의 수축 명령 전달이 늦어지는 경우, **폐동맥판 협착증**에 의해 판막이 닫히는 데 시간이 걸리는 경우에도 ⅡP가 늦어진다. 더욱이 ⅡA의 일 처리가 지나치게 완만한 경우 즉 **승모판 폐쇄부전증**이 있어 좌심실의 혈류가 좌심방으로 사라지는 경우에도 ⅡA가 빨라져서 ⅡP와의 간격이 벌어진다. 셋째, **고정 분열(fixed-)**로 흡기 및 호기 시 모두 분열해서 들리며 어느 경우라도 그 간격은 바뀌지 않는다. 이것은 **심방중격결손증(atrial septal defect; ASD)**에서 전형적으로 나타난다. ASD에서는 좌심방에서 우심방으로 단락이 있기 때문에 흡기 시에는 정맥환류가 증가한다. 이때는 폐의 혈관이 폐와 함께 팽창하기 때문에 폐의 혈관이 혈액을 비축하여 좌심방으로 돌아오는 혈액량이 감소한다. 그 결과 좌심방에서 우심방으로 역류하는 혈액이 감소하고 증가한 정맥환류량이 상쇄된다. 반면 호기 시 정맥환류가 줄어들지만 이때는 폐혈관이 수축되어 있으므로 좌심방으로 되돌아오는 혈액량이 증가한다. 이로 인해 좌심방에서 우심방으로 역류하는 혈액이 증가해 줄어든 정맥환류량이 상쇄된다. 즉 흡기 시나 호기 시 폐동맥판이 처리해야 할 일의 양은 같다. 이 때문에 ⅡP가 ⅡA보다 항상 일정한 시간만큼 늦게 들린다. 넷째, **기이 분열(paradoxical-)**로 흡기 시에 비해 호기 시에 분열이 확실하다. 어떤 이유로 Ⅱ음이 **ⅡP, ⅡA순으로** 들린다면 흡기 시에 ⅡP가 너무 늦어지기 때문에 반대로 ⅡP와 ⅡA의 간격이 줄어든다. 구체적으로는 ⅡA의 일이 좀처럼 진척되지 않는 경우로 **대동맥판 협착증**이 있다. 이외 ⅡA에서 일을 하라는 지시가 전달되기 어려운 경우로 **좌각 차단**이 있다.

Ⅱ음도 Ⅰ음과 같이 판막이 닫힐 때 생기는 소리지만 Ⅰ음의 원인이 되는 판막(방실판막)의 폐쇄는 심실의 수축력 즉 안쪽(심실측)에서의 힘이 작동하는 데 비해 Ⅱ음의 원인이 되는 판막(대동맥 및 폐동맥판)의 폐쇄는 심실내압이 대동맥압이나 폐동맥압보다 떨어졌을 때 혈액이 역류하는 힘 등에 의해 즉 바깥쪽(동맥측)의 힘에 의하므로 Ⅰ음은 판막의 협착 시에 큰 소리가 되는 데 비해 Ⅱ음은 **판막이 닫히기 어려워져 역류가 증가했을 때 큰 소리**가 된다. **ⅡA의 항진**은 대동맥판 폐쇄부전증이나 고혈압, **감약**은 대동맥판 협착증에서 볼 수 있는데 처음부터 열기 어려우면 바깥쪽에서 닫힐 때의 충격도 약해지기 때문이다. 반면 **ⅡP의 항진**은 폐동맥판 폐쇄부전증이나 폐고혈압, **ⅡP의 감약**은 폐동맥판 협착증에서 볼 수 있다.

㉰ 과잉심음Extra sound

확장기의 혈행동태를 살펴보면, 확장초기에 심실의 내압이 심방의 내압을 밑돌아 방실판이 열리면 심실로 혈액이 유입하기 시작하고(**유입기**), 확장후기에 이르면 심방이 수축하고 심방 내의 혈액을 심실로 빼내기 시작하는(**심방 수축기**) 2가지 단계가 있다. 전자에서 들리는 **과잉심음이 Ⅲ음**, 후자에서 들리는 **과잉심음이 Ⅳ음**이다.

이것은 원칙적으로 이상 심장음으로 여기에는 다음과 같은 3가지 기본 규칙이 있다.

첫째, 저음이기 때문에 청진기(벨형)밖에 들을 수 없다.

둘째, 심장끝부분에서만 들린다.

셋째, 좌측 와위에서 듣기 쉬워진다.

따라서 의심스러운 소리가 있어도, 막형에서 들리거나 심장끝부분 이외의 장소에서 들리면 Ⅲ, Ⅳ음은 아니다.

㉠ Ⅲ음 : 확장초기(ⅡA에서부터 약 0.15초 후)에 혈액이 급속하게 심실에 충만할 때 심실 벽이 진동하여 발생하는 것으로 낮은 음의 작은 소리이다. 30세 이하에서 과반수 정도 들린다고 보고되고 있어 병적이라고 할 수 없다. 그러나 **고령자에서** 청취됐을 경우에는 **대부분 병적**으로 생각한다. Ⅲ음이 들리는 병적 상태로는 첫째 벽이 손상된 경우로 즉 심근이 손상되어 있는 경우(**심근증, 심근염, 심근경색** 등)가 있고, 둘째 처음부터 만원이었던 때로 확장기에 용량부하가 있는 경우(좌심실에 대해서는 **승모판 폐쇄부전증, 대동맥판 폐쇄부전증** 등, 우심실에 대해서는 큰 단락이 있는 **심실중격결손증** 등)이다. 이런 질환에서 모든 Ⅲ음은 **심부전 조기 징후의 가능성**이 있기 때문에 그 후의 경과에 주의가 필요하다.

㉡ Ⅳ음 : 확장후기에 심방이 수축해 혈액이 심실로 유입했을 때 생기는 심실 벽의 진동에 의하며 심방음이라고도 하지만 진동하는 것이 심실 벽이라는 점에 주의해야 한다. 물론 Ⅳ음도 흉벽을 누르는 듯한 **낮은 음의 작은 소리**로 주의해서 듣지 않으면 잘 들리지 않기 때문에 심음도로 확인한다. Ⅳ음은 Ⅲ음과 달리 **청취했을 경우에는 반드시 병적**이다. Ⅳ음이 들릴 때 심실은 수축기에 보다 힘껏 혈액을 박출할 필요를 느낀다. 그러면 이것을 보조하기 위해 확장기에는 심방도 분발하여 심실로 혈액을 보내야 하며 이러한 심방의 노력이 Ⅳ음을 발생한다. 수축기에 심실에 부하가 걸리는 병태로는 첫째, 심실에 더 많은 부하를 요구하는 경우로 강한 압력부하가 걸려 있는 병태(**고혈압, 대동맥판 협착증, 폐동맥판 협착증, 비후성 심근병증** 등)와 둘째, 약해져 있는 심실에 회복을 요구하는 경우로 **진구성 심근경색(old myocardial infarction)**이나 **확장성 심근증** 등이 있다. 이러한 병태에서는 심실의 힘이 약해져 혈액을 내보는데 위기를 느낀 심방이 보다 노력을 할 수밖에 없기 때문이다. 이런 질환에는 Ⅳ음이 반드시 나타나야 **심부전의 전조**로서의 의의가 있다. 또한 Ⅰ음, Ⅱ음과 함께 Ⅲ음 및 Ⅳ음이 나타나면 마치 말이 달리는 것처럼 들리는데 이것을 분마율동(gallop rhythm)이라고 하며 심근 질환이나 심부전에서는 보다 적극적으로 청취해야 한다.

㉢ 승모판 개방음mitral opening snap : 문의 여닫이가 나빠지면 닫을 때는 물론 열 때도 소리가 나는데, 임상상 판막의 개방음이 문제가 되는 것은 **승모판 협착증**뿐이다. 승모판 협착증에서는 폐쇄할 때 항진하는 Ⅰ음도 들리고 개방할 때 **높은 음**의 개방음도 들린다. 이것은 승모판을 개방하는 소리이기 때문에 **확장초기** 즉 **Ⅱ음 직후**에 들린다.

㉣ 심막 노크음pericardial knock sound : 확장초기에 들리는 높은 음의 과잉 심음으

로 **협착성 심낭염**에서 나타난다. 본증에서는 확장하기 시작한 심실을 비후한 심막이 방해할 때 심실의 혈액 충만이 갑자기 멈추기 때문에 노크하는 것 같은 소리가 난다.

ⓜ 박출음ejection sound : 심실로부터 혈액을 박출하려고 했을 때(**수축기**) 발생하는 박출잡음으로 대동맥판 및 폐동맥판 협착증 등에서 나타난다.

ⓑ 수축 중기 또는 후기 클릭systolic click, late systolic click : 승모판이 좌심실에서 좌심방으로 밀려 나왔을 때 발생하는 소리로 **승모판 탈출증(mitral valve prolapse)**에서 발생한다.

⑤ 심잡음murmur bruit : 심장에서 들리는 비정상적인 소리로 그 발생기전은 다음과 같다. 혈관 등의 일정한 강도를 가진 관에 점성을 가진 액체가 흐를 때는 혈관벽 근처를 흐르는 액체는 비교적 천천히 흐르고 한가운데를 흐르는 액체는 빠르게 통과한다. 이 층 모양의 흐름을 **층류**라고 하는데 유속이 커지거나 그 밖에 몇 가지 요인이 더해지면 층류가 무너져 **와류(turbulent flow)**가 된다. 층류는 소리를 내지 않지만 와류가 되면 갑자기 소리가 발생하니 다음 수식의 값이 200을 넘으면 와류가 된다.

$$2\gamma\rho V / \eta$$

(γ; 혈관의 변경, ρ; 혈액의 비중, V; 혈류 속도, η; 혈액의 점성)

즉, **혈류가 빨라졌을 때**, **점성이 낮아졌을 때** 와류가 생기고 소리를 낸다는 것을 알 수 있다. 점성이 낮아지는 병태의 대표적인 예로 **빈혈**이 있으며 종종 수축기 잡음이 청취된다. 반면 **대부분의 심잡음은 V의 증가가 문제**가 된다. 출입구가 좁아진(판막이 협착할) 경우에는 혈액이 먼저 나가려고 하기 때문에 그 속도가 빨라져 와류가 된다. 또 억지로 출구로 들어오려면(판막의 폐쇄부전이 있는 경우) 본래의 좁은 통로가 점점 더 좁아져 통과 속도가 증가해 와류가 된다.

청진상 심잡음은 많은 정보를 제공하는데, 청진했을 때 반드시 듣게 되는 Ⅰ음과 Ⅱ음을 중심으로 수축기와 확장기로 구분하니 우선 잡음이 들리는 **시기에 초점**을 두고 수축기 잡음인지 확장기 잡음인지 항상 들리는 잡음(연속성잡음)인지를 판단한다. 또한 어떤 **부위**에서 잡음이 가장 크게 들리는지 또 어느 방향으로 **방산**하는가도 확인한다. 그리고 잡음의 **크기**는 귀로 들리는 소리를 기준으로 한 Levine의 분류를 이용한다.

Ⅰ·Ⅵ	청진기로 유심히 듣지 않으면 알 수 없을 정도의 작은 소리
Ⅱ·Ⅵ	작지만 청진기를 대면 바로 알 수 있는 소리
Ⅲ·Ⅵ	중간 정도의 소리
Ⅳ·Ⅵ	진전을 느낄 정도의 큰 소리
Ⅴ·Ⅵ	큰 소리이지만 청진기 없이는 들리지 않는 소리
Ⅵ·Ⅵ	청진기가 가슴에 닿지 않아도 들릴 듯한 큰 소리

심잡음의 **특징**은 3가지 점을 문제로 삼는데, 첫째 소리의 높낮이로 일반적으로 압력의 차이가 크면 혈류의 속도가 빨라지고 높은 소리가 된다. 둘째 소리의 강도 변화로 이것에 따라 박출잡음인지 역류성 잡음(regurgitant murmur)인지의 판단이 가능하다. 셋째 호흡이나 자세에 따른 소리의 변화 여부이다.

㉮ 수축기 잡음

출구의 이상으로 발생하는 박출잡음과 입구의 이상으로 발생하는 역류성 잡음으로 나뉜다.

㉠ 수축기 박출잡음 : 이것은 심실에서 대동맥이나 폐동맥으로 박출될 때 발생한다. 혈액은 좌심실과 대동맥 또는 우심실과 폐동맥의 압력 차에 의해 박출되기 때문에 그 압력 차이가 커질수록 잡음도 커진다. 따라서 잡음은 **점차 증가하다 줄어드는 점감성**이다(심음도에서는 다이아몬드형). 구체적으로는 **대동맥판 협착증**이나 **폐동맥판 협착증**이 있다. 또 이 협착은 반드시 기질적인 것이라고는 할 수 없으니 혈액의 통행량이 증가하면 스스로 판구가 좁아진다. 예를 들면 **심방중격결손증의 단락**에 의해 폐동맥판을 통과하는 혈액이 증가하는 경우, **대동맥판 폐쇄 부전증**에 의해 역류한 혈액만큼 대동맥판을 통과하는 혈액이 증가하는 경우 등에서 판막 자체에는 협착이 없어도 수축기 박출잡음이 들린다. 그 밖에 혈액의 점성이 저하하는 **빈혈**과 심장의 노력으로 인해 혈류 속도가 증가하는 **임신 중**이나 **갑상샘기능항진증**에서도 들린다.

㉡ 수축기 역류성 잡음 : 방실판막의 닫힘이 나쁜 상태 즉 **승모판 폐쇄부전증**과 **삼첨판 폐쇄부전증**에서는 심실에서 심방으로 역류하는 잡음이 들린다. 또 **심실중격결손증**에서는 심실의 수축 시에 좌심실에서 우심실로 역류하는 소리가 들린다. 어느 경우라도 수축기를 통해 계속 압력 차이가 존재하기 때문에(심실은 항상 심방

보다, 좌심실은 항상 우심실보다 압력이 높다) 잡음은 **수축기 전체에 걸쳐 들린다 (pansystolic murmur).**

㉯ 확장기 잡음

출구의 이상으로 발생하는 확장기 역류성 잡음과 입구의 이상으로 발생하는 심실 충만성 잡음으로 나눈다.

㉠ 확장기 역류성 잡음 : 확장기에는 대동맥판과 폐동맥판이 폐쇄하여 심실 내로의 역류를 막지만 판막의 닫힘이 나쁘면 혈액이 역류하여 잡음을 일으킨다. **대동맥판 폐쇄부전증**의 경우에는 확장기의 대동맥과 좌심실의 압력 차이가 매우 크기 때문에 **물 뿌리기(sprinkling water)** 또는 **휘파람소리(blowing)**로 표현되는 높고 큰 소리가 난다. 그 압력 차이는 **확장기의 처음이 가장 크고** 그 후에 감소해 가기 때문에 잡음도 **점차 줄어든다.**

반면 기질적인 폐동맥판 폐쇄부전증은 상당히 드물며 **대부분의 폐동맥판 폐쇄부전증은 기능적인 병변**으로 승모판 협착증 등이 원인이 되어 폐동맥고혈압증에 빠지면 그로 인해 폐동맥의 판륜이 확대하여 역류를 일으킨다(**Graham steell 잡음; 폐동맥고혈압에 근거하는 기능성 역류성 잡음**). 확장기 폐동맥과 우심실의 압차도 좌심계만큼은 아니더라도 비교적 커서 역시 **높은 음의 중등도 크기의 잡음**이 확장기 초기에 들리고 **점차 줄어든다.**

㉡ 심실 충만성 잡음 : 확장기에는 방실판막이 열리고 혈액이 심실로 이동하지만 이때 방실판의 협착(**승모판 협착증과 삼첨판 협착증**)이 있으면 유입하는 혈류에 혼란이 생겨 잡음이 발생한다. 확장기의 심방과 심실의 압력 차이는 작기 때문에 **소리는 낮고 둔탁한 느낌**으로 들린다. 혈액이 유입되기 시작하면 나타나기 때문에 **최초에 승모판막 개방음을 동반**하는 경우가 있다. 심실과 심방의 압교차는 승모판막이 개방되었을 때가 최대이며 이것이 혈액유입과 함께 압교차가 없어지므로 **음량은 최대로 시작되어 압교차가 없어질 때까지 점차 줄어든다.** 또 판막 자체에 기질적 이상이 없어도 방실판막을 통과하는 혈액량이 증가하는 병태에서는 상대적으로 입구가 좁아지면서 잡음이 발생한다(Carey Coombs **잡음**).

㉰ 연속성 잡음

수축기와 확장기를 통해서 연속적으로 들리는 잡음이지만 수축기와 확장기 모두에 들리는 잡음이라는 정의는 충분하지 않다. 이따금 수축기 잡음과 확장기 잡음이 동시에 존재하는 경우(**왕복잡음**to-and-fro murmur; 연속성 잡음으로 오인하기 쉬운 것으로 이것은 대동맥판 역류에서 들리는 특별한 심잡음이다. 대동맥판 역류에서는 역류에 따라 박출되는 혈액량도 증가한 결과 대동맥판막의 기질적 협착이 없어도 기능성 수축기 박출 잡음이 생기는 경우가 있고, 또 확장기 역류성 잡음이 생기므로 연속성 잡음과 혼동하기 쉽다. 즉 확장기에는 대동맥판 폐쇄부전증(AR)에 의한 역류성 잡음, 수축기에는 기능적인 대동맥판 협착증(AS)의 박출 잡음이 들린다. 또 심실중격결손증(ventricular septal defect; VSD)에 AR이 더해졌을 경우에도 확장기에는 AR의 역류성 잡음, 수축기에는 VSD의 역류성 잡음이 들림)를 구별할 필요가 있기 때문이다. 연속성 잡음은 확장기와 수축기를 통한 1개의 소리로 **II음 앞에서 중단되는 경우는 없다.** 연속성 잡음의 발생은 수축기와 확장기를 통해서 압력 차이가 항상 존재하며 더욱이 압력 차이에 따라 흐름을 저지하는 판막 같은 것이 없는 경우가 조건이 된다. 구체적으로 대동맥과 폐동맥을 연결하는 혈관이 잔존하는 **동맥관 개존증(PDA)**, 상행대동맥과 폐동맥 사이에 구멍이 있는 **대동맥 폐동맥 중격결손증**, 대동맥에서 우심실 등으로 구멍이 나 있는 **Valsalva동 동맥류 파열** 등이 있다. 또 정맥잡음(venous hum)도 연속성을 나타내지만 발생 부위와 기전이 다르기 때문에 따로 취급한다.

㉣ 정맥잡음Venous hum

내경정맥에 일어나는 팽이가 도는 듯한 낮은 연속성의 잡음으로 혈액의 점성이 저하하는 **빈혈**과 정맥을 통과하는 혈류 속도가 증가하는 **임신 중이나 갑상샘기능항진증** 등에서 볼 수 있다. 내경정맥에서 일어난 정맥잡음은 측경부에서 심기부에 걸쳐 들을 수 있으며 이외에는 정맥잡음을 듣기 어려워 간경변으로 부풀어 오른 복벽 피하정맥이 일으키는 잡음(Cruveihier-Baumgarten 증후군) 정도 밖에 없다. 정맥잡음은 내경정맥을 흐르는 혈류량이 증가하면 커지므로 정맥환류가 증가하는 **흡기 시**에 중력에 의해 심장 쪽으로 낙하해 가는 **입위, 좌위**에서 확실하게 파악할 수 있다.

3. 심부전

1) 총론

(1) 개념

심부전은 심장의 펌프 기능이 부족해 말초가 필요로 하는 만큼의 심박출량을 공급할 수 없게 된 상태로 그 자체는 질환명이 아니라 다양한 이유로 발생하는 병태를 가리킨다. 심부전에는 심장의 펌프 기능 저하나 그 부담을 증가시키는 원인이 있어 우리 몸의 보상작용이 이러한 악화요인으로 인해 심장 기능을 완전히 보상할 수 없게 되기 때문에 전방장애, 후방장애로서 발병한다는 기본적인 병태생리의 흐름이 있다. 이런 상태에서는 심장으로 되돌아올 수 없게 된 혈액이 말초에서 정체하여 폐부종이나 만성기에 전신성 부종을 일으킨다. 폐부종을 특징으로 하는 급성 좌심부전은 만성기에는 우심계로 파급해 신체울혈을 일으킨다(울혈성 심부전congestive heart failure; CHF).

(2) 고박출성 및 저박출성 심부전

말초가 필요로 하는 만큼의 심박출량을 공급할 수 없는 상태는 공급량이 절대적으로 감소한 경우(**저박출성**)뿐 아니라 수요량이 비정상적으로 증대한 경우(**고박출성**)에도 발생하는데, 심부전의 대부분은 저박출성이지만 고박출성 심부전을 나타내는 질환으로는 **중증 빈혈, 갑상샘기능항진증, 동정맥루**(이 경우 모두 말초혈관저항 감소) 등이 있다.

(3) 병태생리

생체는 심장 기능이 저하되면 신경계나 내분비계를 통해 어떻게든 항상성을 유지하려고 노력하며 **대상기구**를 작동시킨다.

첫 번째가 **교감신경의 활성화**로 실제 심부전 환자의 혈중 노르아드레날린 농도는 상승해 있다. 교감신경은 그 β_1수용체 자극 작용을 통해 심근의 수축력을 증가시킨다. 그러나 α_1수용체 자극 작용에 의해 말초혈관을 수축시키기 때문에 결과적으로 심장의 후부하를 강하게 하여 심장의 부담은 더욱 증가한다.

두 번째는 **renin angiotensin aldosterone(RAA)계**로 펌프작용의 저하로 인해 신동맥압이 저하되고 이것에 위기감을 느낀 방사구체 장치에서 renin의 분비가 항진한다. 또 교감신경 β_1수용체 자극에 의해 renin의 분비가 촉진된다. 분비된 renin은 angino-gen을 angiotensin I (AG I)으로 바꾸고 AG I 은 안지오텐신 전환효소(angiotensin-converting enzyme; ACE)에 의해 강한 혈관 수축작용을 가진 AG II 로 변환된다. 그러나 **그 결과 심장의 후부하는 더욱 강해져 심장의 부담이 더 증가**한다. 또 안지오텐신은 부신피질에서 알도스테론의 분비를 촉진해(속발성 알도스테론증 유발) Na^+의 재흡수를 항진시킨다(물도 함께 재흡수).

이와 같이 원래는 합리적인 보상기구도 한 개의 톱니바퀴가 어긋나면 악순환에 빠져 임상 증상이 지속적으로 악화되어 간다. 그러나 생체에는 악순환을 저지하는 기전도 존재하는데 심부전에서는 막힌 혈액에 의해 심방내압이 상승하고 이것을 느껴 **심방성 나트륨이뇨 펩티드(atrial natriuretic peptide; ANP)의 분비가 항진**한다. ANP는 Na 이뇨를 통해 망가진 순환 혈장을 줄일 뿐만 아니라 교감신경의 α_1수용체와 AG II

의 말초혈관 수축작용에 저항하는 것으로 알려져 있다. 자세한 것은 불분명하지만 **심부전에서는 ANP에 대한 down regulation이 작용**하는 것 같으며 혈중의 ANP는 증가하는 상태이지만 그 작용은 반대로 저하하고 있어 악순환을 저지할 수는 없다.

2) 증상

심부전이 나타나는 양상에 따라 다양한 시점에서 분류할 수 있는데, 심부전에 대한 다양한 보상이 효과가 없는 상태에서 증상이 나타난 것을 **급성 심부전**이라고 하고 심장기능의 저하에 대해 다양한 보상으로 심근의 재형성이나 신경, 체액성 조절요인이 악순환을 일으킨 결과 심부전 증상이 유발된 것을 **만성 심부전**이라고 한다.
또한 심부전의 원인이 좌심실에 있는 것을 좌심부전, 우심실에 있는 것을 우심부전이라고 하는데 이런 개념은 병태에 따른 심부전 증상을 이해하는데 도움이 된다.

(1) 좌심부전

① 마른기침

후방장애에 의한 초기 증상으로 마른기침이 나타나는데 흉막의 자극에 의한 것으로 생각된다.

② 호흡곤란

좌심실의 펌프 기능이 약해지면 좌심실로 돌아가지 못하는 혈액이 폐에 정체되어(폐울혈) **폐부종**을 일으킨다. 침수된 폐포에서는 확산장애가 일어나고 PaO_2의 저하에 의해 과환기가 되는 반면 침수되어도 확산하기 쉬운 $PaCO_2$가 저하하여 저산소혈증, 저탄산혈증이 된다. 또 침수된 폐는 팽창되지 않기 때문에 정적폐유순도는 저하되어 구속성 장애를 일으킨다. 즉 후방장애에 의한 폐부종으로 초기에는 운동 시에 호흡곤란이 나타나지만 병이 진행되면 안정 시에도 호흡곤란이 나타나며, 이 경우 상반신을 일으켜 세우면 중력의 도움으로 정맥 환류가 감소되기 때문에 기좌위에서는 자각증상이 개선된다(기좌호흡; orthopnea).
또 발작성 야간호흡곤란(paroxysmal noctural dyspnea)이 발생하는 경우가 있는데 천식을 수반하여 심장성 천식(cardiac asthma)이라고 한다. 환자는 자주 "어젯밤 나쁜 꿈을 꾸었다"고 말하며 이러한 에피소드는 기좌호흡과 같은 원리로 일어나지만 잠들고 나서 2~3시간 후에 갑자기 발생하는 이유는 정확히 모른다.
이와 같이 폐부종은 좌심부전의 주요증상이다. 한편 **흉수**는 좌심부전에서도 자주 나타나지만 체순환의 영향이 크기 때문에 우심부전 또는 양심부전의 징후로 나타난다.

③ 포말성 객담

중증 폐부종에서는 폐포에 스며 나온 액체 성분으로 핑크색의 거품을 띤 객담을 뱉어 내며 종종 기침을 동반한다. 청진 시 수포음(비연속적 crackle)이 들린다.

④ 전신피로감Easy fatigability

전방장애에 의한 저산소혈증으로 골격근에 대한 산소 공급량이 감소해 혐기성 해당(anaerobic glycolysis)으로 일어나는 젖산의 축적으로 나타난다.
생체에서는 펌프 기능이 약해지면 중요 장기에 혈류를 집중시키는 기전이 작동하는 것으로 알려져 있으며 이 결과 전신 혈류량과 비교해도 골격근의 혈류량 저하가 뚜렷하여 골격근에서는 산소부족이 더욱 심해진다.

⑤ 기타

말초 쪽으로 혈액을 내보낼 수 없어 산소부족으로 인한 **청색증**, 신장을 흐르는 혈액감소로 인한 **소변량 감소** 및 중추신경을 환류하는 혈액감소로 **의식장애, 방향감각 상실** 등이 나타난다. 또 교감신경의 기능이 항진해 있어 자주 부정맥을 수반하기 때문에 **심계항진** 등이 나타난다.

(2) 우심부전

대부분은 좌심부전에 합병해서 발생하며 삼첨판 질환과 원발성 폐동맥고혈압증 등 우심부전 단독 발생은 10%에도 못 미친다.

① 부종

우심계로 돌아오지 못한 혈액(후방장애)이 체순환에 울혈한 결과 **전신의 부종, 경정맥의 확장, 간종대** 등이 나타난다. 또 과도한 수분에 의한 **체중증가**나 신혈류량 저하에 수반하는 **소변 결핍** 등도 나타날 수 있다.

② 소화기 증상

간과 소화관 점막의 울혈에 의한 부종으로 식욕부진, 오심구역, 변비, 복부 팽만감 등의 증상이 나타난다. 또 간의 울혈이 지속되면 **울혈성 간경변(congestive liver cirrhosis)**을 일으킨다.

(3) 중증도 분류

심장 펌프 기능의 저하 정도에 따라 경증에서부터 중증까지 다양한 증상을 나타낸다. 따라서 심장 기능에 대한 심부전의 분류가 필요하며 현재 가장 널리 이용되고 있는 분류는 New York Heart Association(NYHA)의 분류이다.

> ◈ NYHA의 심 기능 분류
>
> 1단계: 신체활동이 제한되지 않고 일상생활에서 호흡곤란이나 쉽게 피로감을 느끼지 않음
>
> 2단계: 신체활동의 경도제한, 일상생활에서 호흡곤란이나 피로감을 느끼나 안정 시 무증상
>
> 3단계: 신체활동의 고도제한, 가벼운 일상생활에서도 호흡곤란이나 쉽게 피로감을 느끼지만 안정 시 무증상
>
> 4단계: 안정 시 호흡곤란이나 쉽게 피로감을 느끼고, 약간의 신체활동으로도 증상 악화

3) 치료

(1) 급성 심부전

치료는 기초질환에 대한 대응은 물론 혈행 동태를 개선해 임상 증상의 회복을 목표로 한다.

① 일반요법

우선은 안정을 취해야 하며, 다음으로 PaO_2의 저하가 보이면 산소흡입을 실시하고, 산소흡입의 실시에도 PaO_2가 50mmHg 이상으로 상승하지 않는다면 기관 내 삽관에 의한 호흡관리를 단행한다.

② 약물요법

㉮ 이뇨제 : 과도한 수분을 체외로 내보내기 위해 가장 효과가 빠른 루프 이뇨제(전부하 경감)가 주로 이용된다.

㉯ 혈관확장제 : **전부하를 경감**하기 위해 투여한다. 원칙적으로 즉효성 질산제가 이용되며 nitroglycerine의 설하정 투여나 점적 정맥주사를 실시한다. 질산제의 경구 투여에서는 정맥을 확장하지만 설하나 점적 정주에서는 동맥에도 작용하여 전부하

와 후부하를 모두 경감한다. 또한 수축기 혈압이 낮은 경우(대개 90mmHg 이하인 경우)에 혈관확장제를 투여하면 중요 장기의 허혈로 증상이 악화될 수 있기 때문에 신중하게 판단해야 한다. 반면 교감신경α수용체 차단제는 그 효과가 일시적이고, 칼슘길항제는 심근수축력을 약화시키고, hydralazine은 동맥을 중심으로 확장하는 등의 이유로 거의 사용되지 않는다. 안지오텐신 전환효소 억제제는 만성 심부전에서 제1선택 약제이지만 효과가 나타나기까지 시간이 소요되므로 급성에서는 그다지 선택되지 않는다. 다만 심근의 재형성을 방지한다는 점에서 광범위한 급성 심근경색에 기인하는 급성 심부전에는 빨리 투여해야 한다는 견해도 있다.

㈐ 염산 모르핀 : 이것의 정주는 2가지 효과가 있다. 첫째 마약작용으로 환자의 불안감을 해소함으로써 **과잉호흡을 억제**할 수 있다. 즉 말초의 산소부족으로 인한 호흡운동량의 증가로 또다시 산소의 수요량이 증가하는 악순환의 고리를 차단한다. 둘째 모르핀은 교감신경α_1수용체 자극작용을 억제함으로써 혈관확장 작용을 발휘하여 정맥환류를 줄이고 **전부하를 경감**시킬 수 있다.

㈑ 강심제 : 심근세포 내에는 myosin과 actin이 존재하여 양자의 결합을 통해서 수축하며 양자 간에는 troponin C라는 제어 역할을 하는 단백이 존재한다. 이 단백에 Ca^{2+}가 결합하면 제 역할을 할 수 없게 되어 미오신과 액틴의 결합이 가능하게 된다. 수축에 필요한 Ca^{2+}의 대부분은 심근세포 내의 근소포체에서 방출되지만 그 발단이 되는 것은 세포 밖에서 들어오는 Ca^{2+}의 유입이다. 즉 심근세포의 세포막에 있는 Ca^{2+}채널이 활성화되면 미량의 Ca^{2+}이 세포 내로 유입해 세포 내의 Ca^{2+} 농도가 상승하고 여기에 이끌리듯이 근소포체에서 대량의 Ca^{2+}이 방출되어 결과적으로 심근의 수축이 일어난다. 반대로 심근이 이완할 때는 근소포체가 세포 내의 Ca^{2+}과 결합하기 때문에 제어 역할을 하는 troponin이 작용하게 된다.

강심제는 digitalis, phosphodiesterase(PDE) 저해제, catecholamine이 있는데 제1선택 약제로 사용되는 카테콜아민은 β_1수용체 자극 작용으로 cAMP를 생산하고 이것은 A키나아제라는 효소를 활성화시키므로 세포막의 Ca^{2+}채널을 열어 세포 내로의 Ca^{2+}유입을 가속화시켜 **심근의 수축력이 증가**한다. 따라서 급성 심부전에서는 β_1수용체 자극 작용이 있는 카테콜아민을 선택해야 하며 임상에서는 dobutamine과 dopamine이 널리 사용되고 있다. 중증 심부전에는 이것에 PDE 저해제를 병용하기도 하는데 심근세포 내에서 생산된 cAMP는 PDE라는 효소에 의해 분해되지만 이것을 저해하면 세포 내의 cAMP는 계속 고농도 상태를 유지하기 때문에 결과적으로 **심근의 수축력을 향상**시킬 수 있다. 또한 강심작용과 함께 혈관확장 작용을 하기 때문에 현재 혈압이 높은 중증 심부전에 대해 단독이나 카테콜아민과 병용하여 사용한다. 작용이 비교적 느린 디지탈리스는 빈맥성 심방세동을 동반할 때 사용된다.

㉮ 심방성 나트륨 이뇨 펩티드ANP : ANP는 주로 심방에서 생산되는 호르몬으로 **Na 이뇨작용**을 할 뿐 아니라 **혈관확장 작용**도 한다. 심부전에서는 위기를 느낀 교감신경과 RAA계가 노력하고 이것이 순환동태의 악순환을 부르는데 이를 저지하기 위해 원래 생리적인 물질로 안전성이 비교적 높은 ANP를 투여한다. 다만 심부전에서는 ANP에 대한 down regulation이 생기고 있어 체외에서 투여한 ANP가 어느 정도의 효과를 발휘할 수 있는지에 대한 불안도 있다.

③ 보조순환

약물요법을 수 시간 시행해도 순환동태가 개선되지 않을 경우에 시도할 필요가 있다.

㉮ 대동맥 내 balloon pumping(IABP) : 경피적 천자를 통해 풍선이 부착된 카테터를 대퇴동맥에서 삽입하여 흉부 하행대동맥으로 진행하며, 확장기에 풍선을 부풀리면 대동맥 확장기압이 상승하고 관동맥의 혈류를 증가시킬 수 있으며 수축기에 풍선이 오그라들게 하면 대동맥 수축기압이 저하해 좌심실에서 전신으로 혈액을 내보내기 쉽게 된다(후부하를 경감). 다만 심박출량의 증가율이 15% 정도로 보조 능력에는 한계가 있다.

㉯ 경피적 심폐지지 장치percutaneous cardiopulmonary support(PCPS) : 경피적 천자를 통해 카테터를 대퇴정맥으로 삽입하여 우심방까지 진행하고 여기서 혈액의 일부를 펌프로 돌린다. 그리고 그 혈액을 막형 인공폐를 이용해 산소화한 후 다시 대퇴동맥에 삽입한 송혈용 카테터를 통해서 체내로 되돌리는 방법이다. 허혈로 좌우의 심장 전부하를 뚜렷하게 경감시켜 심박출량이 70%까지 증가하나 좌심계의 후부하가 높아질 수 있고 심장자체를 회복시키는 것이 아니기 때문에 불가역적인 병변에 도입하면 지속해야하므로 원칙적으로 가역적 병변에 한정한다.

㉰ 보조 인공심장ventricular assist system(VAS) : 원래 1~2개월간 심장 대신에 펌프작용을 영위하게 할 목적으로 개발된 인공장기로서 장착하려면 개복수술이 필요하지만 심박출량을 100% 대신할 수 있다. 실재 VAS를 장착하는 경우 대부분 심기능의 회복은 거의 기대할 수 없으므로 심장이식까지 기다리는 동안 사용하는 장기용으로 이용되고 있다.

(2) 만성 심부전

만성 심부전에서는 비록 불충분하지만 혈행 동태가 보상 기능(compensatory function)을 수행하고 있고 생활지도나 약물요법 등으로 이 보상 기능을 보조할 필요가 있지만 **치료의 주목적은 환자의 삶의 질과 생명예후의 개선**에 있다.

① 일반요법

㉮ 식사요법

우선 **염분은** 세포외액량을 증가시켜 **심장의 전부하를 증가시키므로 섭취를 제한**한다. 반면 수분섭취는 특별히 제한하지 않아도 원칙적으로 염분섭취 제한에 의해 동시에 조절된다. 다만 본증에서는 수분배설 장애로 때때로 희석성의 저Na혈증을 일으키는 경우가 있으며 이 경우에는 수분섭취 제한이 필요하다. 또한 이뇨제로 인한 저칼륨혈증과 디지탈리스 중독을 피하기 위해 적극적으로 야채나 과일을 섭취하여 예방하는 것도 중요하다.

㉯ 안정과 운동요법

급성 악화기에는 안정이 필요하지만 장기간의 와위는 정맥혈전증의 위험도를 높일 뿐 아니라 환자의 삶의 질을 저해한다. 심부전에서는 골격근의 혈류 저하가 뚜렷하여 이것이 피로 손상의 큰 원인이 되며 **안정을 강요하면 할 일이 없어진 골격근의 미토콘드리아 밀도와 모세혈관상이 감소**해 더욱 더 운동 능력이 제한된다.

중증도에 따라 다른데 NYHA의 2단계에서는 격렬한 스포츠 외에는 운동을 제한하지 않고 호흡곤란이 생기면 쉬도록 권유한다. 3단계에서는 가벼운 운동, 4단계에서는 운동참가 자체가 불가능하므로 원칙적으로 안정을 취해야 하지만 단시간의 업무라면 수용할 수도 있다.

② 약물요법

㉮ 이뇨제

체내에서 과도하게 많은 수분을 배출시키면 심장의 전부하를 경감시키는 효과가 있다. 따라서 여기서도 즉효성이 강력한 루프 이뇨제가 사용되지만 만성에서는 시간을 다툴 필요가 없고 대량투여로 인해 오히려 탈수에 빠져 심박출량의 감소를 일으킬 우려가 있으므로 소량부터 투여를 시작한다.

게다가 루프 이뇨제의 부작용으로, 심부전에서는 알도스테론 분비항진에 의한 저칼륨혈증이 중요시되며 만성 심부전에 원칙적으로 투여되는 디지탈리스가 저칼륨혈증이 되면 디지탈리스 부작용 등이 발생하기 쉬우므로 이뇨제 단독 사용은 아무리 바람직하다고 해도 안지오텐신 전환효소 억제제와 병용을 권한다.

㉯ 디지탈리스

㉠ 약리작용 : 성분은 현삼과 식물의 잎에서 추출된 배당체로서 자연계에 널리 분포하여 다른 식물을 비롯해 두꺼비기름에까지 포함되어 있다.

디지탈리스에는 2가지 약리작용이 있는데, 첫째 **강심작용(positive inotropic action)**으로 디지탈리스는 심근의 세포막에 있는 $3Na^{+}$-$2K^{+}$펌프에 달라붙어 그 작용을 저해하고 이로 인해 세포 내가 플러스 방향으로 전하하기 때문에 세포 내를 더욱 플러스 방향으로 전하시키는 $3Na^{+}$-Ca^{2+}펌프가 작동하지 않게 된 결과 세포 내의 Ca^{2+}양이 증가함으로써 심근의 수축력이 증가하게 된다. 즉, 직접적인 작용이 아니므로 본 제제의 강심작용은 비교적 약하며 그만큼 즉효성도 없기 때문에 급성 심부전에는 원칙적으로 사용되지 않는다. 디지탈리스는 부교감신경(미주신경) 자극작용으로 교감신경계의 긴장을 경감한다는 것과 renin-angiotensin계를 억제하거나 심방성 나트륨 이뇨 펩티드(ANP)의 분비를 항진시키는 작용이 있을 가능성 때문에 최근에는 단순한 강심제로서 만이 아니라 신경내분비 조정제(neurohormonal modulator)로도 알려져 있다. 둘째 부교감신경인 **미주신경의 감수성을 항진시켜 방실전도를 억제**하는 것으로 이 결과 심박 수가 감소하기 때문에(**negative chronotropic action**을 발휘) 상심실성 빈맥형 부정맥의 치료제로 사용된다. 반대로 너무 억제하면 방실차단이 생기거나 빈맥성 부정맥을 발생시키기도 한다.

㉡ 사용 시의 심전도 소견 : 방실전도를 억제하기 때문에 심방의 탈분극에서 심실의 탈분극까지를 의미하는 PR간격이 연장되고 ST분절의 분절하강(sagging type depression)이 보인다. 이것은 디지탈리스가 세포 내를 플러스 방향으로 전하시켜 재분극의 시작점을 뒤로 물러나게 하는 약리작용에 의해 발생하는 변화이지 디지탈리스의 부작용은 아니다.

㉢ 적응증 : 만성 심부전뿐만 아니라 방실전도를 억제하는 작용 때문에 심방에서 멋대로 빈맥 형태의 부정맥을 만들어 내는 상심실성 빈맥형 부정맥(상심실성 빈맥, 심방조동, 심방세동 등)에 사용되며, 반면에 심실에 기인하는 부정맥에는 적응증이 되지 않는다.

디지탈리스를 사용해서는 안 되는 금기로는, 첫째 디지탈리스 중독일 때, 둘째 방실전도를 유지해야 하는 경우로 고도의 방실차단이나 동방차단과 같은 서맥성 부정맥, 셋째 부전도로를 통해 심방에서 심실로 자극이 전도되는 울프-파킨슨증후군(wolff-Pakinson-syndrome; WPS)에 동반하는 심장세동의 경우로 방실전도를 억제하면 오히려 그만큼 부전도로를 흐르는 자극이 많아져 빈맥이 악화된다. 넷째 폐색성 비후성 심근병증으로 강심작용이 화근이 된다. 다섯째 갑상샘기능항진증의 빈맥에도 본 제제는 빈맥을 억제할 수 없으므로 이용되지 않는다.

ⓔ 디지탈리스 중독 : 초기(정도가 가벼울 때)에 출현하는 것은 아직 자세한 기전을 모르나 식욕부진, 구역, 구토, 설사 등의 **소화기 증상**이고 중독이 진행되면 **정신신경 증상, 시각이상(특히 황시), 여성화 유방** 등도 나타나는데 그 기전은 전혀 알려져 있지 않다. 임상에서 가장 중요한 부작용은 부정맥으로 방실전도를 억제하는 작용이 있기 때문에 중독이 심해지면 방실차단이 나타난다. 특히 디지탈리스 중독에서는 **차단을 동반하는 발작성 심방빈맥(paroxysmal atrial tachycardia; PAT with block)이 특징**이다. 또한 심실근의 자동능이 항진해 **심실성 기외수축**을 일으키기도 하는데 2단맥이나 3단맥이 되는 경우가 많고 치명적인 **심실세동**에 이르는 경우도 많이 있다.

이러한 부작용은 혈청 칼륨 수치가 저하하면 나타나기 쉬운 것으로 알려져 있어 사용 중에는 혈중 디지탈리스 농도뿐만 아니라 혈청 칼륨 수치에도 주의해야 한다.

중독이 되었다면 즉시 사용을 중지하고 칼륨을 경정맥을 통해 보급하는데 고칼륨혈증에 이르러도 치명적인 부정맥이 나타나므로 신중하게 투여해야 한다.

㉰ 안지오텐신 전환효소 억제제Angiotensin converting enzyme inhibitor

㉠ 약리작용 : Angiotensin Ⅰ 에서 angiotensin Ⅱ 로 전환하는 효소를 저해하는 약제로, 심부전에서는 교감신경의 긴장과 renin angiotensin계의 항진에 의해 말초동맥의 저항이 강해져 심장의 후부하가 증가하고 마찬가지로 조금이라도 혈액을 심장으로 되돌리기 위해 말초정맥의 저항이 높아져 심장의 전부하가 증가하여 약해진 심장에서 전부하와 후부하의 증가는 심장에 큰 부담이 된다. 따라서 이것을 해제시키는 혈관확장제가 필요한데 ACE inhibitor는 angiotensin Ⅱ 의 말초동정맥 수축작용을 억제해 **심장의 전부하와 후부하를 동시에 경감**시킬 수 있어 **제1선택 약제**가 되었다.

만성 심부전 대부분 심근세포는 탈락하지만 그것을 보충하려고 섬유아세포가 증식하는데 이것을 심장의 재형성이라고 한다. 그리고 angiotensin Ⅱ 는 심근 조직 내에도 풍부하게 존재해 심근의 재형성을 촉진한다. 즉 ACE inhibitor가 다른 혈관확장제보다 뛰어난 생명예후 개선효과를 발휘하는 이유는 이 **재형성을 억제**한다는 점에 있다. 한편 ACE가 아닌 완전히 별개의 chymase라는 효소가 중심이 되어 angiotensin Ⅱ 를 생산한다는 것이 밝혀졌으며 따라서 ACE inhibitor의 역할에 대한 새로운 연구를 통해, 이것이 angiotensin Ⅱ 를 생산하는 효소를 억제하는 것이 아니라 이미 발생한 angiotensin Ⅱ 가 그 수용체에 결합하는 단계에서 억제하는 안지오텐신 수용체 차단제(angiotensin receptor-blocker; ARB)가 개발되었다.

ⓛ 금기 : 만성 심부전의 제1선택 약제이지만 모든 만성 심부전 환자에게 안심하고 사용할 수 있는 약제는 아니다. 이것은 **혈압을 내리는 위험성**이 있는데, **대동맥 협착증, 폐색성 비후성 심근병증, 심장압전(cardiac tamponade)** 등과 같이 심장이 겨우 내보낸 혈액을 어떻게든 동맥을 압박하면서 멀리 보내려는 상황에서는 후부하를 경감시키면 혈압이 급격하게 떨어져 쇼크 상태에 빠질 위험성이 있다. 따라서 이런 질환에 기인하는 심부전에는 사용할 수 없다. 또한 angiotensinⅡ는 신장 사구체의 수출세동맥을 수축시키는 작용이 있어서 간신히 사구체 내압을 유지하고 있는 **중증 신부전** 환자에게 ACE inhibitor를 투여하면 **사구체 내부압이 급격하게 떨어져 일시에 신장 기능이 악화될 위험성**이 있다. 따라서 혈청 크레아티닌 수치가 3.0㎎/dL를 넘을 때는 투여를 삼가야 한다. 이외 **기형을 발생시키는 성질(teratogenicity)**이 보고되어 있어 임산부에 대한 사용은 금기로 되어 있다.

ⓒ 부작용 : 신장 기능을 악화시키는 것과 기형발생 이외에는 큰 부작용이 없으며 적응을 확실하게 선택한다면 안전성이 높은 약제이지만 문제가 되는 부작용은 마른기침이다. ACE는 bradykinin 분해효소이기도 하므로 ACE inhibitor의 투여 중에는 혈중에 bradykinin이 축적되고 이것이 호흡기를 자극하여 마른기침을 유발하는 것으로 알려져 있다. 최근에 개발된 ARB는 bradykinin의 분해와는 관계가 없기 때문에 이러한 부작용이 없다.

최동훈 세브란스병원 심장내과 교수의 기고문

중앙일보 15년 3월 12일자 23면

60대 중반까지 여성이 남성보다 협심증 · 심근경색증 등 허혈성 심장질환으로 사망하는 빈도가 낮다. 하지만 60대 후반으로 가면서 차이가 점점 줄어들고, 70대 중반 이후 역전한다. 80세 이후에는 격차가 확 벌어진다. 심혈관 질환은 암 · 뇌혈관 질환에 이어 한국인 사망 원인 3위에 해당한다.

60대 중반 이후 여성에게 심혈관 질환이 빈발하는 이유는 뭘까. 여성의 평균수명이 긴 이유도 있겠지만 이보다는 동맥경화증이 주된 요인으로 작용한다. 좀 더 근본적인 원인은 폐경(閉經) 후 여성호르몬의 급감이다. 50세 전후 폐경을 겪은 뒤 15년쯤 지나면서 심혈관 질환이 급증한다. 여성호르몬은 기초대사량을 높여 비만을 막아주고 혈관을 보호해 동맥경화증 발생을 줄인다. 또 골다공증을 막고 피부의 탄력을 유지해 준다. 여성호르몬 덕분에 폐경 이전 여성들의 심혈관 질환 발생률이 낮다.

그렇다면 폐경 여성이 여성호르몬 치료를 받으면 심혈관 질환 증가를 억제할 수 있지 않을까. 여성호르몬 치료의 주된 목적은 안면홍조 · 우울증 · 가슴 두근거림 등의 폐경 증상을 완화이다. 만일 여성호르몬 치료가 심혈관 질환 위험까지 줄여 준다면 금상첨화가 될 것이다.

하지만 심혈관 질환을 예방하기 위한 여성호르몬 치료는 받지 않는 게 좋다. 2013년 10월 미국 의학회지(JAMA)에 발표된 논문은 "만성질환 예방을 위해서는 여성호르몬 치료를 권고하지 않는다"고 지적했다. 몸에서 분비되는 여성호르몬과 인위적으로 만들어 투여하는 여성호르몬의 작용 기전이 다르기 때문에 효과가 미미하고 부작용이 더 크다는 이유에서이다. 이 논문은 2만 7,300여 명의 폐경 여성을 조사했다. 여성호르몬 치료가 심혈관 질환 예방을 위해 도움이 된다는 일부 연구가 없는 것은 아니지만 대세가 아니다. 심한 폐경 증상 완화를 위한 단기간의 여성호르몬 치료를 받는 것을 제외하고 심혈관 질환 예방을 위한 여성호르몬 장기 치료는 바람직하지 않다는 게 세계 의학계의 정설이다.

폐경은 여성 건강의 분수령이다. 2013년 국민건강영양조사에 따르면 폐경 이전(49세 이하) 여성의 고혈압 유병률은 남성의 39%에 불과하지만 50~64세에는 84%에 이르고 65세 이상에서는 122%로 역전한다. 이모(51 · 여 · 서울 영등포구)씨는 젊을 때부터 48~49kg의 체중을 유지했고 건강에 이상이 없었다. 그러다 4년 전 폐경을 맞은 이후 체중이 늘어 지금은 60kg이다. 동시에 혈압이 오르고 콜레스테롤 수치가 높다고 해서 병원을 찾았는데, 고지혈증 진단을 받았다. 폐경 이후 여성의 고지혈증은 심각하다. 49세 이하에서는 남성의 63%에 불과하지만 50~64세에 159%로 올라선다. 65세 이상에서는 남성의 약 두 배로 늘어난다. 고혈압, 고지혈증은 심혈관 질환의 주요 원인이다.

폐경 이후 여성들의 심혈관 질환 증가 원인은 나와 있으나 아직 해결책이 마땅치 않다. 고혈압, 당뇨병, 고지혈증, 비만에 주의하고 흡연, 스트레스 등의 건강 위해 행위를 줄여 심혈관 질환을 예방하는 수밖에 없다. 운동과 함께 채소와 과일 섭취도 빠뜨리지 않아야 한다. 폐경이 되면서 건강의 핵심 '방패막이'를 잃었다고 생각하고 건강관리에 더 많은 노력을 기울여야 한다.

2장
호흡기계 질환(호흡기 내과)

1절 호흡기Pulmonology

1. 총론

세포가 살아가기 위해 필요한 에너지인 adenosine triphosphate(ATP)를 획득하는 방법 중에 tricarboxylic acid(TCA) cycle을 반복하는 것이 가장 효율적이며, 이를 반복하기 위해서는 반드시 산소가 필요하고 이 회로의 반복으로 이산화탄소가 발생한다. 따라서 세포는 항상 산소를 받아들이고 이산화탄소를 배출하는 작업(**내호흡**)이 필요하므로 세포에 산소를 공급하고 이산화탄소를 회수하는 시스템이 필요한데 이 역할을 적혈구가 담당한다. 적혈구는 폐말단에 있는 **가스교환기(폐포관, 폐포)**에서 외부 공기로부터 산소를 받고 이산화탄소를 방출(**외호흡**)한다.

◈ 안정 시 호흡 수 : 12~15회/분(1회/5초), 1회 호흡량 : 약 500mℓ
호흡기는 외호흡을 주로 담당하는 장기로 **기도와 가스교환기로 구성**되어 있다.
◈ 비강 및 구강 → 후두 → 기관 → 주기관지(1) → 폐엽기관지(2~3) → 구역기관지 및 구역기관지 가지(4~11) → 세기관지 종말세기관지(12~14) → 호흡세기관지(중간 영역; 15~18) → 폐포관(19~22) → 폐포(23)
* 괄호 안의 숫자는 분지횟수임

2. 각론

1) 기도

① 상기도(비강, 구강, 후두 : 상재균)와 하기도(기관~종말세기관지; 건강할 경우 무균상태)

② 기관지 분지 : **제5흉추** 높이, 우기관지(비교적 굵고 짧음) 분지각 25°, 좌기관지 45°, 따라서 기관지 이물과 흡인성 폐렴은 우측 폐에 다발한다.

③ 소엽(이차 소엽) : 3~5개의 종말세기관지가 지배하는 영역으로 소엽 간 격벽에 의해 구분 된다. 종말세기관지는 폐동맥을 따라 소엽 간 격벽의 한가운데를 지나 소엽으로 들어가며, 폐정맥은 소엽 간 격벽 내를 주행하여 혈액을 모은다.

④ 조직 : 기관 주기관지~구역기관지의 가지에 존재하는 조직은 거의 유사하며, 세기관지에서 말초로 바뀌면 연골이 없어지고 평활근의 양도 감소하는데다 배상세포가 거의 없어지고 대신 clara cell이 출현한다.

⑤ 기도의 기능 : 최대 기능은 **가스교환과 외부 공기와의 연결**이며, 그 밖에 **섬모상피세포에 의한 섬모운동**과 점액분비 등의 방법으로 **적절한 가온과 가습** 기능을 한다.

2) 중간영역

호흡세기관지로 구성되며, 기도와 가스교환기의 중간에 존재하여 양쪽 기능을 모두 갖춘 애매모호한 영역으로 섬모상피세포가 존재하나 **섬모활동이 없고** 가늘어질수록 섬모가 없는 세포가 증가한다. 또 배상세포가 없어지고 대신 섬모상피세포보다 긴 세포로 기능이 불분명한 clara cell이 등장한다. 결과적으로 중간영역은 침입한 이물질로 염증을 일으키기 쉬운 부위가 되는데 내강이 좁고 혈관이 그물처럼 문합해 있어서 한 곳에서 일어난 염증이 순식간에 주위로 확대되어 **범세기관지염(panbronchiolitis)을 일으킬 수 있는 위험한 부위**라고 할 수 있다.

3) 폐포Alveoli

가스교환기로서 기도와는 다른 역할을 요구받기 때문에 구조가 크게 달라 폐포 역시 상피세포로 둘러싸여 있지만 섬모는 갖고 있지 않다. 형태도 특수하여, 폐포상피세포에는 거의 대부분을 차지하고(95%) 매우 얇으며 가스통로 역할을 하는 I 형과 표면활성물질을 분비하는 II 형이 있다. 표면활성물질이 부족하면 폐가 위축되어 호흡곤란을 일으키고 이를 **호흡곤란 증후군(respiratory distress syndrome; RDS)**이라고 한다.

4) 실질과 간질

폐포상피와 폐포강으로 구성된 폐포가 실질에 해당하며, 실질과 실질 사이의 공간을 간질이라 하는데 좁은 의미로는 **폐포격벽**, 넓은 의미로는 **폐포격벽을 포함하는 폐포와 폐포 사이의 부분으로 모세혈관 주위와 흉막하 결합조직, 소엽 간 격벽**을 말한다.

5) 폐의 혈관계

기능혈관(저압계의 폐동정맥)과 **영양혈관(고압계의 기관지 동정맥)**으로 구분되나 엄격한 구별은 없으며, 폐동맥은 일부 폐포의 영양에도 관여하고 폐동맥계와 기관지동맥계의 문합도 흔히 볼 수 있다.

폐포의 산소분압이 저하되거나 이산화탄소분압이 상승하면 폐동정맥이 수축되고 반대의 경우 확장되는데 보통의 혈관은 이와 정반대의 반응을 나타낸다. 즉 산소가 부족한 폐포에 혈류를 공급하는 것은 비효율적인 일이므로 폐혈관이 이처럼 반응하는 것은 합리적인 것 같지만 한편으로는 호흡부전이 폐고혈압을 일으켜 눈덩이처럼 상태를 악화시키는 원인이 되기도 한다.

6) 흉곽과 호흡운동

호흡은 호흡근에 의한 수동운동으로 **폐가 수축하려는 힘(탄성)과 흉강 내의 음압에 의해 팽창되려는 힘**은 정확히 안정 호기 시에 균형을 이루기 때문에 이 시점이 가장 안정된 상태이고 여기에서 호흡근을 수축시켜 흉곽을 확대함으로써 폐가 팽창하면 기도에서 공기가 자연스럽게 유입된다. 그리고 호흡근이 이완하면 폐 탄성이 우위를 차지하고 균형을 이룰 때까지 폐는 위축됨으로써 공기가 폐에서 빠져 나간다.

> ◈ **횡격막**(제3~5경추신경근에서 기시한 횡격막신경이 지배)이 수축하면 흉곽확대로 흡기(**가장 중요한 흡기근**), 이완하면(원래의 상태로 되돌아가면) 호기가 이루어진다. **외늑간근**은 늑골을 들어 올려 흉곽을 확대시키기 때문에 **흡기근**으로서 기능하며, 안정 흡기 시에는 흡기운동의 25%(횡격막 75%)를 담당하나 **노력 흡기 시**에는 중요 역할을 담당한다. **내늑간근**은 늑골을 잡아당겨 흉곽을 좁히기 때문에 **호기근**으로서의 기능을 하나 횡격막의 이완만으로도 호기할 수 있으므로 내늑간근은 **노력 호기 시**에 중요한 역할을 담당한다.

2절 호흡생리

1. 환기

1) 산소분압

공기의 구성 비율은 산소가 약 21%, 질소는 약 79%이며 원칙적으로 1기압(760mmHg)의 환경에서 생활하기 때문에 산소분압은 160mmHg(760 × 21%)이고,

흡입한 공기가 폐포에 도달한 시점에서는 수증기압(47mmHg)과 이산화탄소분압의 영향을 받아 폐포산소분압은((760 - 47) × 0.21) 약 150mmHg가 된다.

2) 폐용적Lung volume

폐 내에 들어 있는 가스량으로 흡기 및 호기 시에 따라 달라지며 흡기 및 호기 방식에 따라서도 달라진다.

> ◈ 호흡곡선spirogram : 전 폐용량total lung capacity; TLC(최대 흡기단계에서의 폐 내 가스량) = 폐활량 VC(**흡기 예비량**inspiratory reserve volume; IRV + **1회 호흡량**tidal volume + **호기 예비량**expiratory reserve volume; ERV) + **잔기 용량**RV or **흡기 용량**IC(1회 호흡량 + 흡기 예비량) + **기능적 잔기 용량**FRC(호기 예비량 + 잔기 용량)
> * 참고 : 더 이상 분할할 수 없는 경우 volume, 분할이 가능한 경우에는 capacity를 사용

(1) 폐활량Vital capacity

폐활량은 최대 흡기단계에서 최대 호기단계까지의 가스량을 나타내는 개념이지만 성별, 연령, 신장 등에 따라 좌우되므로 이를 참고로 정상 예측치를 구해(Baldwin 공식) 실측치가 그것의 몇 %에 해당되는지를 계산하는데 이를 **%폐활량(percent vital capacity; %VC)**이라고 하며, **정상치는 80% 이상**인데(%VC = 실측 폐활량 / 예측 폐활량 × 100) **제한성 장애**(**간질성 폐질환**이 대표적)가 있을 경우 80%를 밑돌게 된다. 또 폐에는 문제가 없어도 흉곽이 확장되지 않으면 동일한 병태가 되는데 역시 %폐활량이 저하하며 **흉강 내 병변**(흉수, 기흉 등)과 **횡격막의 운동제한**(횡격막 헤르니아, 임신, 복수저류, 횡격막 신경마비, 중증 근무력증, Duchenne형 근이영양증, 다발성 근염 등)이 있다.

유사한 개념으로 **노력성 폐활량(forced expiratory volume)**이 있으며, 단순 폐활량의 경우에는 최대한 들이마신 공기를 천천히 호기하는 반면에 이것은 최대한 흡기한 후 가능한 단시간에 호기한다. 정상적인 경우에는 단순 폐활량과 노력성 폐활량의 값이 같으나 **폐쇄성 장애**에서는 호기 시에 문제가 있기 때문에 단순 폐활량보다 값이 낮아진다.

(2) 잔기용량Residual volume

최대 호기 후에도 폐 내에 남아 있는 가스량으로 최대 호기단계에서의 폐 용적이다.

전 폐용량의 약 30%를 차지(이 수치를 잔기율이라고 함)하며(안정 호기단계에서의 잔기 용량은 기능적 잔기 용량이라 하며 전 폐용량의 약 50%를 차지) **폐쇄성 장애(만성 폐쇄성 폐렴, 천식)와 노화**에 의해 잔기율이 증가된다.

(3) 사강Dead space

폐의 궁극적인 목적은 가스교환이므로 그와 상관없는 공간은 죽은 것과 마찬가지라는 의미에서 사강이라 하며, **해부학적 사강**(비강, 구강~종말 세기관지; 약 150㎖)과 가스교환에 관여하지 않은 불필요한 환기량인 **생리학적 사강**이 있다. 가스교환기에서는 주고받는 혈류량과 가스량이 균형을 이루어야 하는데 어떤 이상으로 이 균형이 무너지면(환기혈류 불균형) 폐포까지 도달한 가스의 일부는 가스교환에 관여할 수 없게 된다. 이것을 가스교환기에서 발생하는 불필요한 환기이므로 **폐포 사강**이라고 하며, 생리학적 사강은 해부학적 사강 + 폐포 사강으로 표현되니 정상에서는 폐포 사강이 '0'이고, 생리학적 사강과 해부학적 사강은 일치한다.

(4) FEV1.0(1초간 노력성 호기량), FEV1.0 / FVC(= FEV1.0%, 노력성 폐활량에 대한 비, 정상치는 70% 이상)

폐쇄성 장애에서는 FEV1.0 / FVC가 저하

- ◈ **제한성은 폐와 흉곽이 확장되지 않아 발생하는 환기장애**(%폐활량 < 80%), **폐쇄성은 흡기한 공기를 원활하게 내뱉을 수 없어 발생하는 환기장애**(FEV1.0% < 70%), 이외 **혼합성 장애**
- ◈ 평균 예측치의 몇 %에 해당하는지를 표현하는 경우 : %가 앞에 위치, 100% 상회 가능
- ◈ 자기 폐활량의 몇 %를 차지하는지를 표현하는 경우 : %가 뒤에 위치, 상한이 100%

(5) 유량용적곡선Flow volume curve

환기 특성을 파악하기 위해서는 곡선의 후반부(노력성 폐활량의 50%, 25% 지점)를 관찰해야 하며 값의 저하는 특히 말초기도의 폐쇄를 민감하게 반영하는 것으로 알려져 있기 때문에 **폐쇄성 장애**를 진단하는데 FEV1.0 / FVC보다 감도가 높아 **조기 병변을 파악**하기 위해서 필요하다. **폐쇄성 장애**에서는 후반부의 봉우리가 움푹 패며, **제한성 장애**에서는 폐활량(노력성 폐활량도 동일)이 저하되기 때문에 봉우리의 폭이 좁아지고, **상기도 협착과 굵은 하기도 협착**에서는 호기 속도에 한계가 있기 때문에 봉우리

의 정상이 사라져 peak가 소실된다.

(6) 정적 유순도Static lung compliance(Cst)

폐의 **탄성 역수**로서 팽창하기 쉬운 정도(신전성)를 나타내는 개념인데 **폐기종**과 **노화**로 인해 증가하며, 폐가 딱딱해지는 **간질성 폐렴**이나 폐에 물이 차는 **폐부종** 등에서는 감소한다.

2. 가스의 분포

1) 흡기의 불균일한 분포

병렬분포 불균형(하나의 기관이 23회의 분지를 반복해 3~5억 개의 폐포 수가 존재하므로 균등하게 환기하는 것은 도저히 불가능)과 **직렬분포 불균형**(폐 내의 음압으로 흡입된 공기가 들어가는 곳은 기도의 최종 목적지인 종말세기관지까지이며 그 다음부터는 확산에 의지할 수밖에 없으니 동일한 양의 흡기가 종말세기관지까지 도달할지라도 이후 확산 상황에 따라 폐포 내의 환기는 필연적으로 달라짐)의 요인으로 인해 정상이라도 흡기는 불균형하게 분포하게 된다. **폐저부에서는 폐상부에 비해 흉강 내압(의 절대치)이 적어도 되어(중력의 영향)** 실제 측정해 보면 그 차이가 7.5cmH_2O이다. 노력성 호기를 통해 **잔기용량 단계**를 취할 경우 음압이 크면 클수록 폐를 팽창시키는 힘은 강하기 때문에 **이 상태에서 흡기를 하면 공기는 계속해서 폐상부로** 들어간다. 그러나 폐 용적이 **기능적 잔기용량 단계에 가까워짐에 따라** 만원이 된 폐상부로는 공기가 들어가기 어려워져 여유가 있는 **폐저부로 계속해서 들어가게** 된다.

2) 폐쇄용적Closing volume(CV)

세로축을 질소농도, 가로축을 폐 용적으로 한 곡선의 기울기에 따라 제Ⅰ~Ⅳ단계로 구분하는데 기도는 출구와 입구가 같기 때문에 처음 나오는 가스는 마지막에 들이마신 100% 산소가스(0% 질소가스)이며, 이것이 제Ⅰ단계를 구성한다. 제Ⅱ단계에서는 폐포에 존재하던 가스와 기도 내의 가스가 혼합되어 나오고, 제Ⅲ단계에서는 폐포가스가 나오며 이것은 이미 기도에 존재해 있던 79% 질소가스를 많이 포함하기 때문에 질소농도가 서서히 상승하여, 제Ⅳ단계에서는 기도가 폐쇄되지 않고 남아 있는 질소농도가 증가된 가스를 많이 포함하고 있는 폐상부에서 배출함으로써 곡선이 우측으로 올라간다. **폐쇄용적**이란 제Ⅲ단계에서 제Ⅳ단계로 이행하는 변곡점에서 최대 호기단계까지의 폐 용적을 말하며, 폐쇄용적과 잔기용량의 합은 **폐쇄용량(closing** capacity; CC)이라고 한다. **폐쇄용적의 증가는 병적인 의의를 갖는데** 폐쇄용적이 증가하기 위해서는 제Ⅲ단계에서 제Ⅳ단계로 이행하는 변곡점이 조기에 시작돼야 한다. 즉 세기관지가 쉽게 변형되어 기도가 폐쇄되기 쉽다는 것(폐쇄성 장애)을 의미한다. 이 변화는 FEV1.0 / FVC보다 감도가 높아 **초기 폐쇄성 장애를 진단하는 데 유용**하다. 그 밖에 **흡연과 노화**도 CV를 증가시키는 요인이다.

3. 폐에서의 가스교환

1) 확산Diffusion

확산이란 기체 또는 액체 내에서 물질이 높은 쪽에서 낮은 쪽으로 균일해질 때까지 이동하는 현상으로 농도 차가 클수록 더 강하게 확산된다. 폐에서는 가스의 농도를 분압으로 표시하기 때문에 **분압 차이에 비례해 가스가 확산**된다고 바꿔 말할 수 있다. 폐의 가스교환기에서는 산소를 많이 가진(PAO_2 100, $PACO_2$ 40mmHg) 폐포가스와 산소를 조금 밖에 갖지 않은(PaO_2 40, $PaCO_2$ 45mmHg) 모세혈관 내의 혈액이 서로 접촉하여 확산이 이루어진다.
(폐포가스에 포함된 산소 → **폐포상피세포** → **간질** → **모세혈관내피세포** → 혈액 내 적혈구)

(1) Perfusion limited와 diffusion limited

혈액이 폐의 모세혈관을 통과하는 시간은 0.7초이므로 가스가 혈액 내로 들어가기 위해서는 상당한 신속성이 요구된다. **가장 속도가 빠른 가스는 이산화탄소**로 모든 막을 쉽게 통과하므로 만일 확산이 불충분하다면 그것은 혈류가 부족하기 때문이며 이것을 **perfusion limited(혈류에 의한 제한)**라고 한다. 반면, 가장 느린 가스는 일산화탄소로 0.7초 안에 평형상태에 도달하기란 도저히 불가능하며 일단 혈액으로 들어가면 헤모글로빈과 곧바로 결합해 CO-Hb를 형성하기 때문에 혈류가 부족한 사태는 상상할 수 없다. 즉 확산이 불충분하다는 것은 가스 자체의 확산 능력이 원인이며 이를 **diffusion limited(확산에 의한 제한)**라 한다. 산소는 중간 정도의 확산능이 있다.
따라서 확산능검사는 일반적으로 일산화탄소를 이용해 측정하며, **확산능의 저하는 저산소혈증을** 일으키지만 **원칙적으로 고이산화탄소혈증으로는 되지 않는다.**

(2) 확산능(DL)의 저하

폐포가스 내에 포함된 가스가 혈액 내로 확산되기 위해서는 폐포상피세포, 간질, 혈관내피세포라는 3개의 관문을 통과해야 하므로 이 중 어느 하나라도 이상이 있으면 확산능이 저하되는데 그 원인의 대부분은 간질로 이를 **폐포모세혈관차단증후군 alveolar-capillary block syndrome(AC차단증후군)**이라고 한다. 이를 초래하는 대표적인 기초질환은 **간질성 폐렴**이며 **노화**도 확산능을 저하시키는 하나의 요인으로 알려져 있다.

2) 환기혈류 분포

(1) 개념

환기와 혈류는 가스교환에 필수적인 요소지만 효율적인 가스교환을 위해서는 **폐포 환기량($\dot{V}_A$)과 모세혈관 혈류량($\dot{Q}$)이 균형**을 이뤄야 한다(로마자 위에 찍힌 점은 단위 시간에서의 양을 의미). 즉 미팅에서 남녀의 수가 맞지 않으면 커플이 잘 나오지 않는 것과 같다. 폐포에 도달한 흡기의 PAO_2은 150mmHg이고 $PACO_2$은 0이나 폐포에 존재한 가스가 전부 교환되는 것은 아니기 때문에 오래된 가스와 새로운 가스가 서로 혼합되어 폐포의 가스분압은 각각 100, 40mmHg이 된다. 한편 폐포로 유입되는 모세혈관 내의 산소분압(PaO_2)은 40mmHg, 이산화탄소분압($PaCO_2$)은 45mmHg로 이 분압 차이에 따라 산소는 폐포에서 모세혈관으로, 이산화탄소는 모세혈관에서 폐포로 각각 확산되어 간다.

따라서 **$\dot{V}_A$가 $\dot{Q}$보다 작으면($\dot{V}_A / \dot{Q} < 1$) 산소분압은 저하하고 이산화탄소분압은 상승**하며, **$\dot{V}_A$가 $\dot{Q}$보다 크면($\dot{V}_A / \dot{Q} > 1$) 산소분압은 상승하고 이산화탄소분압은 저하**한다. 만약 산소가 이산화탄소와 동일한 확산능을 지니고 있다면 $\dot{V}_A / \dot{Q} = 1$이 이상적인 수치가 될 것이나 속도가 다소 느린 산소가 확산하는 데 걸리는 시간을 생각한다면 혈류량($\dot{Q}$)은 약간 많은 편이 가스교환에 효율적이니 **$\dot{V}_A / \dot{Q}$의 정상치는 0.8 정도**가 된다.

그리고 실제로는 3~5억 개의 폐포가 존재하고 그 전부가 동일한 가스교환을 하지는 않으며 여기에서도 중력의 영향을 받기 때문에 **폐저부 폐 혈류량($\dot{Q}$)은 폐상부 폐 혈류량보다 커진다. 그 결과 $\dot{V}_A$가 일정하면 $\dot{V}_A / \dot{Q}$는 폐상부에서는 상승, 폐저부에서는 감소한다. 즉 폐상부의 폐포는 산소분압(PAO_2)이 폐저부보다 높아**지므로 호기성 균인 결핵의 병소는 폐상부에 호발한다.

(2) 폐포동맥간 산소분압차Alveolar-artery oxygen tension difference(A-aDO_2)

이론상 가스교환 후의 모세혈관에서는 PaO_2는 100, $PaCO_2$는 40mmHg이 된다. 그러나 실제로 말초 동맥의 가스분압을 측정하면 PaO_2는 95mmHg밖에 되지 않는다

(반면 $PaCO_2$는 이론적인 수치대로 40mmHg). 이와 같이 폐포가스와 동맥혈에서는 5mmHg의 산소분압교차가 존재하며 이를 $A\text{-}aDO_2$라고 한다. 교차가 일어나는 이유는 $\dot{V}_A$ / $\dot{Q}$의 불균일한 분포와 정상적인 상태에서도 존재하는 단락이다. 즉 정상이라도 정맥혈의 극히 일부는 가스교환 없이 심장으로 되돌아와 **동맥혈의 정맥혼합**을 일으킨다(**기관지정맥이 직접 폐정맥으로 유입하는 경로와 관상정맥이 좌심계로 유입하는 테베시우스정맥(Thebesian vein)의 일부**).

폐포동맥 간 산소분압차의 상승은, 첫째 **확산능의 장애**가 있으며 구체적 예로 **폐포모세혈관차단증후군을 초래하는 간질성 폐렴**을 들 수 있다. 둘째 **$\dot{V}_A$ / $\dot{Q}$의 불균일**이 뚜렷해지면 확산 시에 생기는 낭비가 심해져 동맥혈의 정맥 혼합률이 상승하고 폐포동맥간 산소분압 차의 증가를 초래한다. 예를 들어 폐포가 파괴되는 **폐기종**, 폐포에 물이 차는 **폐부종**, 폐포에 고름이 차는 **심각한 폐렴**, **무기폐** 등에서는 환기량이 혈류량에 비해 감소하고 **폐색전**에서는 혈류량이 환기량에 비해 감소한다. 셋째 **우심계에서 좌심계로의 병적 단락**이 있으면 동맥혈의 정맥 혼합률 상승으로 폐포동맥간 산소분압 차가 증가한다.

> ◈ **노화로 인한 호흡 기능의 변화** : 잔기용량 ⇑, 정적 유순도 ⇑, $\dot{V}_{25}$ ⇓, 폐쇄용적 ⇑, 확산능(D_{LCO}) ⇓, 폐포동맥간 산소분압 차 ⇑, PaO_2 ⇓

4. 폐와 조직의 가스운반

1) 산소 운반

혈액으로 들어온 산소는 말초조직의 세포 내로 운반되어야 하며, 산소도 혈액 내에 용해되기 때문에 심장의 펌프작용을 통해 말초조직으로 운반되지만 이것만으로는 말초조직의 산소수요를 충족시킬 수 없으니(산소분압을 100mmHg로 할 때 혈액에 용해되는 산소의 양; 0.3㎖/dL) 인체는 적혈구 내의 헤모글로빈과 산소를 결합시켜 운반하는 방법으로 약 20㎖/dL를 운반함으로써 물리적 용해보다 60배 이상 효율적인 운반이 가능하다. 헤모글로빈은 산소와 결합해야 하지만 말초조직에서는 분리되어 산소를 세포에 공급해야 하며 여기서 등장하는 것이 산소해리 곡선이다. **산소해리 곡선**은 S자 모양(y축 산소포화도, x축 산소분압)으로 산소분압이 높은 장소에서는 산소를 결합하기 쉽게, 산소분압이 낮은 장소에서는 산소를 분리하기 쉽게 한다. 또 **pH 저하(이산화탄소분압의 상승), 온도상승, 2, 3-DPG(Diphosphoglycerate) 증가 등의 조**

건 아래에서는 곡선이 우측으로 이동하여 **산소에 대한 친화성이 저하**된다(산소를 분리하기 쉬워짐). 산소를 필요로 하는 말초조직에서는 TCA cycle이 계속 회전하기 때문에 이산화탄소 분압과 온도가 상승하고 혐기성 당분해(anaerobic glycolysis)의 중간 대사산물인 2, 3-DPG가 증가되는 매우 합리적인 구조로 되어 있다.

2) 이산화탄소 운반

한편 이산화탄소는 말초조직에서 폐의 가스교환기로 운반되어 체외로 방출돼야 한다. 이산화탄소는 비록 산소에 비해 20배나 많이 혈액 내에 용해되지만 마찬가지로 말초의 왕성한 이산화탄소 생산에 대응하지 못하므로 이때에도 적혈구를 통한 합리적인 시스템이 마련되어 있다. (이산화탄소의 운반)

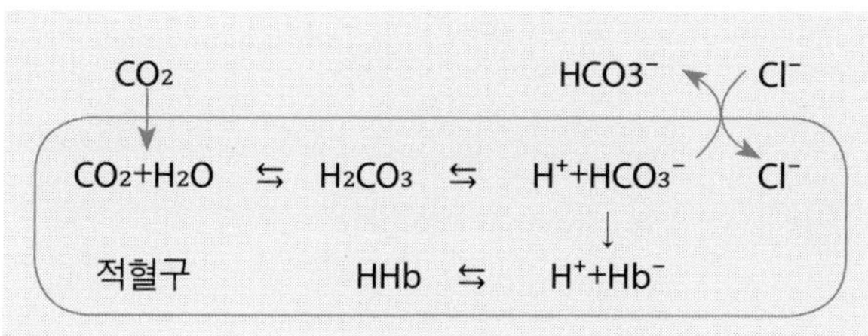

먼저 이산화탄소는 확산으로 혈장에서 적혈구 내로 유입되며 이때 빠르게 **탄산탈수효소**에 의해 H_2CO_3이 되고 다시 H^+와 HCO_3^-로 분리된다. 즉 생산된 이산화탄소의 일부는 적혈구 내에서 **HCO_3^-**으로서 용해된다. 적혈구 내의 HCO_3^-농도가 상승하면 농도 차이에 따라 혈장 속으로 빠져나가고 그 대신 Cl^-가 적혈구 내로 들어온다. 또 HCO_3^-과 합쳐져 생긴 H^+는 헤모글로빈에 의해 완충된다. 또한 적혈구 내로 들어간 이산화탄소의 일부는 헤모글로빈의 아미노기(-NH_2)와 반응해 **카르바미노 화합물(carbamino compound)**을 생성한다.

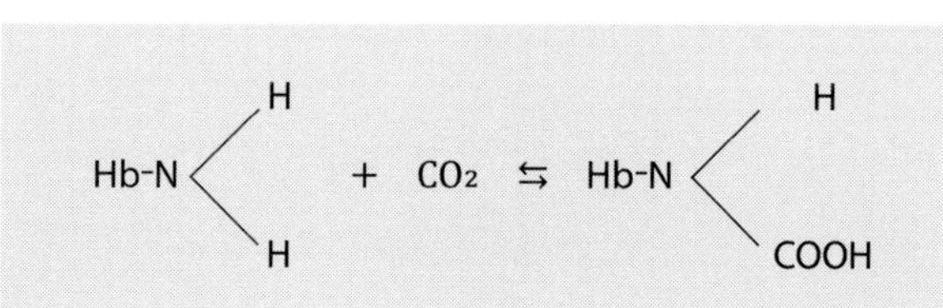

이 반응은 산소와 결합하지 않는 환원형 헤모글로빈에서 쉽게 일어나는 것으로 알려져 있다. 즉 이산화탄소의 일부는 적혈구 내의 환원형 헤모글로빈에 수용됨으로써 카르바미노 화합물로 용해된다. 한편, 적혈구가 가스교환기까지 도달하여 대량의 산소에 노출되면 이 반응이 반대로 진행하기 시작해 적혈구 내에서 이산화탄소가 방출된다. 이 구조를 통해 단순한 물리적 용해에 비해 17배나 효율적으로 이산화탄소를 운반할 수 있다.

3) 산증과 알칼리증Acidosis and alkalosis

산증은 체내에 H^+가 과잉 축적되는 병태로 pH가 7.4를 밑돌고, **알칼리증**은 체내의 H^+가 감소하는 병태로 7.4를 상회한다. 인간은 pH6.8~7.8의 좁은 범위에서밖에 생명을 유지할 수 없으므로 다음과 같은 **완충계(buffer)**가 준비되어 있다.

중탄산계, $CO_2+H_2O \leftrightarrows H_2CO_3 \leftrightarrows H^++HCO_3^-$

단백계, $HPort \leftrightarrows H^++Prot^-$

인산계, $H_2PO_4^- \leftrightarrows H^++HPO_4^{2-}$

헤모글로빈계, $HHb \leftrightarrows H^++Hb^-$

이 중에서 가장 중요한 완충계는 중탄산계이며 아래와 같은 **Henderson-Hasselbalch 식**을 이끌어 낼 수 있다.

$$pH = 6.1 + \log = \frac{[HCO_3^-]}{0.03 \times PaCO_2}$$

분모인 $PaCO_2$가 커지면 pH가 저하되는데 이를 **호흡성 산증**이라고 한다. 이 경우에는 신장에서 HCO_3^-의 재흡수 H^+의 배설이 촉진되는 보상기구가 작동하며 만성기가 되면 pH가 거의 정상치로 돌아온다. 그리고 HCO_3^-의 재흡수와 교환으로 Cl^-가 배출되기 때문에 혈청 Cl값의 저하를 초래한다(**저염소혈성 산증**). 반면, 분모인 $PaCO_2$가 작아지면 pH가 상승하는데 이를 **호흡성 알칼리증**이라고 하며 **과환기 중후군**에서 볼 수 있다.

5. 호흡부전

호흡부전이란 호흡곤란의 정도와 폐활량측정법의 결과 등은 전혀 고려하지 않고 **PaO_2가 60mmHg 이하**로 되어 인체가 정상적인 기능을 영위할 수 없게 된 상태(S자 모양의 산소해리곡선에서 그 이하로 되면 급속히 산소포화도가 저하되는 것에서 유래)를 말하며, 그 이유는 자각증상으로서의 호흡곤란은 객관적으로 평가하기 어렵다는 점, 확산능 장애와 $\dot{V}_A / \dot{Q}$의 불균일 분포 등에서는 폐활량 측정은 정상이더라도 증상이 출현한다는 점 때문에 **동맥혈 가스분석만으로 결정된다.** 또 PaO_2는 측정조건에 따라 달라지는 데다가 **노화**에 의해서도 저하하기 때문에 **정상치는 대략 80~100mmHg**인 반면 **$PaCO_2$는 40±5mmHg**로 불규칙한 면이 적고 **노화에 의한 영향도 없다.**

1) Ⅰ형 호흡부전

$PaCO_2$가 45mmHg를 초과하지 않는(고이산화탄소혈증을 동반하지 않는다) 타입으로 우선은 환기가 이루어지고 있다는 사실을 알 수 있다. 반면 다소 느린 산소는 가스교환에 관여하지 못해 **폐포동맥간 산소분압 차가 상승**한다. 또 PaO_2의 저하는 경동맥소체(carotid body)를 통해 연수의 호흡중추를 자극하여 **과환기**를 일으킴으로써 $PaCO_2$는 오히려 저하 경향이 되어 **호흡성 알칼리증**을 나타낸다. 더욱이 최근에는 이 기전과 더불어 폐의 모세혈관 부근의 간질에 존재하는 **J수용체(juxta pulmonary capillary receptor)**도 한 역할을 담당한다는 것이 밝혀졌는데 **간질의 염증과 부종에 의해 자극**을 받아 미주신경을 통해 호흡중추로 전달됨으로써 **얕고 빠른 호흡**을 일으킨다. Ⅰ형 호흡부전을 초래하는 병태는 산소와 이산화탄소의 속도 차이에 기인하기 때문에 **확산능 장애(간질성 폐렴 등의 폐포모세혈관차단증후군), $\dot{V}_A / \dot{Q}$의 불균일 분포**(폐포가 파괴되는 **폐기종**, 폐포에 물이 차는 **폐부종**, 폐포가 고름으로 가득한 **심각한 폐렴, 무기폐, 폐색전** 등), **우심계에서 좌심계로의 병적 단락** 등을 들 수 있다. 치료는 기초질환의 조절과 함께 필요에 따라 산소를 투여한다.

2) Ⅱ형 호흡부전

$PaCO_2$가 45mmHg를 초과해 상승하는 타입으로 신속한 이산화탄소 조차도 체내에 축적됨으로써 환기(가스교환) 자체가 불충분(**폐포 저환기**)함을 알 수 있다. 이것은 두 가지 타입으로 나뉘는데, **폐포동맥간 산소분압 차 상승을 일으키지 않는 타입**은 폐에 기질적인 이상이 없는 경우로 **호흡중추의 억제**(뇌혈관 장애, 수면제 등의 과잉투여 등), **신경근 질환**(횡격막신경마비, Guillain-Barre증후군, Duchenne형 근이영양증, 다발성 근염, 중증 근무력증 등)에서 볼 수 있다. 반면 **폐포동맥간 산소분압 차의 상승을 일으키는 타입**은 **말초기도의 폐쇄성 병변(폐기종, 만성 기관지염, 미만성 범세기관지염**, 빈번하게 발작을 반복하는 기관지천식 등)에서 볼 수 있다. 치료는 기초질환의 조절과 함께 필요에 따라 산소를 투여한다. 다만 Ⅰ형 호흡부전과 달리 고농도의 산소투여는 **이산화탄소 혼수**를 일으킬 위험성이 있으므로 주의가 필요하다.

6. 호흡의 조절

1) 호흡중추

호흡운동은 의식적으로 실시할 수도 있지만 기본적으로는 무의식중에 이루어지는 자율적인 운동이다. 자율적 호흡운동은 **호흡중추**(respiratory center; **연수**에 존재)에 의해 조절되고 있으니 흡기를 담당하는 배측과 호기를 담당하는 복측 2개의 신경군으로 이루어져 있다. 연수의 호흡중추에서 나온 뉴런은 척수전각 신경세포까지 도달해 여기에서 시냅스를 이루어 호흡근을 지배한다. 또한 연수의 호흡중추는 **뇌교**에 있는 **호흡조절 중추**(pneumotaxic center)의 지배를 받아 확실하지는 않지만 이 중추가 흡기와 호기의 변환에 관여하는 것 같으며 뇌교와 연수 사이에서 뇌간을 절단하면 호흡운동이 깊고 느려진다(동시에 미주신경을 절단하면 숨을 참은 상태로 멈춰버린다). 반면 **수의적 호흡운동의 중추**는 다른 수의운동과 마찬가지로 **대뇌피질(전두엽)**에 있으며 이곳에서 나온 뉴런은 피질 척수로를 경유하여 척수전각세포까지 도달한다. 수의운동 뉴런은 불수의운동 뉴런과는 전혀 다른 주행을 하기 때문에 후자가 침범되고 전자가 생존하는 패턴은 드물다(반대는 흔히 볼 수 있는데 식물상태라고 한다). 이 경우에는 수의운동으로서의 호흡은 가능하지만 불수의운동으로서의 호흡은 불가능하기 때문에 잠이 들면 죽게 된다. 주로 **연수의 압박성 병변**으로 출현하며 **온디의 저주(Ondine's curse)**라고 불린다.

2) 물리적 조절

폐에는 신전과 압축을 감지하는 수용체가 존재하며 이들 자극은 미주신경의 가지인 상후두신경을 통해 구심성으로 연수에 전달된다(기침 반사의 구심로로서도 기능함). 예를 들어 과도한 신전이 일어난(노력성 흡기) 경우에는 천천히 시간을 두고 내쉴(호기단계 연장) 필요가 있다. 만약 그러지 않고 곧바로 흡기단계로 이동하면 폐가 과팽창 된다. 반면 과도한 압축이 발생한(노력성 호기) 경우에는 호기단계가 짧아도 충분하다.

3) 화학적 조절

체내에는 말초와 중추의 화학 수용체가 있어 PaO_2와 $PaCO_2$가 일정 범위를 유지하고 있다.

말초의 화학 수용체에는 **경동맥 소체(carotid body)**와 **대동맥체(aortic body)** 2종류가 존재하는데, 전자는 총경동맥이 내경동맥과 외경동맥으로 분지하는 부분에 있으며 **PaO_2 저하와 $PaCO_2$ 상승을 감지**하고 설인신경과 교감신경을 통해 연수의 호흡중추를 자극한다(호흡조절의 주체). 한편 후자는 대동맥궁 부근에 위치하며 마찬가지로 **PaO_2 저하와 $PaCO_2$ 상승을 감지**해 미주신경을 통해 호흡중추를 자극한다(도와주는 역할).

중추의 화학 수용체는 **연수 복외측**에 존재하며 주위 수액의 pH 저하를 민감하게 감지해 바로 옆에 있는 호흡중추를 자극한다. pH의 저하는 수액에 용해된 $PaCO_2$에 의해서도 발생되기 때문에 중추의 화학 수용체는 **$PaCO_2$의 상승을 파악하고 있다**고도 할 수 있다. 이곳에서는 pH 저하와 직결되지 않는 PaO_2 저하에는 무관심하여 **호흡이 원칙적으로 $PaCO_2$에 의해 조절**되고 있기 때문에 위험 상황에 직면해야 비로소 말초의 화학 수용체에서 일어난 PaO_2 저하에 의한 구심성 자극이 기능한다는 것을 알 수 있다.

4) 이산화탄소 혼수(CO_2 narcosis)

호흡조절의 주체는 $PaCO_2$이니 폐는 신장과 공동으로 $PaCO_2$를 40mmHg로 유지하기 위해 작용하고 있다. 그리고 그 작용이 저하되면 $PaCO_2$가 상승하여 **고탄산혈증(hypercapnia)**이 된다($PaCO_2$>45mmHg). 중추의 화학 수용체는 $PaCO_2$의 변화(특히 상승)에 민감하게 반응하는데 이상하게도 바로 순응하여 **$PaCO_2$ 상승을 허용**해 버린다. 따라서 고탄산혈증 증상도 그 절대치가 아닌 **baseline(순응해 있는 값)에서의 상승속도와 정도**에 따라 결정된다. 구체적으로는 **5mmHg 이상 상승**하면 말초혈관 확장작용에 의해 **손에 온기(hot hand)**가 발생하고, **10mmHg 이상 상승**하면 **발한**과 맥박 증대에 의한 **약동성 박동**을 자각한다. 그리고 **15mmHg 이상**에서는 두개내압 항진에 의한 **두통**, 중추신경 억제작용에 의한 **경면(drowsy)**과 **섬망(delirum)**이 나타나고 **30mmHg 이상**에 이르면 혼수상태에 빠진다.

이산화탄소 혼수에 이르는 원인에는 몇 가지가 있지만 가장 알기 쉬운 것은 실수로(혹은 자살 목적으로) 고농도 이산화탄소를 흡입한 경우이며, Ⅱ형 호흡부전(폐포 저환기)이 악화되어도 발생한다. 임상에서는 **Ⅱ형 호흡부전에 대해 부주의로 고농도 산소를 흡입시킨 경우**에 발생하는 증례가 가장 중요하다. 중추의 화학 수용체는 $PaCO_2$ 상승을 허용하기 때문에 Ⅱ형 호흡부전이 지속되면 더 이상 호흡중추를 자극하지 않는다. 이 상태에서는 말초의 화학 수용체에서 전달된 PaO_2 저하의 정보만이 호흡중추를 자극하는데 이때 갑자기 체내에 고농도 산소가 들어오면 호흡중추에 대한 자극이 상실되기 때문에 자발호흡이 정지되고 그 후에는 $PaCO_2$가 계속 상승된다.

Ⅱ형 호흡부전을 비롯한 이산화탄소 혼수를 초래하는 상황에서는 반드시 PaO_2 저하를 동반하므로 산소투여가 요구되는 상황이지만 우선 25% 정도의 산소를 흡입시켜

경과를 관찰한다. 단 이것으로도 PaO_2가 상승하지 않을 때는 주저하지 말고 보다 고농도 산소를 흡입시키는 결정을 내려야 하는데 이유는 저산소혈증에 의한 뇌장애는 고탄산혈증에 의한 뇌장애보다 훨씬 심각하고 불가역적이며 만일 이산화탄소 혼수에 빠져도 자발호흡이 재개될 때까지 인공호흡으로 대응할 수 있기 때문이다.

3절 호흡기 질환의 증상

1. 기침Cough

강한 호기와 함께 기도 내용물이 구강을 향해 나오는 현상으로 기도 내용물에는 기도로 침입한 이물질과 축적된 분비물이 포함되기 때문에 기침은 폐의 방어반응의 일종으로 평가할 수 있다. 구심로는 점막에 존재하는 수용체를 시작으로 미주신경(미주신경의 가지인 상후두신경)을 통해 연수의 기침중추까지 도달하며, 원심로는 연수의 기침중추를 나와 횡격막신경을 통해 횡격막으로 이르는 경로가 중심이다(중추는 달라도 신경주행로는 호흡운동 경로와 중복).

기침 문진 시, 첫째 dry cough(객담을 거의 동반하지 않고 기도와 접하지 않은 장소에서 이상이 발생, 간질성 폐렴, 기흉, 흉막염, 암성 림프관증, ACE저해제의 부작용 등)인지 wet cough(객담 등의 분비물을 동반하고 기도에서 과잉 분비물이 생산된다 즉, 기도의 염증성 병변에 대한 존재를 시사) 판단하고, 둘째 호발 시간대를 문진하는데 특정 호발 시간이 있는 질환도 있어 진단의 참고가 되기 때문이다. 기관지 천식은 새벽 기침발작이 특징(기관지 긴장의 일내 변동 중 수축이 가장 심해지는 시간)이고, 기관지 확장증에서는 아침에 일어난 후 대량의 객담을 동반한 젖은 기침이 특징(취침 중에는 기침발작이 억제되기 때문)이며, 폐부종은 취침 시 젖은 기침을 일으킨다(와위로 증가한 정맥 환류가 폐포 내로 액체성분을 배출).

2. 객담Sputum

굵은 기도점막(내강측)에는 기관지선과 배상세포가 존재하며 매일 80~100㎖의 점액을 분비하며, 이것은 기도내강의 습도를 적당히 유지시키고 섬모운동을 용이하게 한다. 그러나 생리적 분비량을 넘어 점액 또는 염증산물이 기도에서 분비되면 객담을 자각하게 된다.

1) 장액성

기관지천식에서는 알레르기성 비염과 마찬가지로 무색의 투명하고 다수의 호산구를 포함한 객담, 폐부종은 핑크색의 포말상 객담(폐포 내로 흘러넘친 혈장성분이 주체), 폐포상피암에서는 대량의 장액성 객담이 특징이다.

2) 점액성 농성

세균성 감염증을 추측하게 하며, 원인균에 따라 객담의 색이 달라져서 녹농균은 녹색, 황색포도구균은 황녹색, klebsiella에서는 특히 점액성이 강해 실처럼 늘어지는 객담, 폐렴구균에서는 짙은 적갈색 객담이 특징이다.

3) 혈담bloody sputa

혈액만 있는 것(혈액량이 많은 경우)을 객혈(hemoptysis)이라고 하는데, 병적 의의는 거의 동일하다. 폐암, 기관지 확장증 이외 폐경색, 폐결핵, 폐화농증, Goodpasture 증후군 등 많은 질환이 혈담을 일으킨다.

3. 호흡곤란Dyspnea

'숨이 차다breathlessness'라는 의미와 같으며 환기 운동 시에 발생하는 노력감을 말한다. 호흡곤란은 자각증상이기 때문에 객관적인 평가가 곤란하나 다양한 레벨이 있기 때문에 가능한 한 객관적으로 표현해야 한다(Hugh-Jones분류).

Ⅰ : 같은 연령의 건강한 사람처럼 일상생활을 할 수 있다.

Ⅱ : 같은 연령의 건강한 사람처럼 걸을 수 있지만, 계단을 오르내리기 힘들다.

Ⅲ : 같은 연령의 건강한 사람처럼 걸을 수 없지만, 자신의 페이스로 1㎞ 정도 걸을 수 있다.

Ⅳ : 천천히 걷지 않으면 50m 이상 걸을 수 없다.

Ⅴ : 말을 해도 숨이 차다.

◈ 비익호흡nasal alar breathing : 호흡곤란을 호소하는 환자는 가능한 한 많은 환기량을 얻고자 노력하여 평상시 호흡근뿐만 아니라 보조 호흡근도 사용한다. 그 하나로 호흡 시에 비익(alar nasi)을 확대하는 리드미컬한 호흡운동을 볼 수 있다.

4. 흉통Chest pain

중소기관지, 폐, 장측흉막 등에는 통각 수용체가 거의 존재하지 않아서 이것들이 손상되어도 보통은 흉통을 자각하지 못한다. 근육과 벽측흉막은 중간 레벨의 분포를 나타내기 때문에 어느 정도 이상의 자극에는 흉통을 호소한다.
흉통은 협심증, 근육통, 신경통, 신경증성 장애 등에서 일어나는 **발작성 반복성** 타입과 심근경색, 대동맥 박리, 폐색전, 기흉 등과 대상포진, 식도질환에서의 **지속성** 타입으로 분류한다.

5. 쉰 목소리Hoarseness

발성기관인 성대에 어떤 이상이 발생한 것으로 급성 후두염, 성대결절, 성대용종(물혹) 등의 염증성 질환, 후두암(특히 성문암), 성대의 운동신경인 반회신경 마비 등에서 나타난다.

6. 호흡의 이상

① 빠른호흡tachypnea, 느린호흡bradypnea(1회 호흡량은 변하지 않고 호흡 수만 비정상적으로 늘거나 줄어드는 상태), 과잉호흡polypnea(1회 호흡량과 호흡 수가 증가하는 상태로 과환기가 된다)
② 과호흡과 호흡저하hyperpnea, hypopnea(1회 호흡량만 비정상적으로 증가하거나 줄어드는 상태)
③ Cheyne-Stokes 호흡 : 교대성 무호흡이라고도 하며, 그 패턴은 점차 과호흡이 되었다가 그 다음에는 점차 호흡저하가 되고 결국에는 무호흡 상태에 이르러 수십초 동안 지속되다가 다시 과호흡으로 돌아가는 것을 말한다. 기전은 불분명하지만 어떠한 이유로 호흡중추가 $PaCO_2$의 변화에 과도하게 민감해졌기 때문으로 추측된다. 즉 조금이라도 $PaCO_2$가 상승하면 호흡을 위해 노력하고 조금이라도 저하하면 더

이상 노력하지 않기 때문에 이같은 패턴을 반복하는 것 같다(반드시 예후가 불량한 징후라고 단언할 수 없다).

④ Biot 호흡 : 실조 호흡으로 깊이를 알 수 없는 호흡과 무호흡을 불규칙하게 교대로 반복한다. 특히 뇌교 장애 시 출현하며 예후가 불량한 징후로 여겨진다.

⑤ Kussmaul 호흡 : 깊고 큰 호흡으로 당뇨병과 요독증 등의 대사성 산증 시에 출현하며, 이것은 호흡성으로 보상하기 위한 호흡으로 이해되고 있다.

⑥ 기좌호흡orthopnea : 좌심부전의 특징적인 증상

7. 청색증Cyanosis

입술, 볼, 귀, 爪床, 점막 등이 藍紫色을 나타내는 상태로 모세혈관 내의 환원형 헤모글로빈이 5g/dL 이상되었을 때 출현한다. 호흡기 질환과 심질환 등의 저산소혈증을 나타내는 병태에서 청색증이 출현하는데, 저산소혈증이 있어도 청색증을 나타내지 않는 경우가 있고 저산소혈증이 없어도 청색증을 나타내는 경우가 있기 때문에 환원형 헤모글로빈의 증가와 산소결핍과는 일치하지 않는다. 특히 청색증은 적혈구 수의 영향을 크게 받아 빈혈 시에는 출현하기 어렵고 적혈구 증가 시에는 출현하기 쉬워진다. 예를 들어 총 헤모글로빈의 수치가 5g/dL밖에 되지 않는 고도 빈혈환자에서는 전부 환원형 헤모글로빈이 되어도 청색증은 출현하지 않는다. 반면 총 헤모글로빈의 수치가 25g/dL인 적혈구증가 환자에서는 불과 20%가 환원형 헤모글로빈이 된 것만으로도 청색증을 초래한다.

1) 말초성

한랭 노출로 세동맥이 수축되어 발생하는 것으로 적혈구는 수축된 세동맥 내를 천천히 주행하므로 보다 많은 산소가 헤모글로빈으로부터 해리하고(동정맥의 산소분압 교차가 증대해) 그 만큼 환원형 헤모글로빈이 증가하기 때문이다. 원칙적으로 치료는 불필요하다.

2) 중추성

원인이 심장, 폐, 대혈관에 있는 경우로 헤모글로빈이 산소를 받아들이지 못하기 때문에 발생하며 당연히 PaO_2는 저하되어 있다. 산소를 받아들이지 못한 헤모글로빈은 필연적으로 환원형 헤모글로빈이 된다. 심장의 이상으로는 우심계에서 좌심계로의 단락, 폐의 이상으로는 저산소혈증을 초래할 수 있는 모든 폐기능 장애, 대혈관 이상으로는

Eisen-menger화된 동맥관 개존과 심실중격결손증을 합병한 대동맥 축착증 등이 있다.

3) 혈액 질환에 동반

산화되어 제2철(Fe^{3+})이 된 메트헤모글로빈(metHb)은 산소와의 결합능이 약하고 그 자체 또한 암흑색을 띠고 있어 metHb이 10~25%를 차지해도 그것만으로도 청색증을 나타낸다(metHb 혈증). 또 시안 중독과 일산화탄소 중독에서는 말초조직이 산소 부족에 시달리지만 모두 원칙적으로 청색증은 출현하지 않는다.

8. 흉수Pleural effusion

흉막의 결합조직과 모세혈관 및 림프관과의 액체성분 출입은 Starling 법칙에 규정되어 있다. 즉 액체가 모세혈관에서 배출되는 요인은 정수압이고 액체가 모세혈관 내로 되돌아가는 요인은 교질삼투압으로 양자가 균형을 이룸으로써 그 양이 조절된다. 따라서 정수압이 상승하는 울혈성 심부전이나 폐색전, 교질삼투압이 저하하는 신증후군과 간경변에서는 흉수가 저류한다. 한편 모세혈관의 투과성이 항진되어도 액체가 계속해서 결합조직 나아가서는 흉강 내로 빠져나간다. 그 원인으로는 악성 종양, 류마티스관절염, 세균성 폐렴(폐화농증), 결핵 등이 있다.

혈장처럼 짙고 탁한 **삼출액**의 대부분은 모세혈관의 투과성 항진에 기인하며 악성 종양, 류마티스관절염, 세균성 폐렴, 결핵 등이 원인이다. 반면 물처럼 연하고 투명한 **여출액**의 대부분은 정수압과 교질삼투압의 균형 붕괴에 기인하고 울혈성 심부전, 폐색전, 신증후군, 간경변 등이 원인이다.

9. 그 밖의 주요 증후

1) 상대정맥 증후군Superior vena cava syndrome(SVC)

상대정맥이 폐쇄되어 혈액이 우심방으로 되돌아가지 못해 발생하는 병태로 정확하게는 상대정맥 폐쇄 증후군이라고 한다.

이 증상의 90%는 원발성 폐암을 기초질환으로 하며, 그 밖에 종격 종양, 악성 림프종 등으로 상대정맥이 기정맥(azygos vein)의 합류지점보다 말초 측에서 폐쇄된 경우 되돌아오지 못하는 혈액은 기정맥 ⇒ 상대정맥 ⇒ 우심방 경로를 이용한다. 따라서 폐쇄부위에서 말초측 혈액은 우회하여 어떻게든 기정맥까지 도달하고자 하며 이로써 형성되는 측부혈행로는 상반신 표재혈관만으로 충분하므로 부종 및 확장의 범위가 상반신에 국한된다. 한편 상대정맥이 기정맥과의 합류지점보다 중추측에서 폐쇄될 경우 기정맥 ⇒ 상대정맥 ⇒ 우심방 경로도 붕괴된 상태이므로 멀리 하반신의 대퇴정맥과 장골정맥까지 우회하여 우심방으로 되돌아오므로 부종 및 확장의 범위는 상복부에서 요부에 이르기까지 확대된다.

2) 곤봉지Clubbed finger

정상에서는 손톱의 근부와 피부가 이루는 각도가 180°이하(보통은 160°전후)이지만 곤봉지에서는 이를 초과하여 손톱의 근부가 부풀어 오르고 구상, 방추상으로 보인다. 변화가 심해지면 손톱이 만곡하여 때로 골관절까지 변형되어 동통을 동반하기도 한다. 원인은 불분명하나 원발성 폐암의 70% 이상에서 볼 수 있고 흔히 X선 소견과 호흡기 증상에 선행하여 급속히 출현한다. 그 외 만성 호흡부전(특히 특발성 폐섬유화증), 청색증을 동반하는 심질환(우 → 좌 단락), 감염성 심내막염, 간경변증 등

3) 흉곽의 형태이상

① 새가슴pigeon breast : 흉골병과 흉골체가 이루는 각도(흉골각)가 커져 흉골의 아랫부분이 돌출한 상태로 정상에서도 출현하는 예가 있어 이것만으로는 병적 의의가 없다.

② 깔때기 가슴funnel chest : 흉골 하부가 깔때기처럼 움푹 들어간 상태로 특별한 병적 의의가 없는 경우도 있지만 현재는 Marfan 증후군 등의 선천성 이상의 하나로 출현한다.

③ 술통형 가슴barrel chest : 흉곽의 전후 직경이 커지고 늑골의 주행은 평행한데, 폐의 과팽창을 일으키는 폐기종에서 출현한다.

4절 신체 소견

1. 촉진Palpation

성음전도(성음진탕vocal fremtus) ⇧ : 폐의 침윤(폐렴, 폐결핵), 흉막유착

성음전도 ⇩ : 기흉, 폐기종, 무기폐, 흉수 저류

2. 타진Percussion

폐는 원칙적으로 청음(clear)을 나타냄
탁음(dull) : 함기량이 적은 무기폐와 폐침윤, 폐부종, 흉수 저류
청음(clear) : 함기량이 많은 기흉, 폐기종, 거대한 폐포

3. 청진Ausculation

1) 청진기Stethoscope

집음부에는 호흡음 등의 높은 소리를 청취하는 데 적합한 막형, 일부의 심장소리와 같이 낮은 소리를 청취하는 데 적합한 벨형이 있다.

2) 정상 호흡음

(1) 폐포 호흡음Vesicular breath sound

기체가 호흡세기관지에서 폐포관, 폐낭포로 진행하면 갑자기 공간이 확대되어 난기류가 발생하고 이때 폐포 호흡음이 발생한다. 따라서 폐포 호흡음은 **흡기 시에 말초기도에서 청취**할 수 있다. 음질은 **앞니로 아랫입술을 가볍게 물고 심흡기를 실시했을 때에 나는 소리**와 유사하다.

(2) 기관지 호흡음Bronchial breath sound

기관이나 기관지 등의 굵은 중추 기도에서 공기가 진동하며 이때 기관지 호흡음이 발생한다. 따라서 **중추 기도와 가까운 흉벽 부근**에서 잘 청취된다. 이것은 흡기 시와 호기 시 모두 들리지만 폐포 호흡음과 달리 **호기시 에 크고 길어지며 음질은 독일어의 ch 발음**과 유사하다.

3) 정상 호흡음의 변화

(1) 폐포 호흡음의 감약

난기류가 더 이상 커지지 않으므로 **폐포 호흡음은 감약하는 방향으로만 변화**한다. 첫째 흡기가 들어오지 않을 경우로 대표적인 질환이 **무기폐**이고, 둘째 폐포 파괴 시 비정상으로 확대된 공간으로 인해 난기류 발생이 어려워지므로 음이 감약하는데, **폐기종**이 대표적이다. 셋째 폐포 호흡음이 발생해도 전달하기 힘들 경우로 **흉수 저류**가 있다.

(2) 기관지 호흡음의 증강

폐포 호흡음과는 반대로 **중대하는 방향으로의 변화가 중요**하다. 말초기도에서는 기관지 호흡음이 폐포 등의 함기성 조직에 흡수되어 거의 들리지 않는데 **침윤성 병변과 흉막 유착** 등으로 흉벽의 전도가 좋아지면 여기에서도 들린다.

(3) 기관지 호흡음의 호기 연장

중추 기도에서의 호기 진동은 호기 개시 때에 가장 크기 때문에 기관지 호흡음도 호기 개시 시에 크고 그 후에는 점감(waning)된다. 하지만 숨을 내쉬기가 힘든 병태(**폐쇄성 폐질환** 등의 기도협착을 초래하는 질환)에서는 **호기의 전반에 걸쳐 기관지 호흡음을 청취**할 수 있다.

4) 수포음Crackle

Rale은 '고통스럽게 숨이 참'이라는 말에서 유래되었으며, 현재는 crackle과 함께 폐성 잡음의 총칭으로 사용되고 있다. 따라서 수포음이 청취되면 비정상적이며, 건성의 연속적 수포음과 습성의 비연속적 수포음 2가지가 있다.

(1) 연속적 수포음Continuous crackle

Dry crackle이라고도 하는데, 실제로 기도 점막이 건조된 상태는 아니다. 협착한 공기가 기도를 통과할 때 발생하며 기관지벽의 부종과 비후, 기관지 수축 등의 존재가 추측된다. **높은 피리 소리**(piping sound 또는 **wheezing sound**)는 비교적 말초의 기도병변에 기인하고 **기관지 천식과 미만성 범세기관지염(diffuse panbronchiolitis; DPB)**이 대표적, **저음의 코고는 소리**(**rhonchus**, 복수형 rhonchi)는 비교적 중추의 기도병변에 기인하고 **폐암, 기관지염, 기도 이물질, 일부의 기관지 천식** 등을 들 수 있다.

(2) 비연속적 수포음

습성 수포음이라고도 하는데 최근에는 그다지 사용되지 않으며 10msec 이내라는 지속 시간이 극히 짧은 수포음으로 음질에 따라 **거품 소리와 같이 거친 수포음(coarse crackle)**과 **바삭바삭 거리게 들리는 미세한 수포음(fine crackle)**으로 나뉜다. 수포음은 **분비액이 존재하는 기도를 공기가 통과할 때 들리는 소리**로 수포음을 내는 질환으로는 **기관지염, 결핵, 기관지 확장증** 등 많이 있다.

한편, fine crackle은 **호기에 폐쇄된 말초기도가 흡기 시에 급격히 개방되면서 나는 소리**로 귀 가까이에서 머리카락을 비빌 때 나는 미세한 소리와 유사하다. 이 소리를 내는 질환은 한정적이며 폐가 확대되기 어려운(제한성 장애를 초래) **간질성 폐렴에 특이적**이다. 이외에는 **폐부종의 초기**에 출현한다.

5) 흉막마찰음Pleural friction rub

흉막염이 관해하면 벽측흉막과 장측흉막에서 섬유소가 침착되고 흉막은 까칠까칠해진다. 그러면 원활하게 동일 방향으로 운동해야 하는 양자가 서로 마찰되어 소리를 내니 음질은 손으로 눈을 쥐었을 때 나는 소리(악설음), 구두굽이 삐걱거리는 소리 등으로 표현되고 귀에 매우 가까이 들린다. 흉막은 흡기 시와 호기 시에 항상 운동을 하기 때문에 이 마찰음도 양자에서 모두 들린다.

3장

소화기계 질환(소화기 내과)

1절 소화기Gastroenterology

1. 서론

섭취한 음식은 일단 소화관으로 들어가 그 점막에서 필요에 따라 흡수되는 과정을 밟지만 점막상피 세포가 곧바로 밥알을 탐식할 수는 없으며 점막상피 세포에 도착하기 전에 흡수 가능한 상태로 잘게 분해되며 이 작업을 **소화(digestion)**라고 한다. 그리고 소화된 영양소를 점막을 통해 체내로 흡수하는 작업을 **흡수(absorption)**하고 한다. 소화 방법에는 2가지가 있으니 하나는 치아를 사용해 잘게 부수는 방법(**저작**)으로 이것을 **기계적 소화**(소화관의 **연동**도 기계적 소화의 일종), 다른 하나는 췌장액이나 장액 등의 소화액 속에 있는 화학성분을 이용해 음식물을 녹이는 방법으로 **화학적 소화**라고 한다.

2. 해부

1) 총론

소화관의 대략적인 구조는 구강에서 시작하여 인두, 식도, 위, 소장(십이지장, 공장, 회장), 대장(맹장, 결장(상행, 횡행, 하행, S상 결장), 직장)을 지나 항문에 이른다.
소화관은 점막층, 근(평활근)층, 장막층의 3층으로 구성되며, 점막층은 상피, 점막고유층, 점막근판, 점막하층으로 나뉜다. 예외도 있지만 근층은 내륜, 외종 2층 구조를 취한다.
소화관 내를 2종류의 자율신경이 그물망처럼 주행하는데, 중륜과 외종의 평활근 사이에 존재하며 주로 **소화관의 연동**을 지배하고 있는 Auerbach 신경총(근층간신경총)과 Meissner 신경총(점막하신경총)이다.

2) 구강, 인두

치아는 **저작(mastication)**의 주역이며 소화의 출발점이다(유치 20개, 영구치 32개).

타액선(salivary gland)에서 하루 분비되는 타액의 량은 1,500㎖에 달하며 소화효소를 포함하는 것 외에도 음식물을 적셔서 쉽게 식도로 넘어갈 수 있도록 하고 혀에 음식의 미각을 전달하는 등의 중요한 기능을 한다. 대타액선과 소타액선으로 나뉘며 대타액선은 **이하선(장액), 설하선(점액), 악하선(혼합액)**으로 구성된다.

연하(deglutition)는 '삼키다(swallowing)'라는 뜻이며 의학적으로는 구강에 있는 음식이 인두에서 식도로 가는 과정을 의미한다. 그리고 인두는 소화관의 일부임과 동시에 후두를 지나 폐로 연결되는 통로이기도 하므로 음식은 식도로 공기는 후두로 가지 않으면 즉시 흡인성 폐렴을 일으킨다. 또 인두는 비강과도 연결되어 있기 때문에 연하 시에 그 통로를 막지 않으면 음식이 코로 나와 버리므로 인체는 연하 운동 시에 다음의 3가지 단계로 이루어진다.

제1단계 : **구강 · 인두 단계**로 혀를 사용해 음식을 후방으로 밀어 넣는다.

제2단계 : **인두 · 식도 단계**이며 우선 음식이 비강으로 들어가지 않도록 연구개가 위로 거상하고 음식을 식도로 보내기 위해 후두가 전방 위쪽 방향으로 거상한다. 후두가 거상하면 식도 입구부가 열려 음식이 부드럽게 식도로 들어갈 수 있다. 또한 후두 끝에 있는 후두개(epiglottis)가 거상한 후두에 눌려 아래쪽으로 밀리고 후두의 뚜껑역할을 하게 된다(**후두의 거상장애가 있으면 흡인(aspiration)**을 일으킨다).

제3단계 : **식도 단계**로 식도로 들어온 음식을 계속 위로 내려 보낸다. 음식이 식도로 들어가면 진행 방향의 평활근이 이완하고 그 반대방향의 평활근이 긴장하는 구조를 갖추고 있으며 이것을 **연동(peristalsis)**이라고 한다.

3) 식도

식도이물이 가장 많이 보이는 식도입구, 대동맥궁과 좌주기관지의 교차로 인해 후방으로 압박된 부위, 횡격막의 통과로 인해 좁아진 부위 등 3개의 협착부가 있다. 식도는 점막, 근층, 섬유막의 3층 구조로 가장 바깥쪽은 장막을 밀어내고 대신 섬유막으로 덮여 있다. 섬유막은 굵은 신경과 혈관을 포함한 소성 결합 조직으로 종격의 일부를 구성하고 있다. 또 근층은 내륜과 종주의 2층 구조로 되어 있다. 소화관의 근육은 평활근이지만 인두에 가까운 상부 1/3은 주로 횡문근으로 이루어져 있으며(단, 불수의근) 내려가면서 평활근으로 바뀐다. **식도는 단지 음식이 통과하는 길**이므로 소화흡수 기능이 없으며 내강은 중층 편평상피세포로 덮여 있다.

임상에서 특히 식도정맥류를 유발하는 중하부의 정맥계의 해부가 중요한데, 중부식도의 정맥은 기정맥(azygos vein)과 반기정맥(hemi-), 하부식도의 정맥은 좌위정맥으로 양자는 많은 문합을 가지고 있으며 정맥총을 형성한다. 소장에서 흡수된 영양소를 대량으로 포함한 혈액은 간으로 향하는데 그 경로가 문맥(portal vein)이다. 문맥과 좌위정맥에는 교통이 있으며 정상적인 상태에서는 간신히 연결된 정도이나 **문맥압이 항진**해 혈액이 문맥으로 들어가기가 힘들어지면, 좌위정맥으로 유입되고 다시 기정맥과 반기정맥으로 쏟아져 들어옴으로써 혈액량의 증가에 대응해 **식도 점막하 정맥총이 확장되어 정맥류**를 일으킨다.

4) 위

분문(cardia), 위체부(corpus ventriculi), 유문(pylorus)으로 구성되며, 위체부는 다시 분문의 좌측에서 위쪽으로 솟아올라 있는 위저부(fundus ventriculi : 개복 후 바깥쪽에서 위를 들여다보았을 때 바닥처럼 보임), 간쪽의 작은 커브인 소만(lesser curvature)과 그 반대쪽의 큰 커브인 대만(greater curvature), 소만은 또 아래 1/3부분에서 꺾이어 각절흔(incisura angularis)을 형성한다. X선 사진에서는 이 각절흔이 모가 난 것처럼 보이기 때문에 위각(gastric angle)이라 한다. 위는 점막, 근층, 장막의 3층 구조로 되어 있으며, 위의 전벽과 후벽을 감싸는 장측복막은 위의 대만과 소만에서 만나 주름을 형성한다(대망과 소망). 소화관의 근층은 원칙적으로 내륜, 외종 2개 층의 평활근으로 이루어져 있지만 위의 경우는 예외적으로 **내사, 중륜, 외종의 3층 구조**이며 중륜근은 유문 부근에서 특히 발달해 유문 괄약근을 만든다. 위는 소화 기능에서 중요한 역할을 담당하며 이를 위해 점막의 표면적이 클수록 유리하다. 따라서 점막은 겹겹이 겹쳐 **점막주름(gastric fold)**을 형성하며 표면은 **단층의 원주 상피세포**로 덮여 뮤신 등의 당단백을 포함한 점액형태의 물질을 분비하기 때문에 **표층점액세포(surface mucoid cells)**라고도 하여 위산의 공격으로부터 위벽을 보호한다.

표층점액세포는 점막주름과 합쳐져 깊은 홈(notch)을 만들어 위소와(gastric foveola)를 형성하며 위체부의 **위소와**에는 점막 깊숙이 있는 **선조직(위저선; fundic glands)**이 개구하여 **위액(gastric juice)을 분비**하고 있다(이 경우의 위저는 점막바닥을 의미). 위저선을 만드는 세포에는 3종류가 있으며 각각 **주세포(chief cells), 벽세포(parietal cells), 부세포(Nebenzellen = 경부점액세포 mucous neck cells)**라고 한다. 주세포는 위저선의 가장 깊은 부분에 존재하여 **펩시노겐**, 벽세포는 중간부분에 존재하여 **염산과 비타민 B12의 흡수에 필요한 내인자**, 부세포는 위저선의 가장 얕은 부분(경부)에 존재하며 **점액**을 분비한다. 부세포가 분비하는 점액은 표층점액세포가 분비하는 점액과 유사하긴 하지만 전자가 위저선을 구성하는 데 반해 후자는 점막벽의 표층을 구성하는 차이가 있으며, 또한 부세포는 주세포로 분화할 수도 있으므로 양자는 발생학적으로 다르다고 할 수 있다. 또 가스트린을 분비하는 **G세포**도 군데군데에서 관찰된다.

위의 동백 지배는 소만쪽은 위동맥 대만쪽은 위대망동맥, 분문쪽에는 좌(left) 유문쪽에는 우(right)라는 수식어가 붙는다. 우위동맥은 총간동맥에서 분기하고 우위대망동맥은 위십이지장동맥(간동맥의 분지)에서 분기한다. 반면 좌위동맥은 복강동맥에 가깝기 때문에 여기에서 직접 분기하고 좌위대망동맥은 비장동맥에서 분기한다. 위를 관류한 혈액은 동맥과 거의 같이 주행하는 정맥으로 들어와 최종적으로는 문맥으로 흘러가 간에 이른다.

자율신경 지배를 보면 부교감신경은 뇌신경과 천골의 척수부(sacral spinal cord)밖에 없으며, 후자는 그 이하 부위에만 도움을 주므로 나머지 부분은 제X뇌신경인 **미주신경**의 지배를 받는데, 위도 예외는 아니다. 반면 위의 교감신경(위운동과 분비를 억제)은 **하부 흉추 척수(T_5~T_9)**에서 유래한다. 또 위의 운동은 연동 외에 긴장 수축운동이 있으며, 연동운동은 음식물을 분문부에서 유문부로 이동시키고 긴장 수축운동은 음식물을 누르는 작용을 한다.

5) 소장Small intestine

(1) 십이지장Duodenum

소장의 전체 길이는 약 6m이며 십이지장은 가장 구측에 위치한다. 십이지장이라는 명칭은 그 길이가 손가락 12개 굵기(약 25㎝) 정도인 것에서 유래했으며, 알파벳의 C자 모양으로 그 사이에 췌두부를 감싸고 있다. 십이지장은 구부를 제외하고 후복벽과 붙어 있으며 전면만이 복막에 덮여 있다. 즉 장간막을 갖고 있지 않으며 **자유롭게 움직일 수 없는 점이 공장, 회장과 큰 차이점**이다. 십이지장은 4개 부분으로 나뉘는데, 위의 유문에서 이어지는 **구부(duodenal bulb)**, 총담관과 주췌관(복측 췌관, Wirsung관)이 개구하고 있는 **하행부**(개구부가 조금 솟아올라 있어 Vater유두(Vater papilla; 십이지장 주유두)라고 하며 주위에는 Oddi괄약근(Oddi's sphincter)이 있어 담즙이나 췌장액을 필요에 따라 십이지장 내로 분비할 수 있는 구조를 하고 있다. 또한 Vater유두의 약 2㎝ 구측에 부유두(소십이지장유두)가 있어 부췌관(배측 췌관, Santorini관)이 개구해 있지만 종종 흔적기관으로 나타남), 그리고 **수평부, 상행부**가 되어 공장으로 이행한다. 상행부의 마지막은 급격하게 전방 아래쪽으로 굴곡하는데(십이지장 공장곡) 이곳에서부터 횡격막을 향해 평활근 다발을 형성(**Treitz근**)함으로써 십이지장과 공장의 경계선은 이 근에 의해 매달려 있다.

십이지장은 소장의 일종으로 조직학적으로도 공장, 회장과 그다지 다르지 않다. 소장은 선조직에서 장액을 분비하는데 십이지장은 그 선조직을 **십이지장선(Brunner선)**, 분비액을 **십이지장액**이라고 한다. 그러나 공장과 회장의 경우에는 단순히 **소장선(Lieberkuhn선)**, **장액**이라고 한다. 즉 장액에는 공장과 회장에서 나온 분비액을 의미하는 경우(**협의의 장액**)와 십이지장액을 포함한 소장에서 나온 분비액을 의미하는 경우(**광의의 장액**) 2가지가 있다.

혈행 지배에서 십이지장은 췌두부를 완전히 감싸고 있기 때문에 양자는 같은 동맥(췌십이지장 동맥)의 지배를 받는다. Vater유두 부근을 경계로 **총간동맥**(근원은 복강 동맥)에서 유래하는 **상췌십이지장 동맥**, **상장간막 동맥**에서 분기하는 **하췌십이지장 동맥**의 지배영역으로 구분된다. 정맥계는 거의 동맥계와 같이 주행하며 최종적지로는 문맥을 따라 간에 이른다.

(2) 공장과 회장Jejunum and ileum

공장과 회장의 경계는 명확하지 않으며 구측의 약 40%가 공장, 항문측의 약 60%가 회장이 된다. **장간막으로 둘러싸여 있으며 상당히 자유롭게 움직**일 수 있다(장간막은 후복벽에 연결되어 있어 공장이나 회장도 간접적으로는 고정되어 있다).

조직은 점막, 근층, 장막으로 구성되어 있으며, 점막은 **단층의 원주상피세포(흡수상피세포, absorptive epithelial cells**로 불림)로 덮여 있다. **공장은** 흡수의 주역이기 때문에 점막이 특히 발달해 있으며 호스와 같은 구조로 생각한다면 그 표면적은 0.1평에 지나지 않으나 장 내용물과 접촉하는 흡수 상피세포의 표면적이 클수록 유리하므로 육안적으로도 공장의 점막은 내강을 향해 무수히 많은 주름을 만드는데 이것을 **윤상 주름(Kerckring's fold)**이라 한다. 이 윤상 주름 위에 무수한 **융모(villi)**가 있어 주름 위에 주름이 겹쳐 있으며 융모 위에 또 **미세융모(microvilli)**가 존재하여 이러한 주름 덕분에 공장의 실효 표면적은 무려 60평까지 증가한다. 공장은 흡수의 주역임과 동시에 소화에도 기여하는데 융모와 융모 사이에는 깊은 홈이 있어 이를 **음와(crypts)**라고 한다. 이곳에는 **소장선(Lieberkuhn선)**이 개구해 장액을 분비하고 융모가 늘었다 줄었다 할 때마다 장 내용물이 음와로 빨려 들어와 장액과 서로 섞여 흡수되기 쉬워진다. 여러 곳의 소장점막에는 림프구가 모여 **고립 림프소절(solitary follicles)**을 형성하며 이들 림프소절이 20~30개가 모여 있기도 하는데 이것을 **집합 림프소절(Peyer's patches)**이라고 부른다. 공장과 회장은 뚜렷한 경계가 없어 양자를 구별할 수 없으나 공장이 흡수의 주역인데 반해 회장은 보조역이므로 공장에서는 윤상 주름이 매우 발달해 있지만 회장에서는 그 정도까지 발달해 있지 않다. 반면, 림프소절은 회장에 발달해 있는데 회장에 이르면 장 내용물이 대변에 가까워지기 때문에 면역담당 세포가 일할 필요가 생기기 때문이다.

소장은 호스와 비슷하지만 자율적으로 운동한다는 면에서 보면 오히려 뱀에 가까울 수도 있다. 소장의 운동에는 2가지 종류가 있으며 그 하나는 **연동(peristalsis)**이고 또 하나는 **분절운동(segmenting movement)**으로 평활근이 차례로 수축해 잘록함을 만들고 이를 통해 장 내용물을 골고루 반죽할 수 있다. 이러한 운동을 담당하는 것은 **Auerbach신경총(근층간 신경총)**이다.

혈행 지배는 복부대동맥에서 분기한 **상장간막동맥**의 지배를 받는다. 이외 대장 동맥을 함께 설명하면, 하행결장 부근을 경계로 구측에 가까운 쪽은 상장간막동맥, 항문측에 가까운 쪽은 하장간막동맥의 지배를 받으며, 직장 상부는 아직 하장간막동맥 가지의 지배를 받으나 중부 이하는 이미 소화관의 성격이 적기 때문에 내장골동맥 분지의 지배를 받는다. 정맥은 동맥과 대부분 같이 주행하며 상부 직장보다 구측은 **상장간막정맥 또는 하장간막정맥**을 거쳐 **문맥**으로 흘러 들어간다. 반면 중부 직장보다 항문측은 **내장골정맥**을 거쳐 **하대정맥**으로 흘러 들어간다. 상장간막동맥 및 하장간막동맥을 따라 다수의 림프절이 존재하며 상장간막 림프절, 하장간막 림프절을 만들어 장림프 본간으로 연결된다. 또 이러한 림프관은 식후에 지방 소적을 다수 포함한 유백색의 유미(chylomicron)를 운반하기 때문에 유미관(chyliferous vessel)이라 불린다. 반면 소화관의 성격이 적은 중부 직장 이하의 림프절은 내장골 림프절과 서혜부 림프절로 연결된다.

자율신경 지배는 교감신경계로서는 하부 흉부척수(thoracic spinal cord)나 요부척수(lumbar spinal cord)에서 나온 신경이 지배하고, 부교감신경계로는 **횡행결장까지**는 **미주신경**이 **하행결장보다 항문측**은 **천골척수(sacral spinal cord) 유래의 신경**에 지배된다.

6) 대장Large intestine

길이가 약 1.6m 정도되는 약간 굵은 관으로 구측에서부터 맹장, 결장, 직장으로 나뉜다.

(1) 맹장Cecum

회장에서부터 연속하며 그 경계선인 회맹구에서는 회장이 맹장으로 함몰되어 그로 인해 생긴 주름이 판막 역할을 하여 대장의 내용물이 소장으로 역류하지 않도록 한다(**회맹판; valva ileocecalis**). 회맹부의 아래쪽에는 **충수(appendix vermiformis)**가 튀어 나와 있다. 맹장은 원칙적으로 장간막으로 싸여 있으며 이동성이 있다(임산부의 충수염에서는 복통 부위가 이동한다).

(2) 결장Colon

결장은 2가지 점에서 소장과 다른데, 첫째 결장에는 3개의 끈(**결장끈**; teniae coli)이 있으며 각각 **대망끈, 간막끈, 자유끈**으로 불린다. 소화관의 근층은 내륜, 외종의 2층 구조라고 했는데 결장에서는 바깥쪽의 외종근이 모여 끈 모양으로 변화해 있다. 둘째 결장은 3개의 끈으로 단단히 고정되어 있기 때문에 비엔나 소시지처럼 잘록한 부분이 많으며 이를 **결장팽대**(haustra coli)라고 부른다. **횡행결장과 S상결장만이 장간막이 있으며** 비교적 자유롭게 움직일 수 있다. 반면 상행결장과 하행결장은 후복벽에 고정되어 있으며 장간막이 없다.

(3) 직장Rectum

직장은 상부만이 장간막으로 덮여 있고 중부에서는 전면만이 복막(장과 장 사이가 아니기 때문에 장간막이 아님)으로, **하부 직장에 이르면 복막이 없어진다.** 직장이 골반격막을 관통하고 나서 항문(anus)에 이를 때까지의 부분을 **항문관**(canalis analis)이라고 한다. 직장 점막이 다른 대장과 같이 단층의 원주상피로 덮여 있는데 반해 항문관 하부에서는 구강이나 식도점막과 같이 중층 편평상피로 되어 있다. 또 그 중간에 위치하는 항문관의 상부에서는 다양한 세포가 혼재하는 이행상피대로 되어 있다. 항문관 주위에는 직장 근층의 내륜근이 발달해서 생긴 **내항문괄약근(평활근이며 불수의근)**과 대변을 볼 때만 이완하는 **외항문괄약근(횡문근이며 수의근)**이 배변할 때 외에는 대변이 나오지 않도록 항상 단단히 조인다. 변의(desire to defecate)는 대변이 직장 내로 들어가 직장벽의 평활근이 확장되어 직장내압이 상승했을 때 일어나며 직장내압이 더욱 상승되면 2개의 괄약근이 이완하여 배변(defecation)이 일어난다.

직장의 상부는 하장간동맥 유래의 상직장동맥, 중부 이하는 내장골동맥 유래의 중직장동맥 및 하직장동맥의 지배를 받는다. 반면 정맥계는 동맥과 같은 명칭의 정맥의 지배되는데 **상직장정맥**은 하장간막정맥을 경유하여 문맥으로 들어가지만 **중직장 및 하직장정맥**은 내장골정맥을 경유해서 하대정맥으로 흘러들어 간다. 이 3가지 정맥은 **인접한 문합을 이루며 특히 직장하부에서 발달해 정맥총**을 형성한다. 따라서 문맥압 항진 시 문맥으로 들어가기 어려워진 혈액이 내장골정맥을 경유해 심장으로 돌아오려고 하기 때문에 이 정맥총이 부풀어오르고 점막하에 결절상의 융기를 만든다. 이것을 **치핵**(hemorrhoids)이라고 부른다(최근에는 항문 쿠션의 취약화에 의해 생긴다는 견해가 유력함).

3. 생리

1) 각 영양소의 소화와 흡수

우리가 먹는 것은 탄수화물, 지방, 단백질 등의 영양소이나 탄수화물은 포도당 같은 단당류로, 지방은 지방산으로, 단백질은 아미노산으로 분해된 후에 흡수된다. 그러기 위해서는 소화가 필요하며 이 주역들은 소화액 중에 포함된 다양한 **소화 효소(digestive enzymes)**이다.

(1) 타액Saliva

프티알린(ptyalin)이라 불리는 α 아밀라제를 포함하며 이것은 탄수화물의 α-1, 4 결합을 분해해 한계 덱스트린(limit dextrin)과 말토오스(맥아당)를 생성한다(탄수화물에는 α-1, 6 결합도 있으며 이것을 분해할 수 없기 때문에 단당류에 이를 수 없는 한계가 있다). α 아밀라제의 가장 적당한 pH는 6.7로 그 위에 들어오면 즉시 분해작용이 멈추어 버린다(또 아밀라제에는 α 이외에도 분해점이 다른 β와 γ가 있지만 사람에게는 존재하지 않기 때문에 이후 α 아밀라제를 단순히 아밀라제로 표기한다).

(2) 위액Gastric juice

위액은 **주세포가 분비하는 펩시노겐**과 **벽세포가 분비하는 염산**을 포함한다. 위액의 pH는 약 1.5로 강한 산성이며 이것은 벽세포가 염산을 분비하고 있기 때문이다. 염산은 **살균 작용**을 하므로 우리가 바닥에 떨어진 음식을 주워 먹어도 안심할 수 있다. 또 염산은 **펩시노겐의 분비를 촉진**하여 더욱 더 펩시노겐에 적당한 pH를 만들어내는 역할도 담당한다. 한편 주세포에서 분비된 **펩시노겐(pepsinogen)**은 염산 및 이미 분비된 펩신의 기능에 의해서 **펩신(pepsin)**이 된다(즉 펩시노겐의 대사산물인 펩신은 펩시노겐을 점차 펩신으로 바꾸어 간다). 펩신은 단백질에 작용하여 방향족 아미노산을 연결하는 펩티드 결합을 절단하여 간다. 따라서 아미노산까지 분해하는 일은 없으며 여러 가지 분자량의 **폴리펩티드**가 생긴다. 또 펩신에 적당한 pH는 1.6~3.2라는 극단적인 산성으로 되어 있어 알칼리성인 췌장액이나 장액과 섞이면 그 작용이 멈추어 버린다.

펩시노겐은 화학 구조상 **펩시노겐 I과 II**로 나뉘는데 I은 오로지 위체부에서 분비되며 위산의 분비 부위와 일치한다. 반면 II는 위체부뿐만 아니라 유문부에서도 분비된다. 위산의 분비는 펩시노겐 I의 분비와 상관관계가 있으므로 펩시노겐 내에서는 **펩시노겐 I이 주역**이라고 생각할 수 있다.

위액의 분비기전을 살펴보면, 위의 벽세포 관강측에는 H^+-K^+를 교환하는 양성자(proton) 펌프가 있어서 이 펌프가 회전하여 위의 관강 내로 **염산이 공급**된다. 그러나 펌프가 조금만 돌면 관강 내의 H^+농도가 벽세포 내의 H^+농도를 상회해 버리기 때문에 이 작업은 농도 차이에 역행하는 에너지가 많이 필요한 작업이다. 이렇게 힘이 많이 드는 작업을 위해서는 **에너지가 필요하며 그것을 공급하는 것이 단백 키나아제의 역할**이다. 한편 벽세포의 모세혈관쪽에는 3개의 수용체가 있는데, 첫째 **무스카린(Muscarine, 아세틸콜린) 수용체**로 미주신경(부교감신경) 자극에 의해서 분비된 아세틸콜린이 수용체와 결합하면 세포 내에서 유리 Ca^{2+}의 증가를 통해 **C키나아제를 활성화**시키고 양성자 펌프를 돌린다. 둘째, **가스트린 수용체**로 가스트린이 수용체에 결합하면 똑같이 유리 Ca^{2+}의 증가를 통해 양성자 펌프를 돌린다. 셋째 **히스타민 수용체**에는 H_1수용체와 H_2수용체 2종류가 있으며 여기서 활약하는 것은 H_2수용체이다(또한 H_1수용체는 모세혈관의 투과성을 항진시키고 염증의 발현에 관여하기 때문에 H_1수용체 길항제는 감기약이나 항알레르기제로 널리 사용되고 있다. 또 H_3수용체는 시냅스 전부에 있으며 히스타민의 분비를 억제적으로 컨트롤하고 있다). 히스타민이 **H_2수용체**와 결합하면 바로 아래 있는 Gs단백에 작용하여 cAMP를 생산하고 cAMP는 **A키나아제를 활성화**시켜 양성자 펌프를 돌린다.

위액의 분비에는 cephalic phase, gastric phase, intestinal phase 3가지 단계가 있다. 우선 **뇌단계**는 상상의 세계로 입에 음식물이 들어가면 타액이 분비되는데 이때에는 타액뿐만 아니라 위액도 분비된다. 그리고 공복 시에는 음식을 보는 것만으로도 타액이 분비되며 이때에도 위액이 분비된다. 이것을 **조건반사(conditioned reflix)**라고 하며 생리학적으로는 중추신경에 발생한 흥분이 미주신경을 통해 벽세포의 무스카린 수용체를 자극하여 일어난다. 다음은 **위단계**로 여기에서는 음식이 위벽을 신전시켜 수용체를 자극하고 또 식사 중에 아미노산이 가스트린 분비를 촉진함으로써 위액의 분비가 더욱 활발해진다. 그리고 **장단계**는 위단계의 브레이크로서 기능하는데 계속 위액이 분비되면 위벽이 손상을 받을 수 있기 때문에 위액이 십이지장 점막에 닿으면 그 분비에 브레이크가 걸린다. 이것은 소장 점막에 유래하는 호르몬과 자율신경 자극에 의한 것으로 알려져 있지만 자세한 기전은 밝혀져 있지 않다.

(3) 췌장액Pancreatic juice

췌장액, 담즙, 장액은 모두 **알칼리성**으로 위액으로 인해 산성으로 변해버린 관강을 중화시킨다. 췌장액의 분비는 세크레틴과 cholececystokinin(CCK)라는 호르몬에 의해서 컨트롤되고 있다. 췌장액에는 여러 가지 소화 효소가 포함되어 있는데, 탄수화물의 분해에는 **α 아밀라제**가 관여하며 이것은 타액 속에도 존재하지만 췌장액 속의 아밀라제와는 분자구조가 다르다(타액선의 아밀라제는 S형, 췌장액의 아밀라제는 P형). P형은 S형에 비해 분자량이 작고 그 작용이 훨씬 강력한데 어쨌든 양자의 작용에 의해 탄수화물은 한계 덱스트린과 말토오스(맥아당)로 분해된다.

췌장액 속에 포함되어 있는 **트립시노겐(trypsinogen)**은 십이지장의 흡수 상피 세포에서 분비되는 **엔테로키나제(enterokinase)**에 의해서 활성화되며 트립신(trypsin)으로 바뀐다. 트립신은 폴리펩티드에 작용하며 그 끝에서 펩티드 결합을 점차 분해해 저분자로 만들어 간다. 그리고 미라 도굴꾼이 미라가 되는 방법으로 트립신이 트립시노겐을 점점 트립신으로 바꾸어 간다. 또 췌장액 속에는 **키모트립시노겐(chymotrypsinogen)**이 포함되어 있으며 트립신에 의해서 활성화되어 키모트립신(chymotrypsin)이 되고 이것도 폴리펩티드에 작용하여 저분자화해 간다. 그 외에 **프로엘라스타아제**가 있으며 트립신에 의해서 활성화되어 엘라스타아제(elastase)가 되고 탄성섬유의 주성분인 엘라스틴의 분해에 관여한다.

췌장액 속에 포함되어 있는 **리파아제(lipase)**는 중성지방(triglyceride; TG)에 작용하여 유리지방산과 모노글리세라이드(monoglyceride; MG)를 생성한다.

(4) 담즙Bile

담즙은 간에서 합성되는 **알칼리성** 물질로 담낭에서 농축된 뒤 저장된다. 담즙 내에는 소화 효소가 존재하지 않고 다만 담즙 속에 포함된 **담즙산**은 **유화작용(emulsify)과 미셀(micelle) 형성 작용**을 하여 지방의 소화 흡수에 중요한 역할을 한다. 유화작용이란 쉽게 말해 샐러드에 드레싱 오일을 잘 버무려 만든 상태로 담즙산이 없으면 기름과 물이 섞이지 않는다. 지방산과 MG에는 물에 잘 녹지 않는 소수기와 물에 잘 녹는 친수기가 있으며, 물에 기름을 떨어뜨리면 바깥쪽에 있는 소수기 때문에 기름방울이 생기는데 비누를 사용하면 소수기가 안쪽으로 친수기가 바깥쪽으로 이동해 동그랗게 되어 물에 녹게 된다(이 상태를 micelle이라고 함). 즉 **담즙산에는 비누와 같은 작용**이 있다. 이러한 담즙산의 작용은 소장 점막에서의 지방산과 MG의 흡수를 매우 용이하게 하니 담즙산의 최대 역할은 지질을 흡수하기 쉬운 상태로 만드는 것이다. 만약 담즙산이 부족하면 흡수되어 손실된 지질이 대변에 대량으로 배설되어 지방변이 될 것이다.

(5) 장액Intestinal juice

장액에는 협의(Lieberkuhn선에서 나오는 분비액)와 광의(Brunner선에서 나오는 분비액 포함)가 있으며, 모두 **알칼리성**이고 여러 가지 소화효소를 포함한다. 단백질의 분해효소로서 **아미노펩티다아제(aminopeptidase)와 디펩티다아제(dipeptidase)**가 포함되어 있다. 공장에 도착할 무렵에는 췌장액의 작용에 의해 단백질이 저분자 폴리펩티드로까지 분해되어 있지만 장액 속의 이들 효소에 의해 아미노산으로 분해된다. 아미노산은 수동적인 확산과 능동 수송을 통해 흡수 상피세포에 수용된다. 또 십이지장액에는 엔테로키나아제가 포함되어 있어 트립시노겐에서 트립신의 생성에 관여한다.

지질은 소장에 도착했을 때 이미 micelle상태가 되어 있으므로 수동적인 확산에 의해서 흡수 상피세포에 수용된다. 유리지방산의 일부는 그대로 모세혈관으로 밀려 들어가 문맥으로 들어간다. 한편 MG는 상피세포내에서 지방산과 합쳐져 **다시 TG로 합성**되고 그 주위를 **아포단백**이 둘러싸 **카이로미크론(chylomicron)**이 되고 나서 모세혈관으로 들어간다. 그 후에 는 **리포단백(lipoprotein) 리파아제**에 의해 조금씩 TG를 내면서 remnant(남은 부분, 나머지)가 되어 간으로 빨려 들어간다.

탄수화물이 소장에 도착한 시점에서는 이미 한계 덱스트린이나 말토오스까지 분해되어 있고, 장액 속에 포함된 **덱스트리나제(dextrinase)**는 한계 덱스트린, **말타아제(maltase)**는 말토오스를 분해하여 포도당을 생성한다. 이외에도 sucrose를 포도당과 과당으로 분해하는 **수크라아제(sucrase)**, 유당을 갈락토오스와 포도당으로 분해하는 **락타아제(lactase)**도 존재한다. 이와 같이 단당류까지 분해되면 세뇨관과 같이 Na^+과의 공동수송에 의해서 흡수된다.

(6) 영양소

① 탄수화물 : **타액 및 췌장액 속의 α 아밀라제**에 의해서 한계 덱스트린과 말토오스로 분해되고 **장액 속의 덱스트리나제와 말타아제**에 의해 포도당까지 분해되어 흡수 상피세포에 Na^+과의 공동수송에 의해 흡수된다.

② 단백질 : **위액 속에** 포함된(펩시노겐에서 활성화된) **펩신**에 의해 폴리펩티드로 분해, **췌장액 속의**(트립시노겐이나 키모트립시노겐에서 활성화된) **트립신이나 키모트립신**에 의해 저분자 폴리펩티드까지 분해되고, 그 후 **장액 속의 아미노펩티다아제나 디펩티다아제**에 의해 아미노산 레벨까지 분해되어 소장 점막의 흡수 상피세포에 흡수된다.

③ **췌장액 속의 리파아제**에 의해 유리지방산과 MG로 분해되고 이것들에 **담즙**이 작용해 유화하고 다시 micelle을 형성하여 소장 점막의 흡수 상피세포로 흡수가 쉬워진다.

(7) 대장Large intestine

대장도 점액을 분비하지만 그 안에는 소화효소가 전혀 포함되어 있지 않다. 대장의 역할은 **수분과 Na^+의 흡수**라고 할 수 있다. 장 내용물에서 수분을 흡수하여 만들어진 것이 바로 **반고형 상태인 대변(feces)**이다. 소화관 내로 들어가는 수분은 1일당 9L에 이르지만 그 중 98%가 재흡수된다(소장에서 약 85%, 결장에서 약 13%). 대장은 영양소의 흡수에 관여하지 않고 주된 역할은 수분의 흡수이지만 소장이 보다 중점적인 역할을 한다. 대변의 주성분은 소장에서 흡수되지 못한 셀룰로오스와 같은 음식 섬유, 인이나 칼슘 등의 무기 성분, 지방 성분, 장내 세균 등이다. 대변에 냄새가 나는 것은 셀룰로오스나 아미노산 등이 장내 세균총에 의해 분해되어 스케톨(skatole), 인돌(indole), 메탄가스 등의 유취물질을 만들어 내기 때문이다.

2) 소화관 호르몬Gastrointestinal hormone

소화관의 분비와 운동을 조절하기 위해 몇 가지 호르몬이 생산되는데 이것들은 모두 폴리펩티드이며 분자 구조상 **가스트린족과 세크레틴족** 등으로 나뉜다. 이들 호르몬은 인접한 세포에 정보를 전달하는 방분비(paracrine; 곁분비)를 중심으로 하지만 일부는 혈중으로 들어와 협의의 내분비로서 기능한다.

(1) Gastrin, cholecystokinin(CCK)

가스트린은 **위의 유문 부근과 십이지장 구부**에 존재하는 **G세포**에서 분비된다. 어원은 라틴어 위를 의미하는 gastrium으로 **위를 촉진시키는 호르몬**이다. 구체적으로 위산과 펩신의 분비를 촉진하고 위의 운동과 위 및 소장, 대장 점막의 성장을 촉진한다. 이외 하부 식도괄약근을 단단히 조이는 작용도 한다. 또 시상하부, 하수체, 일부 말초신경에서도 가스트린이 생산되지만 이들의 역할은 명확하지 않다. 가스트린은 자신의 일이 증가했을 때 분비가 촉진되니 즉 위에 음식물이 들어 왔을 때로 특히 **아미노산 자극에 민감하게 반응**한다. 또 위산의 분비가 저하하면 위를 격려할 필요가 발생하여 분비가 항진한다. 예를 들어 감염증, 악성 빈혈에서는 가스트린의 분비가 매우 뚜렷하게 증가한다. 게다가 고칼슘혈증에서도 그 분비가 항진한다는 사실이 알려져 있어 소화성 궤양이 호발한다. 반대로 위산이 지나치게 분비되면 피드백이 걸려 분비가 억제되며, 세크레틴족에 의해서도 억제된다.

Cholecysto는 담낭수축이라는 의미로 원래는 1928년 담낭을 수축시키는 호르몬으로 발견되어 CCK라고 명명되었다. 구조는 가스트린과 유사하며 가스트린족에 속한다. **십이지장이나 공장 등의 상부 소장에 존재하는 I세포**에서 분비되어 **담낭을 수축**시키고 특히 소화 효소가 풍부한 **췌장액을 십이지장 내로 분비**시키는 일에 관여한다.

(2) Secretin, glucagon, gastric inhibitory polypeptide(GIP), vasoactive intestinal peptide(VIP)

1902년 인류가 최초로 발견한 호르몬으로 그 이름도 분비를 의미하는 secretion에서 유래했다. **십이지장이나 공장 등의 상부 소장의 S세포**에서 분비되어 위를 진정시키는 작용을 하니 구체적으로는 특히 **중탄산염이 풍부한 췌장액의 분비를 촉진**함으로써 산성으로 치우친 장 내용물을 중화할 수 있으며 위를 촉진시키는 호르몬인 **가스트린의 분비를 억제**한다(세크레틴은 소화성 궤양 치료제로도 이용됨). 또 유문 괄약근을 수축시킴으로써 위 내용물이 천천히 십이지장으로 내려가게 하여 장 내용물을 중화하는데 유리하게 작용하도록 한다. 세크레틴도 자신의 일이 증가했을 때 분비가 촉진되는데 즉 산성을 띤 위 내용물이 십이지장 내로 들어가면 분비가 항진하고 췌장액에 의해 중화가 되면 분비가 억제된다.

글루카곤은 **췌장의 랑게르한스섬(Langerhans islands) A세포**에서 분비되며 **혈당을 상승**시키는 호르몬이다. 그러나 위와 십이지장의 점막 내에도 A세포가 존재하며 여기에서도 글루카곤이 분비되는데 췌장 유래의 글루카곤과는 구조식이 조금 다르지만 혈당 상승작용은 같다. 이것의 아미노산 배열은 세크레틴과 유사하여 세크레틴족에 속한다.

GIP gastric inhibitory polypeptide는 **상부 소장의 K세포**에서 분비되는 호르몬으로 **위 억제 폴리펩티드**의 영문 머리글자를 따 명명되었다. 그러나 생리적 농도에서는 그다지 작용이 뚜렷하지 않으며 실제로 위 억제작용도 그리 강하지 않다. 세크레틴족에 속하며 탄수화물이나 지질이 십이지장 내로 유입되면 그 분비가 항진하고 다시 췌장의 랑게르한스섬 B세포를 자극하여 **인슐린 분비를 촉진**한다. 즉 장관 내에 음식이 들어와야만 인슐린이 분비될 차례가 돌아오므로 그 작용이 매우 합리적이니 오히려 생체 내에서는 GIP가 이 일에 종사한다고 생각되며 최근에는 **glucose dependent insulinotrophic polypeptide(포도당 의존성 인슐린 분비 자극 폴리펩티드)**의 머리글자를 딴 것으로 설명한다.

VIP vasoactive intestinal peptide는 **혈관 작동성 소장 펩티드**의 머리글자를 따온 것으로 **소화관의 Auerbach 신경총에 존재하는 H세포**에서 분비되며 세크레틴족에 속한다. **소장에서의 수분과 전해질의 분비를 뚜렷하게 높이며**(VIP생산 종양에서는 수양성 설사 발생) 이 밖에도 **말초혈관 확장 작용과 위산분비 억제 작용**이 알려져 있다.

(3) Somatostatin, motilin

소마토스타틴은 **시상하부, 췌장의 랑게르한스섬 D세포**뿐만 아니라 **위나 소장의 점막 내에 존재하는 D세포**에서도 분비된다. 시상하부에서 분비된 것은 성장호르몬(growth hormone; GH) 및 갑상샘자극호르몬(thyroid stimulating hormone; TSH)의 분비를 억제한다. D세포에서는 주로 방분비(paracrine) 스타일로 분비되며 인슐린, 글루카곤, 가스트린, 세크레틴, GIP, VIP 등의 **많은 호르몬에 억제적으로 작용**한다. 그 결과 위액과 췌장액도 분비가 억제된다. 구조는 세크레틴 및 가스트린과 달라 어느 쪽 그룹에도 속하지 않는다.

모틸린은 **십이지장이나 공장 등의 상부 소장에 존재하는 M세포**에서 분비되며 공복 시에 약 100분마다 혈중으로 분비되며 위 십이지장에서 시작해 대장으로 전파되는 수축활동(**공복 시 소화관운동interdigestive migrating contraction; IMC)**을 유발한다. 반대로 음식물이 섭취되면 모틸린의 분비도 IMC도 정지한다. IMC의 기능은 확실하지 않지만 다음 음식물 섭취 시까지 소화관을 비워두는 데 있는 것 같으며 그 구조상 어떤 그룹에도 속하지 않는다.

4. 주요 증상과 징후

1) 복통Abdominal pain

복통에는 3종류가 있으며 각각 **체성통(somatic pain), 내장통(visceral pain), 관련통(referred pain)**으로 나뉜다.

체성통은 칼에 찔렸을 때 느끼는 통증으로 복벽에 있는 지각신경이 잘려 비명을 지르기 때문에 잘린 부분에 **국한된 격렬한 통증**이 발생한다. 이 지각신경은 미세한 **유수섬유(A-δ 섬유)**로 되어 있으며 복벽뿐만 아니라 **복막에도 분포**해 있기 때문에 염증이 복막에 이른 경우에도 체성통이 발생한다(복막염).

내장통은 충수염의 초기 등에 생기는 **막연하고 둔탁한 통증**으로 내장이나 복막에 분포한 **무수 C섬유**에 의해서 전달된다. 내장통은 관강장기가 확장, 견인되거나 평활근이 긴장했을 때 발생한다. C섬유는 **교감신경에 역행**하므로 내장통은 발한, 구역, 구토, 서맥, 빈맥 등의 **자율신경 증상을 자주 동반**한다.

관련통의 발생기전은 아직 밝혀져 있지 않지만, 일반적으로 내장통이 일어날 때 교감신경을 역행하는 C섬유가 자극을 받기 때문에 내장의 어떤 부위에서 발생한 통증이 척수의 후각으로 들어오며 예를 들어 이것을 Th10이라고 하면 그 후각에는 배꼽 주위에서 나온 지각신경도 들어온다. 그리고 내장통이 강해지면 C섬유와 체표에 분포한 지각신경에 어떤 연락이 생겨 중추신경이 내장통뿐만 아니라 체표에서의 통각 자극으로도 전달된다. 이 경우 체표에 아무런 문제가 없음에도 불구하고 내장통에 관련되어 통증이 발생한다. 이것은 체표 유래의 통증과 같기 때문에 **뚜렷한 국소부위**가 있다.

(1) 복통을 일으키는 질환

우선 복부 질환은 모두 복통을 일으킨다고 할 수 있다. 소화기의 염증성 질환은 물론 복부 대동맥류나 장간막동맥 폐색증 등의 혈행 장애, 비뇨기과 질환, 산부인과 질환도 복통을 유발한다. 흉부 질환에서도 배와 가슴은 횡격막 하나로 나뉘어져 있기 때문에 복통이 일어나는데, 예를 들어 급성 심근경색이나 자발 기흉에서 환자가 종종 '배가 아프다'라고 호소한다. 그 밖에 주의해야 할 질환으로 감염증에 속하는 아니사키스증(anisakiasis), 대사 내분비 질환인 급성 간헐성 포르피린증, 호흡기 질환인 Henoch-Schönlein 자반병, 공중보건학에서 등장하는 금속 납중독(lead poisoning) 등이 있다. 또 복통을 주요증상으로 하고 긴급처치가 필요하며 진단이 용이하지 않은 경우를 **급성 복증(acute abdomen)**이라고 하며, 우선 급성 복증으로 응급 처치를 시행한 후 그 다음 진단에 필요한 검사를 실시한다. 따라서 복통을 일으키는 질환의 대부분은 급성 복증을 일으킬 가능성이 있다.

(2) 각 질환의 복통의 특징

몇 가지 질환은 특징적인 복통을 초래하기 때문에 진단에 참고가 된다.

① 복통의 부위

일반적으로 복통은 원인이 되는 장기 부근에 발생한다. 예를 들어 간, 담도계 통증은 우상복부, 비장이나 췌장의 통증은 좌상복부, 충수염은 우하복부, 직장의 통증은 좌하복부에 일어나지만 예외는 얼마든지 있을 수 있다.

② 식사와의 관계

소화기는 음식물이 지나가는 통로이기 때문에 복통과 식사 사이에는 관련성이 발견된다.

㉮ 소화성 궤양 : 소화성 궤양의 유발원인 중 위산에 의한 점막손상은 음식물이 관강 내로 들어와 위산이 중화되면 통증이 줄어든다. 즉 소화성 궤양의 통증은 **공복 시에 강하다.** 특히 음식을 섭취한 후 시간이 많이 지난 야간에 일어나는 사례가 많으며 환자는 **밤에 항상 같은 시간대가 되면 아프다**고 호소한다. 다만 궤양이나 그 반

흔으로 소화관이 신전하기 어렵게 된 경우에는 소화관에 음식이 들어오면 억지로 신전을 당하기 때문에 반대로 **식후에 복통**이 뚜렷해진다. **십이지장 궤양**은 신장성이 손상되는 경우가 적기 때문에 원칙대로 **공복 의 복통이 대부분**이지만 **위궤양**은 **공복 시 뿐만 아니라 식후에도 복통**을 일으키기도 한다.

㉯ 통과 장애 : 음식물이 소화관 내를 통과하기 어려운 상태이므로 **식후 복통**이 일어난다. 식도열공 헤르니아와 장폐색(ileus) 등을 들 수 있다.

㉰ 과민성 대장 증후군 : 심인성에 기인해 대장 운동이 이상을 일으킨 상태로 **대장 내에 쌓인 가스가 소화관을 압박하여 복통**을 유발한다. 따라서 **배변을 원활하게 하거나 장내가스를 제거하면 회복**된다.

㉱ 담도계 질환, 췌장염 : **지방이 풍부한 식사**를 하면 **식후에 복통**이 일어난다.

㉲ 소화관의 혈행장애 : 소화관 내에 흡수되는 물질이 많으면 그만큼 소화관의 혈류도 증가한다. 소화관의 혈행장애가 있으면 증가해야 할 혈류가 부족해 허혈상태에 빠지고 복통을 호소한다. 이 현상이 노작성 협심증과 유사하기 때문에 **장관(angina)**이라고 부르기도 한다. 예를 들어 **상장간막동맥 협착증**에서는 **소장에 음식이 도달하는 시간(식후 20~60분)과 일치해 매우 뚜렷한 복통**이 발생한다.

③ 복막자극 증상

㉮ 근성방어muscular defence : 복막에 염증이 생기면 복벽의 긴장이 높아지며 이때 복벽을 손바닥으로 가볍게 압박하면 마치 판처럼 딱딱하게 느껴지는데 이것을 근성방어라고 한다. **초기에는 그 부위가 국한**되어 있다. 예를 들어 충수염에서는 우하복부에 일치해서 나타나지만 복막 전체에 염증이 퍼지면 근성방어도 **복벽 전체**에 나타난다.

㉯ Blumberg징후 : **복벽을 가볍게 압박하다 갑자기 압박을 해지**하는데 복막염이 있으면 이때 복통을 호소한다. 기전은 명확하지 않으나 염증에 의해 복막의 피자극성이 높아진 때문으로 생각된다.

2) 복부 팽만Abdominal fullness

(1) 복부 종괴Abdominal tumor

복부에 만져지는 종괴이며 이 때문에 복벽이 늘어나 배가 팽창 융기한다. 질환에 따라 부위가 다르며, 예를 들어 심와부 종괴에서는 위암, 우상복부 종괴에서는 간과 담도계 질환, 좌상복부 종괴에서는 비장종대(splenomegaly)를 의심한다. 또 여성의 하복부 종괴에서는 난소 종양, 자궁근종, 자궁외 임신 등의 산부인과적 질환도 염두에 두어야 한다.

(2) 복수Ascites

복강 내에 유동성의 액체가 저류한 상태로 그 양이 1L를 넘을 때부터 복부팽만을 일으킨다. 영상진단에 의해서는 100㎖ 정도 소량의 복수도 검출할 수 있다. 복수도 흉수와 마찬가지로 단백 함유량에 따라 삼출액과 누출액으로 나뉘는데 일반적으로 그 수치가 2.5g/dL를 넘으면 **삼출액**, 미만이면 **누출액**이 된다. 양자에서는 피브리노겐을 풍부하게 함유한 경우가 많으며 때로 침전된 피브리노겐이 보인다. 암성 복막염이나 세균성 복막염에서는 삼출액, 간경변에서는 누출액이 원칙이지만 반드시 그렇지 않은 경우도 있다. 복수의 대부분은 투명한 담황색이지만 **암성 복막염**에서는 종종 **혈성 또는 유미성**이 되며 유미성은 암세포가 림프관을 침범하여 복강과의 교통이 생기기 때문이다. 또 **세균성 복막염**에서는 호중구가 증가하여 **복수가 혼탁**한 경우가 있다.

(3) 고창Meteorism

소화관 내에 비정상적으로 기체가 저류한 상태이며 배를 두드리면 북소리가 난다. 원인은 첫째 **공기연하증(aerophagia)**으로 일반적으로 연하 시에 공기를 함께 삼키지만 양이 적기 때문에 배가 팽창하는 일은 없으나 신경질적으로 과환기(hyperventilation)를 일으키기 쉬운 사람은 자주 대량의 공기를 삼킨다. 삼킨 여분의 공기는 입으로 나와 **트림(belching)**을 반복한다. 또 장내에 도착한 공기는 고창을 초래하며 방귀도 많아진다. 둘째 장관 내에서의 과잉 가스 생산으로 대장 내의 정상 세균총은 음식을 발표하여 가스를 생산하는데 **발표성 식품을 대량으로 섭취**하면 가스 생산도 과다해져 고창을 일으킨다. 또 대장의 세균총이 본래 생존이 허락되지 않는 소장으로까지 밀려 들어가 여기서 발표 작업을 했을 때(**맹관 증후군blind loop syndrome** 등)도 같다. 셋째 장관 내의 가스 처리 문제로 장관 내에서 발생한 가스는 방귀 또는 흡수와 같은 몇 가지 방법으로 처리된다. 따라서 장관 내에 **통과 장애**가 있어(ileus 등) 가스가 직장까지 도달하지 못하면 방귀가 나오지 않아 고창이 된다. 또 장의 **혈행 장애**가 있어(장간막 동맥폐색증 등) 가스가 혈액 속으로 용해되지 못하면 역시 고창을 초래한다.

(4) 기복Pneumoperitoneum

복막성 고창(meteorismus peritonealis)이라고도 하며 넓은 의미로는 고창에 속하지만 소화관 바깥쪽 복강 내에 기체가 저류한 상태이며 그 대부분은 **소화관의 천공**에 의해서 발생한다.

3) 구역 · 구토Nausea vomiting

구역은 토하고 싶은 절박한 욕구, **구토**는 복압이 상승하여 입으로 위 내용물을 토해내는 것이다. 대부분은 구토에 선행하여 구역이 생기지만 두개내압 항진 시처럼 구역을 동반하지 않고 갑자기 구토하는 경우도 있다. 구토는 **연수의 제4뇌실 부근**에 존재하는 **구토중추**가 자극되어야 하니 예를 들어 뇌종양, 뇌혈관 장애, 수막염 등으로 두개내압이 항진하면 **구토중추를 직접 압박하여 구토를 유발**하며 이것을 **중추성 구토**라고 한다.

반면 **말초 유래의 자극이 구토중추를 자극하여 구토를 유발**하는 것을 **말초성 구토**라고 하며, 모두 **구역이 선행**한다. 말초성 구토에는 3가지 기전이 있으며, 첫째 **구심성 자극**으로 소화관 점막에 가지를 뻗은 교감신경 및 미주신경(부교감신경)이 위험을 감지하여 구토중추에 도움을 요청한다. 예를 들어 소화기계 이상으로 인두 자극, 위장 자극, 복막 자극 등이 대표적이며, 또 빈도가 낮긴 하지만 급성 심근경색, 비뇨기과 질환, 산부인과 질환도 원인이 되고, 멀미(동요병)나 Meniere병에서도 위험상황을 감지한 內耳가 소뇌를 경유해 구토중추를 자극하기 때문에 구토를 유발한다. 둘째 **화학수용체 방아쇠영역(chemoreceptor trigger zone; CTZ)**을 통한 구토중추 자극이다. CTZ는 제4뇌실저에 존재하는 신경세포군으로 혈액 중의 구토유발 물질 등에 의해 흥분하여 인접한 구토중추를 자극한다(이 뉴런의 자극전달 물질은 **도파민**). 대표적인 것은 급성 알코올 중독이며 또 요독증에서의 요독소, 당뇨병에서의 케톤체, 임신 시의 입덧, 방사선 치료, 다양한 전해질 이상 등에서도 CTZ 자극을 통한 구토가 일어난다. 모르핀과 같은 아편류에도 같은 작용이 있고, **악성 종양의 화학요법 시**에도 자주 강한 구역, 구토를 유발하는데 그 기전은 아직 규명되어 있지 않지만 화학요법으로 인해 소화관 점막에 있는 **장관 크롬친화성 세포(enterochromaffin cells)**에서 **세로토닌(serotonin, 5-HT)**이 분비되고 이것이 CTZ에 있는 **5-HT수용체(특히 5-HT$_3$수용체)**를 자극하기 때문으로 여긴다. 더욱이 점막에 분비된 세로토닌이 미주신경 말단에 있는 5-HT$_3$수용체를 자극하여 구심성 자극을 통해 구토중추가 자극된다는 경로도 지적되고 있다. 셋째 **강한 정신적 자극**이 대뇌피질을 경유해 구토중추를 자극하는 것으로 온몸의 털이 곤두설 듯한 물체를 보았을 때에 생기는 구토가 대표적이다.

구토물은 담즙을 포함한 것과 포함하지 않는 것이 있으니 담즙은 **Vater 유두**에서 십이지장으로 분비되므로 이것보다 구측의 구토물이면 담즙을 포함하지 않는다.

구토억제제(antiemetics)의 종류로는 첫째 **항히스타민제**로 **구토중추의 H$_1$수용체를 차단**함으로써 구토억제 작용을 한다. 다만 그 작용이 그다지 강하지 않아 주로 멀미와 Meniere병 등의 구역, 구토에 이용된다. 둘째 **도파민 수용체(특히 D$_2$수용체) 차단제**

로 **CTZ의 도파민 작동성 뉴런을 억제**해 구토중추의 자극을 피한다. 정신분열증에 사용되는 클로르프로마진에도 구토억제 작용이 있지만 진정작용이 지나치게 강하기 때문에 보통은 사용되지 않는다. 대신 임상에서는 **metoclopramide**가 자주 사용된다. 또 혈액뇌관문을 통과하기 어려운 D_2차단제(말초성 D_2차단제)인 **domperidone**에도 같은 효과가 있으며 안전성이 높아 특히 소아과 영역에서 자주 사용된다(제4뇌실저에는 혈액뇌관문이 존재하지 않기 때문에 본 약제는 중추신경의 이 부분에만 특이적으로 작용할 수 있다). Metoclopramide나 domperidone은 CTZ를 매개로 한 구토뿐만 아니라 소화관 내용물의 정체를 제거할 수 있기 때문에(소화관의 Auerbach 신경총에 작용해 연동을 항진시킴) 소화기계질환에 유래하는 구토에도 적응증이 된다. 다만 CTZ나 소화관과 관계가 없는 내이 유래의 구토에는 효과가 없다. 셋째 **선택적 5-HT_3 수용체 차단제**로 **ondansetron**이라는 약제가 개발되었다. 본 약제는 CTZ의 흥분을 확실하게 억제해 강력한 구토억제 작용을 발휘한다. 현재는 오직 악성 종양에 대한 화학요법시 일어나는 구토에 대해서만 사용되고 있다.

4) 가슴쓰림Heartburn, pyrosis

흉골하부 또는 심와부에 느끼는 작열감으로 건강한 사람이라도 과식을 했을 때 발생할 수 있다. 이것은 위액이 식도로 역류해 식도점막을 자극하기 때문이며, 종종 트림(belching)을 동반한다. 대표적인 질환으로 위액의 역류가 병적으로 된 **역류성 식도염**을 들 수 있다.

5) 변비Constipation

흔히 변이 잘 나오지 않는 것으로 생각하지만 의학적으로는 **변이 장기간 장관 내에 머물러 수분이 과다 흡수되어 대변 중의 수분량이 매우 적어진 상태**로 정의한다. 크게 기능성, 기질성, 증후성 변비 3가지로 나뉜다.

(1) 기능성 변비

① 이완성 변비atonic constipation : 장관의 연동이 약해져 변의 체류 시간이 늘어난 것으로 노인, 비만, 임산부 등에서 볼 수 있다.

② 경련성 변비spastic constipation : 장관의 긴장이 과잉되어 **장관의 분절운동이 강해진 것**이다. 분절운동으로 인해 변이 계속 눌려 좀처럼 항문 쪽으로 진행하지 못한다. 또 계속 눌린 변은 **토끼똥**처럼 된다. 본증의 전형적인 예는 **과민성 장증후군**에서 볼 수 있다.

③ 직장성 변비rectal constipation : 변이 직장 내로 들어가면 직장벽이 확장되고 그 자극이 천골척수(sacral spinal cord)의 부교감신경에 전달되어 변의를 느끼게 된다. 그러나 부교감신경이 그 자극에 둔감한 경우에는 변의를 느끼지 못하기 때문에 변비가 된다. 본증의 대부분은 불규칙한 배변습관으로 인한 **습관성 변비**이며 여행지나 기숙사 생활에서 많이 생긴다.

(2) 기질성 변비

소화관의 통과장애에 기인하며 대장암 등의 소화관 내 종괴, 산부인과 질환이나 비뇨기과 질환 등의 소화관 외 종괴, 장폐색 같은 소화관 자체의 협착 등이 원인이 된다.

(3) 증후성 변비

소화기 이외의 질환에 기인한 것으로 매우 많은 질환이 원인이다. 예를 들어 자율신경에 문제가 있는 **당뇨병**이나 **Parkinson병**, 소화관의 운동과 긴장성이 저하하는 **갑상샘기능저하증**, **급성 간헐성 포르피린증**, **금속 납중독**, 모르핀이나 코데인 등의 **아편류의 투여**, 배변 시의 수분량이 적어지는 **탈수 시** 등을 들 수 있다.

6) 설사Diarrhea

수분 함유량이 높은 변을 배설하는 상태로 대부분은 여러 차례의 배변을 동반한다.

① **장관에서의 수분 흡수에 장애가 있을 때**의 전형은 **흡수불량 증후군**이다. **염류, 설사약**과 같은 비흡수성의 고삼투압성 약물을 투여할 때도 이 형태의 설사가 된다(삼투압 균형에 역행하여 장관에서 상피세포 내로 수분을 흡수할 수 없게 되기 때문이다). 또 **가스트리노마(gastrinoma)**에서도 흡수 불량에 의한 설사가 일어난다. 그 이유는 과잉 생산된 가스트린이 위산의 분비를 항진시켜 소장의 내용물이 산성으로 치우쳐 소화 효소가 적당한 pH를 유지할 수 없기 때문이다.

② **장관으로 수분이 지나치게 분비될 때**는 다양한 **소화관 감염증, 식중독, 카르시노이드(세로토닌 생산 종양), VIP 생산 종양** 등을 들 수 있다. 세로토닌이나 VIP 등의 호르몬은 장관 내로 수분 분비를 항진시키는 작용이 있기 때문이다.

7) 소화관 출혈Gastrointestinal hemorrhage

(1) 토혈과 혈변Hematemesis, melena

소화관의 출입구는 구강과 항문뿐이기 때문에 소화관에서 출혈이 발행하면 혈액 또는 그 변성 물질이 구강(**토혈**)이나 항문쪽(**흑색변 혹은 혈변**)으로 나온다. 일반적으로

위에서 구측의 출혈은 토혈, 십이지장에서 항문측의 출혈은 혈변이 되는데 이것이 토혈을 일으키려면 유문을 거꾸로 통과해야 하므로 상당히 어려운 일이다.

(2) 상부 소화관 출혈과 하부 소화관 출혈

십이지장에서 구측의 출혈을 상부 소화관 출혈, **공장에서 항문측의 출혈**을 하부 소화관 출혈로 나누기도 한다. 빈도는 상부 소화관 출혈이 70~80%, 하부 소화관 출혈이 20~30%이다. 그리고 상부 소화관 출혈 중에서는 **위 · 십이지장 궤양이 가장 많으며, 위 악성 종양, 급성 위점막병변, 식도 · 위정맥류**가 그 다음으로 많아 이들 4가지 질환이 그 대부분을 차지한다. 한편 하부 소화관 출혈로는 **대장암, 치핵, 궤양성 대장염, 허혈성 장염** 등이 중요하다.

(3) 특징

토혈과 하혈은 출혈 부위에 따라 상태와 특징이 다르다. 토혈의 경우 **식도 출혈에서는 신선한 혈액**을 토해내고 **위 출혈에서는 커피 찌꺼기 같은 모양**이 되는데 혈액이 위액에 의해 산화되어 검은 헤마틴으로 변성하기 때문이다.

혈변은 반대로 **항문에 가까운 직장이나 S상 결장 출혈에서는 신선한 혈액**이 배설되며 이것을 흑색변과 구별해 **혈변(hematochezia)**이라고 부른다. **이보다 상부에서의 출혈은 흑색의 점조성을 띤 타르변**이 된다. 이것은 혈액이 위산에 의해 산화되고 다시 장내 세균총에 의해서 황화(sulfuration)되기 때문이다. 다만 원래는 혈변이 되어야 할 출혈이라도 장시간 장관 내에 머물고 있다가 배설되면 산화나 황화의 영향을 받아 타르변이 되기도 한다. 또 원래는 타르변이 되어야 할 출혈이라도 장관의 연동이 뚜렷하게 항진해 있으면 산화나 황화의 영향을 받을 시간이 없기에 혈변이 되기도 한다.

(4) 증상과 검사 및 치료

먼저 vital sign을 체크하고 중증도를 판정함과 동시에 필요에 따라 기도 확보, 혈관 확보(수액), 인공 호흡과 같은 응급 처치를 실시한다. 치료를 위해 출혈 부위 확인이 절대적으로 필요하며 증상으로 상부 혹은 하부 소화관 출혈이 의심된다면 각각 비강 또는 구강 및 항문을 통한 응급 내시경검사를 실시한다. 내시경검사를 통해 얻은 정보는 치료에 반드시 필수적이며 내시경검사의 위험성은 출혈 시에나 비출혈 시에나 그다지 변화가 없으므로 주저하지 말고 실시해야 한다. 다만 출혈이 심하면 출혈 부위의 확인이 곤란하므로 경비위관을 삽입해 내용물을 흡인한 뒤 위내세척을 하거나 관장을 실시한 후 내시경검사를 실시한다. 내시경이 닿지 않는 소장에서의 출혈이나 출혈이 심해 아무리 세척을 해도 출혈 부위를 확인할 수 없을 때는 응급 혈관조영술을 실시해 조영제가 혈관 밖으로 나오는 부위를 찾아내 진단한다. 내시경검사는 그 자체가 치료로 이어진다. 내시경적으로 고장식염수 + 에피네프린이나 100% 에탄올을 국소 주입하거나 고주파나 heat probe로 출혈 부위를 소작하는 등의 방법으로 지혈을 할 수 있다.

2절 간·담낭

1. 해부

1) 간

복막에서 생긴 **겸상인대(falciform ligament)에 의해 좌엽과 우엽**으로 나뉜다. 겸상인대는 그 하연에 **간원삭**(round ligament of liver)이라는 부분이 있으며 그것은 태생기에 태반에서 간으로 혈액을 운반한 배꼽정맥(umbilical vein)이 출생 이후에 폐쇄되어 생성된 섬유삭이다. 간의 뒷면(다양한 장기에 접하므로 장측면이라고 함)에서 살펴보면 한가운데에는 **간문부**가 존재하며 중요한 혈관이나 담관 등의 출입구가 된다.

간으로 들어오는 혈관은 **문맥(portal vein)과 간동맥(hepatic artery)** 2개로 이루어져 있으며 **문맥은 기능 혈관**으로 그 내용물은 정맥혈(다만 산소포화도는 평균적으로 75%나 되며 말초정맥혈에 비해 동맥과 매우 유사한 내용으로 이루어짐)이고, **간동맥은 영양 혈관**으로 동맥혈을 포함하고 있다. 간은 다양한 물질의 생합성에 관여하고 있어 그 재료를 많이 포함한 혈액이 필요하게 된다. 또 그 재료는 食餌 유래이므로 영양분을 흡수한 지 얼마 안 된 소화기계의 정맥으로부터 혈행을 받으니 **문맥을 거슬러 올라가면 상하의 장간막 정맥과 비장 정맥 등 3개 정맥의 합류** 지점에 도달할 수 있다. 한편 **간동맥**은 복부대동맥에서 나온 **복강동맥의 가지**로 이루어져 있다. 이에 반해 간에서 나가는 혈관은 **간정맥(hepatic vein)** 하나뿐이다. 간 내에서 재료공급과 산소공급을 마친 모세혈관이 점차 모여 소정맥, 간정맥이 되며 간문부와는 별도로 **장측면 위쪽**에서 나가며 곧바로 **하대정맥**으로 들어가 우심방으로 되돌아온다.

담도계의 주행을 살펴보면, 담즙이 간세포에서 합성되어 간 내의 **모세담관**으로 보내지고 점차 합류하여 **우간관(right hepatic duct)과 좌간관(left hepatic duct)**이 된다.

2개의 간관이 간문부에서 합류하여 **총간관(common hepatic duct)**이 되며 약 4㎝를 하행하여 담낭에서 나온 **담낭관과 합류**한다(이 지점을 **3관 합류부**라고 하며 총간관, 담낭관, 총담관을 말함). 담낭관과 합류한 후에는 그 명칭이 **총담관(common bile duct)**으로 바뀌며 약 10㎝를 주행해 **췌관과 합류**한 직후에 십이지장 하행부의 내강으로 열린다. 이 부분은 Vater 유두라고 하며 그 주위에 위치한 Oddi 괄약근으로 단단히 조여져 있다.

간의 조직은 **글리슨초(Glisson's sheath)**로 둘러싸인 육각형의 **간소엽(lobule of the liver)**으로 이루어지며 한가운데에는 **중심정맥이 존재**하여 이를 중심으로 간세포가 일렬로 나열(**간세포삭hepatic cell cord**이라고 함)되어 방사선상으로 펼쳐져 있다. 기능혈관인 문맥과 영양혈관인 간동맥은 동양혈관에서 합체한 후 중심정맥으로 들어가는데 열을 이룬 간세포삭은 **동양(洞樣血管sinusoidal capillary)**을 통해 넓게 혈액과 물질을 교환한다. 동양에는 macrophage계의 **Kupffer 세포**가 가로 놓여 있어 왕성한 탐식 능력이 있어서 노쇠한 적혈구와 이물 처리 등을 담당한다.

간세포의 사이에는 모세담관이 존재하며 간세포에서 분비되는 담즙은 이곳으로 유입되어 **동양과 반대 방향(중심정맥에서 멀어지는 방향)**으로 담즙을 보내고 글리슨초 내를 주행하는 소엽간담관을 이룬 후 반복적인 합류를 통해 좌우의 간관까지 도달한다.

2) 담낭Gallbladder(vesica fellea)

간의 장측면 담낭와에 꼭 들어맞는 서양배 모양의 장기로 **경부 · 체부 · 저부**의 3부분으로 나누어진다. 경부는 S상으로 구부러진 다음 담낭관으로 이행하며 간에서 나오는 총간관과 합류하여 총담관이 된다. 담낭의 대부분은 장막으로 덮여 있으며 담낭벽은 안쪽부터 점막층, 근층, 결합조직층, 장막의 4층 구조로 이루어진다. 다만 담낭벽에는 위벽이나 장벽에서 보이는 점막 하층과 점막근판이 없다.

2. 기능

1) 간

(1) 담즙 생성과 빌리루빈의 대사

중요하므로 다음 항목에서 설명한다(p. 131 참고).

(2) 혈장단백질Plasma protein과 요소의 합성

혈장 속에는 알부민(albumin), 합토글로빈(haptoglobin), 트랜스페린(transferrin), 세

룰로플라스민(ceruloplasmin), 혈액응고에 관한 단백질, 보체 C_3 등 다양한 단백질이 함유되어 있으나 그 대부분이 간에서 합성된다. 한편 오래된 아미노산은 처리되어야 하는데 이 과정은 주로 간에서 이루어져서 간에서는 아미노산으로부터 $-NH_2$기를 분리하지만(탈아미노화 되지만) 이대로는 유해한 암모니아가 생산되므로 **요소 회로(ornithine 회로)**로 보내 요 중으로 배설되기 쉬운 **요소(urea)를 합성**한다.

(3) 지방질Lipid 대사에 관한 기능

Very low-density(VLDL), low-density(LDL), high-density(HDL) lipoprotain이라는 **지질단백(lipoprotein)을 합성**하여 혈중으로 보낸다.

(4) 당의 저장과 방출

간은 혈당치가 높을 때에 포도당을 수용하고 **글리코겐으로 합성하여 저장**되며, 혈당치가 낮을 때에는 **글리코겐을 분해하여 포도당을 방출**함으로써 혈당치의 항상성에 관여한다.

(5) 비타민 D 대사에 관한 기능

비타민 D의 활성화에는 2단계의 수산화(hydroxylation)가 필요하며 제1단계는 간의 작용으로 **C_{25}位의 수산화**가, 제2단계는 신장의 작용으로 C_1位의 수산화가 이루어진다.

(6) 호르몬 대사에 관한 기능

인슐린과 글루카곤의 분해, 부신피질 스테로이드와 성호르몬(특히 에스트로겐과 프로게스테론)의 불활성화 등이 이루어진다.

(7) 유해물질 해독과 각종 약물의 대사

간세포의 **활면소포체**(smooth endoplasmic reticulum)에는 **글루쿠론산 전이효소(glucuronyltransferase)가 풍부**하게 존재하여 유해물질을 글루쿠론산 포합(glucuronate conjugation)으로 무독화시킨다. 또 어떤 종류의 물질은 혈중에서 간세포(uptake)로 되어 담즙과 함께 장관 내로 배설된다.

2) 담낭

간에서 합성된 담즙(**간담즙liver bile;** 수분 97%)의 대부분은 담낭으로 유입되는데,

담낭은 담즙의 단순한 저장고가 아니라 담낭 내에서는 **담즙의 농축**이 이루어지며 간 담즙은 **담낭담즙**(수분 89%)이 된다. 담낭을 압박하여 담즙을 배출하는 역할을 담당하는 것은 CCK이며 **난황(vitellus)과 황산마그네슘(magnesium sulfate)** 등에는 CCK와 유사한 작용이 있어 **담즙배출 촉진제(choleretics)**라 불린다.

◈ 이담제(cholagogue)는 간세포에서의 담즙 합성을 촉진하는 약제이다. 대표적인 이담제로는 담즙산을 들 수 있다.

3. 담즙의 조성과 빌리루빈 대사

1) 담즙산Bile acid

담즙은 알칼리성 액채로 전해질, 담즙산, 빌리루빈 등을 함유하며 십이지장 내로 매일 500㎖가 분비된다. 담즙에는 **유화작용(emulsify)과 미셀(micelle) 형성작용**이 존재하고 그 주역이 되는 것은 담즙산이다.

담즙산은 간에서 콜레스테롤로부터 만들어지며 부신피질 호르몬과 마찬가지로 **스테로이드환**을 갖고 있다. 담즙산은 **글리신(glycine)이나 타우린(taurine)과 포합**되어 있고(간에서 글리신이나 타우린의 포합을 받아) 또 알칼리성 담즙 속에서는 Na이나 K와도 결합하며 **담즙산염(bile salt)** 상태로 존재한다. **포합(conjugation)**이란 약물이나 체내에서 생성된 유독한 물질을 글루쿠론산, 글리신, 타우린 등의 물질과 결합시켜 해독하는 기전을 말하며 결합의 한 형태라고도 할 수 있다.

담즙산에는 몇 가지 종류가 있으나, 간에서 주로 합성되는 물질(일차담즙산)로는 **콜린산(cholic acid)과 케노데옥시콜린산(chenodeoxycholic acid)** 2가지가 중요하다.

십이지장으로 분비된 담즙산 중 **95%는 소장에서 재흡수**되는데 소장의 흡수는 일반적으로 상부의 공장에서 활발하지만 담즙산의 재흡수는 **회장 말단(terminal ileum)**에서 이루어진다. 즉 지방을 흡수하는 담즙산의 임무를 완수하기 이전에 재흡수되지 않도록 회장 말단에서 재흡수된 담즙산은 문맥을 경유하여 간으로 되돌아와 다시 담즙 내로 분비된다. 이처럼 담즙산은 소화기 내에서 매우 중요한 역할을 하기 때문에 몇 번이나 다시 사용된다. 이러한 구조를 **장간순환(enterohepatic circulation)**이라 하며, 사람의 경우는 하루에 6~8회의 장간순환이 이루어진다.

나머지 5%의 담즙산은 결장에서 장내 세균총에 의해서 분해되어 콜린산은 **데옥시콜린산(deoxycholic acid)**으로 케노데옥시콜린산은 **리토콜린산(lithocholic acid)**으로 각각 변한다(이차담즙산). 그리고 데옥시콜린산은 결장에서 흡수되어 다시 문맥을 경유해 장간순환을 하고 리토콜린산은 거의 흡수되지 않고 그대로 배설물 내에 소실되어 버린다.

2) 담즙 색소Bile pigment

(1) 성분과 경로

누런빛을 띠는 담즙이나 대변이 누런빛을 띠는 것도 담즙 색소(담즙 색소의 대사산물) 때문으로 담즙이 십이지장 내로 분비되지 않으면 대변은 회백색이 된다.

담즙 색소의 주성분은 **빌리루빈(bilirubin)의 글루쿠론산염(포합형 빌리루빈)**으로 그 루트는 **헴단백질(hemoprotein)**에 있다. 먼저 헴단백질 내의 포르피린(porphyrin)환이 파괴되어 **녹색 빌리베르딘(biliverdin)**이 되고 이것이 다시 환원되어 **금색의 빌리루빈**에 이른다. 또 이것은 피하혈종의 적색 → 녹색 → 금색이라는 색조 변화와 같은 원리로 국소(피하혈종 부위)에서 대식세포가 헴단백질 분해작용을 한다.

헴단백질은 주로 적혈구 내에 존재하므로 담즙 내에 있는 빌리루빈의 **약 80%가 적혈구에서 유래**한다. 약 20%는 적혈구 유래가 아니며 이를 **조기 빌리루빈(early bilirubin; shunt bilirubin)**이라고 하는데 **간의 시토크롬(cytochrome)과 카타라제(catalase) 내에 있는 헴단백질에서 유래하는 비조혈 성분**과 **무효조혈(ineffective erythropoiesis) 과정에서 생성되는 조혈 성분**의 2가지로 분류된다.

> ◈ 용혈성 빈혈(hemolytic anemia)일 때에 증가하는 빌리루빈은 순수한 적혈구 유래이며 조기 빌리루빈이 아니다.

(2) 빌리루빈 대사

빌리루빈(비포합형)은 지용성으로 그 자체로는 혈액에 용해되지 않기 때문에 알부민과 결합해 있다(빌리루빈의 포합형과 비포합형은 글루쿠론산 포합의 유무에 따라 결정되므로 알부민과 결합했어도 글루쿠론산과 포합되어 있지 않은 이상 비포합형이다).

알부민과 결합하여 간까지 운반된 빌리루빈은 이곳에서 알부민과 분리되어 **세포막 수송체**(현재까지 여러 개의 유기 음이온 수송체organic anion transporter가 발견됨)의 도움을 받아 간세포로 수용되고 수용된 빌리루빈은 세포 내 결합단백질(binding protein)인 **리간딘(ligandin)**과 결합해 신속하게 **활면소포체**로 운반된다. 활면소포체에서는 **글루쿠론산 전이효소(glucuronosyltransferase)의 일종인 1형 이인산유리딘·글루쿠론산 전이효소(uridine diphosphate glucuronosyltransferase-1; UGT-1)**에 의해 글루쿠론산과 결합하여 포합형 빌리루빈이 된다. 또 글루쿠론산 1분자와 결합한 빌리루빈은 bilirubin monoglucuronide(BMG), 글루쿠론산 2분자와 결합한 빌리루빈은 **bilirubin diglucuronide(BDG)**라고 하여 사람의 경우에는 대부분 BDG가 된다. 그리고 포합형 빌리루빈은 **multidrug resistance-associated protein2(MRP2)**라는 수송체의 작용을 통해 모세담관 내로 수송된다. 간세포가 모세담관으로 빌리루빈을 수송하는 작업은 농도 차이에 완전히 역행하므로 강력한 능동 수송이 필요하고 이를 위해서 지용성인 비포합형 빌리루빈에서 **수용성 성질이 있는 포합형**으로 변한다.
모세담관으로 수송된 포합형 빌리루빈의 대부분은 담즙의 한 성분으로서 십이지장내로 분비된다. 그리고 장내 세균총의 환원작용을 받아 **우로빌리노겐(urobilinogen)**과 같은 우로빌리노겐체가 된다. 이들 대부분은 배설물 속으로 배설되고 일부는 장관에서 재흡수되는데 빌리루빈은 헴단백질의 처리과정에서 생성된 불필요한 물질이기 때문에 **예외적으로 그 일부가 재흡수**될 뿐이다. 재흡수된 우로빌리노겐은 문맥을 경유하여 간으로 되돌아와 담즙 내로 배설되지만(장간순환) 일부는 대순환(하대정맥 → 심장 → 신장)을 거쳐 요 중으로 배설된다(요 중 우로빌리노겐).
한편, 모세담관으로 수송되지 않은 포합형 빌리루빈은 혈액 속으로 유입되어 요빌리루빈(urine bilirubin)으로 배설된다.

> ◈ 비포합형 빌리루빈은 물에 용해되지 않으므로 요 중으로 나타나는 일이 없다.

4. 황달Jaundice(icterus)

혈청 총 빌리루빈 수치가 **2.0㎎/dL를 초과**하면(고빌리루빈혈증hyperbilirubinemia이 일정 한도를 넘으면) 먼저 눈의 결막이 노랗게 되고 점차 피부까지 노랗게 되어 **황달**이라고 하며(정상수치 0.5~1.0㎎/dL), 육안으로는 황달을 알 수 없지만 혈청 총 빌리루빈이 정상 상한치를 초과했을 때를 **불현성 황달**이라고도 한다.
황달 이외에도 피부가 노랗게 되는 상태로서 **감색피증(aurantiasis)**, **카로틴증(carotenosis)**이 있으며 감색피증은 감귤류, 당근, 호박과 같은 카로틴(carotene)이 많이 함유된 음식을 다량으로 섭취하거나 카로틴의 분해능이 약해진 경우(**갑상샘기능**

저하증)에 체내에 카로틴이 축적되어 발생한다. 카로틴은 피하지방을 중심으로 축적되기 때문에 감색피증에서는 **결막이 노랗게 되지 않는다.**

포합형과 비포합형 빌리루빈은 임상의학에서는 직접형과 간접형이라는 표현을 선호하는데 diazo reaction을 이용한 빌리루빈 분석에서 양성(포합형 빌리루빈)이면 색을 띠는데 이것을 **직접 빌리루빈**이라고 하며, 별도로 측정한 총 빌리루빈 수치에서 직접 빌리루빈을 뺀 것을 **간접 빌리루빈**(=비포합형)이라고 한다.

1) 황달의 분류

빌리루빈의 **생산과잉과 배설장애**를 기준으로 분류하기도 하고, 직접형이 우위인 타입과 간접형이 우위인 타입으로 분류할 수도 있다.

(1) 용혈성Hemolytic jaundice

빌리루빈의 약 80%가 적혈구 속의 헴단백질에서 유래하므로 **적혈구 수명이 단축**되는 용혈성 빈혈에서는 **생산과잉형의 고빌리루빈혈증**을 초래한다. 증가하는 것은 간에서 포합되기 전의 **간접 빌리루빈**이다.

나머지 약 20%를 차지하는 조기 빌리루빈은 간 내의 효소와 무효조혈에 유래하지만 전자에 함유되어 있는 헴단백질은 그 양이 적기 때문에 이것만으로 고빌리루빈혈증을 초래한다고는 볼 수 없다. **무효조혈**을 초래하는 질환으로는 **지중해 빈혈증(thalassemia), 거적아구성 빈혈(거대적혈모구 빈혈megaloblastic anemia)** 등을 들 수 있으며 이 경우에는 황달이 보인다. 또 혈액학 분야에서는 무효조혈과 용혈성 빈혈의 개념이 다르지만 황달의 관점에서는 적혈구가 생성되지 않아 빌리루빈이 생산 과잉되거나 적혈구가 파괴되어 빌리루빈의 생산이 과잉될지라도 생산과잉이라는 사실에는 변함이 없으므로 엄밀하게 구별할 필요는 없다.

(2) 체질성Constitutional jaundice

선천적인 빌리루빈의 대사이상에 기인하는 고빌리루빈혈증으로 정의되지만 선천적 용혈성 질환과 선천적 담즙정체를 나타내는 질환은 제외하기로 약속되어 있다. 체질성 황달은 모두 가족성 질환으로 물론 혈청 빌리루빈 수치의 상승을 보이나, 빌리루빈의 대사에 관계하지 않는 간기능검사(aspartate aminotransferase; AST, alanine aminotransferase; ALT 등)는 원칙적으로 정상이다. 대사 이상의 종류에 따라 생산과잉형이 되거나 배설장애형이 되기도 한다.

◈ 대표적인 4가지 질환

Crigler-Najjar 증후군 : 글루쿠론산이 포함되지 않으며 간접형 상승

Gilbert 증후군 : 간접형 우위의 경미한 황달의 총칭

Dubin-Johnson 증후군 : 담즙을 모세담관으로 보낼 수 없음, 흑색간과 bromsulphalein(BSP)의 재상승

Rotor 증후군 : 직접형은 상승하고 BSP와 indocyanine green(ICG)의 배설 지연

(3) 간세포성

급만성 간염, 간경변 등에서 **간세포가 손상**되었을 때 발생하는 고빌리루빈혈증이다. 간세포가 손상되면 간세포 내의 ATP 합성능이 둔해지고 농도 차이에 역행하여 생성된 담즙을 모세담관으로 보내는 작업을 정체시킨다. 그러면 담즙은 혈액 속으로 일시에 유입되어 고빌리루빈혈증을 초래한다. 이 기전에서 증가하는 것은 직접 빌리루빈이다. 또한 간세포가 약해지면 알부민과 함께 간에 도착한 빌리루빈을 수용하게 되며 또 일단 수용하였다 해도 글루쿠론산 포합을 실시하는 데 고생하게 된다. 그렇게 되면 이 같은 기전에서는 간접 빌리루빈이 증가할 것이다. 결국 간세포성 황달에서 **어느 정도까지는 직접 빌리루빈이 우위**이지만 **얼마 후 간접 빌리루빈까지 상승**하게 된다. 다만 직접 빌리루빈이 우위이기 때문에 배설장애형이라 할 수 있다.

(4) 간 내 담즙정체성

간세포에서 생성된 담즙은 모세담관, 좌우의 간관, 총간관, 담낭관과 합류하여 총담관 순서로 진행하므로 이 과정이 침해되면 담즙을 십이지장 내로 분비하지 못하여 **배설장애형 고빌리루빈혈증**을 초래한다. 이 병태를 담즙정체라고 하는데 그 원인이 간 내(**주로 모세담관**)에 있고, 총간관과 총담관에서 이상이 보이지 않는 경우이다. 이 경우에는 포합된 빌리루빈을 배설하지 못하기 때문에 **직접 빌리루빈이 우위**가 된다.

(5) 간 외 담즙정체성

총간관이나 총담관과 같은 간 외측에 있는 담로가 막혀 **배설장애형 고빌리루빈혈증**을 나타낸 병태로 폐색성 황달이라고도 한다. **직접 빌리루빈이 우위**로 증가하며 간 내와 간 외의 담즙정체성 황달은 각각 그 치료법이 다르다.

2) 신생아 황달Neonatal jaundice

신생아기에는 몇 가지 타입의 황달이 발생하는데 신생아 간염과 선천성 담도 폐쇄를 제외하고 모두 간접형 우위의 고빌리루빈혈증이다.

(1) 생리적 황달Physiologic jaundice of the newborn

생후 2~3일 무렵에 나타나 약 2주일 이내에 소실되는 황달로 **신생아의 90%**에서 볼 수 있다. 혈청 총 빌리루빈 수치는 10㎎/dL 한도로 간접형이 우위가 된다. 신생아의 경우 글루쿠론산 전이효소의 활성이 낮아서 발생하며 치료할 필요는 없다.

(2) 모유 황달Jaundice in breast-fed infants

모유를 먹고 있어 황달이 지연, 증강된 질환으로 역시 간접형이 우위인 고빌리루빈혈증을 나타내며 **모유의 섭취량이 증가하는 생후 2~3주일 무렵을 정점**으로 총 빌리루빈 수치가 15㎎/dL를 초과하기도 한다. 원인은 모유 속에 배설되는 호르몬(pregnane-3α-20β-diol)이 글루쿠론산 전이효소를 저해하는 것으로 모유를 4~5일 중단하면 급속히 사라진다. 특별한 치료가 필요 없으며 모유를 굳이 중단할 필요도 없다.

(3) 혈액형 부적합Incompatibility of maternal and fetal blood

태아의 적혈구 막에 존재하는 항원이 모체를 감작하면 모체에서는 IgG 항체가 생산되고 이것이 태반을 통하여 태아의 혈중으로 유입된다. 이로써 태아의 혈중에서 항원 항체반응이 일어나 용혈을 일으킨다. 그 결과 빌리루빈이 과잉 생산되고 **간접형 우위의 고빌리루빈혈증**을 초래한다. 본증은 ABO식의 부적합이나 Rh식의 부적합에서도 발생하는데 **중증에 이르는 것은 오직 Rh식 부적합**이다. 치료는 경증이라면 경과관찰로 충분하며, 중증은 혈장교환의 적응증이 된다.

(4) 핵황달Nuclear icterus

신생아기에 중추신경세포(특히 대뇌기저핵basal ganglia)에 빌리루빈이 침착되어 신경학적 이상을 초래한 질환의 총칭이다. **혈액뇌관문(blood brain barrier; BBB)을 통과할 수 있는 것은 지용성 간접 빌리루빈**뿐이기 때문에 직접 빌리루빈형이 아무리 상승해도 본증을 초래하는 일은 없다. 본증은 **혈청 간접 빌리루빈 수치가 20㎎/dL를 초과하면** 기초질환이 무엇이든 **발생할 위험성**이 있다. 전형적인 예로는 **생후 3일 무렵에 근 긴장 저하, 기면(drowsiness), 자발운동의 저하로 발병**하고 방치하면 경련과 호흡곤란이 나타나 사망에 이른다. 비록 사망하에 이르지는 않았더라도 **아테토제**

(athetose)**형 소아마비**가 남는다. 이와 같이 한번 침범된 신경세포는 다시 회복되지 않으므로 조기발견으로 혈장교환과 같은 적절한 치료를 하는 것이 중요하다.

5. 간기능검사

1) 혈액과 요 일반검사

(1) 빌리루빈 대사 관계

① 혈청 빌리루빈 수치

정상치는 **총 빌리루빈 1.0㎎/dL 이하, 직접 빌리루빈 0.2㎎/dL 이하, 간접 빌리루빈 0.8㎎/dL 이하**이며, 수치가 저하되는 질환은 없으므로 상한만 고려한다.

② 요 중 빌리루빈 수치

간에서 글루쿠론산 포합을 받은 빌리루빈의 일부는 혈중에 유입되어 다소나마 요 중으로 배설된다(**물에 용해되지 않는 간접(비포합형) 빌리루빈은 요 중으로 배설되지 않음**). 정상에서는 요 중 빌리루빈이 측정할 수 없을 만큼 적으며 **직접 빌리루빈은 2~3㎎/dL를 초과하면** 요 중으로 검출된다(**요 중 빌리루빈 양성**).

③ 요 중 우로빌리노겐

우로빌리노겐은 빌리루빈이 장내 세균총의 작용으로 환원되어 발생한 산물로 대부분 배설물 중으로 배설된다. 다만 일부는 장간순환을 하고 나머지 일부는 심장 → 신장(대순환)을 경유하여 요 중으로 배설된다. **용혈성 빈혈**에서처럼 **빌리루빈 생산과잉형 황달**에서는 십이지장으로 배설되는 빌리루빈 자체가 증가하기 때문에 낮은 **요 중 우로빌리노겐도 함께 증가**한다. 다음으로 **장간순환을 통해 간으로 되돌아온 우로빌리노겐을 유용하게 이용하지 못하고 대순환으로 그냥 흘러 버릴 때**도 **요 중 우로빌리노겐은 증가**하며, 구체적인 예로 **간세포장애성 황달**이 있다. 한편 십이지장으로 빌리루빈을 배설할 수 없는 **담즙정체성 황달**은 요 중 우로빌리노겐의 공급원이 사라지기 때문에 **그 수치는 급격히 감소**한다. 또 체질성 황달 중에 글루쿠론산 포합이 완전히 장애되는 **Crigler-Najjar 증후군 Ⅰ형**은 **요 중 우로빌리노겐이 급격히 감소**되지만 그 밖의 질환에서는 증가부터 감소에 이르기까지 다양하여 그 경향이 일정치 않다(글루쿠론산 포합 과정의 장애가 심하면 감소하고, 장간순환을 통해 간으로 되돌아온 우로빌리노겐의 수용 과정의 장애가 심하면 증가함). 다만, 요 중 우로빌리노겐은 신장 기능의 영향을 직접 받아 다양한 요인으로 변화하기 때문에 현재는 간기능검사의 지표로서 평가되지 않는다.

(2) 단백질 관계

① 혈청 단백

간기능의 하나로 알부민 합성을 들 수 있으므로 간이 장기간에 걸쳐 손상을 입거나(만성 간질환) 단기간이라도 완전히 손상을 입으면 알부민의 합성능력이 저하되어 **저알부민혈증**을 초래한다. 한편 **γ-글로불린은 형질세포(plasma cell)에 의해 합성되므로** 간기능이 침범되어도 그 합성은 **저하되지 않는다.** 뿐만 아니라 만성 간질환은 면역계가 자주 자극되듯이 다클론성(polyclonal), 때로 단클론성(monoclonal antibody)의 고γ-글로불린 혈증을 초래한다.

② 아교질(콜로이드) 반응Colloid reaction

아교질이란 어떤 입자가 어떠한 액체 속에서 침전하는 일 없이 외관이 일정한 졸(sol) 상태를 유지하는 시스템을 의미한다. 그리고 혈청에는 단백질이 아교질로서 존재한다. 여기에 중금속이나 유기물을 첨가하면 혈청은 졸 상태에서 겔(gel) 상태로 변하고 침전과 혼탁을 일으키는데, 이를 아교질 반응이라고 한다. 이 반응은 **알부민의 존재 하에서 저하되고, γ-글로불린의 존재 하에서 촉진**된다고 알려져 있다. 따라서 저알부민혈증과 고γ-글로불린혈증을 동반하는 **만성 간질환**에서는 이 반응이 커지게(높은 수치로) 된다. 아교질 반응은 간기능 이외의 다양한 요인에 의해 좌우되므로 그 신뢰성은 높다고 할 수 없으나 치료에 반응하여 그 수치가 변화되므로 현재는 **만성 간질환의 경과를 추적하는 지표**로서 참고한다.

(3) 효소

① 트랜스아미나제Transaminase

AST는 L-아스파라긴산(aspartic acid) + 2-옥살아세트산(oxaloacetic acid) + L-글루타민산(glutamic acid) ↔ 이라는 화학반응을 매개하는 효소로 이전에는 GOT로 불렸다. 한편 **ALT**는 L-알라닌 + 2-옥살아세트산 ↔ 피루빈산 + L-글루타민산이라는 화학반응을 매개하는 효소로 이전에는 GPT라는 명칭으로 불렸다. 이들의 혈청 **정상수치 상한은 약 30IU/L**이다(저하되는 질환은 없으므로 상한만 기억)

AST와 ALT는 간세포 내에 대량으로 포함되어 있고 간세포가 파괴되면 그곳에서 이러한 효소가 혈중으로 일탈하여 혈청치가 상승한다. 다만 AST와 ALT는 간세포에만 존재하는 것이 아니고 특히 AST는 심근세포, 골격근, 적혈구에도 풍부하게 존재하기 때문에 **심근경색, 심근염, 다발성 근염, 혈액성 빈혈**일 때에는 **혈청 AST 수치의 상승**을 볼 수 있다. AST는 그 밖에 신장에도 존재하지만 그 양이 적기 때문에 신장질환으로 인해 혈청 AST 수치가 상승하는 경우는 드물다. 한편 ALT도 신장에 존재하지만 마찬가지로 혈청 ALT 수치를 상승시키는 신장질환은 거의 없다. 따라서 **혈청 ALT 수치는 비교적 간질환에 특이성이 높다**고 할 수 있다.

양자 모두 간세포 내에 존재하지만 **AST는 세포질과 미토콘드리아에 분포**하는 데 반해 **ALT는 세포질에 국한**된다는 차이가 있으므로 **간세포가 완전히 파괴되는 위독한 경우**에는 미토콘드리아 유래의 AST까지도 일탈하므로 AST / ALT 비율이 1을 초과한다(**AST > ALT**). 한편 **미토콘드리아가 파괴될 만큼 심하지 않으면(mild하게 파괴)** 비율은 1을 초과하지 않는다(**AST < ALT**). 구체적으로 AST > ALT로 되는 심각한 질환으로는 **간경변, 전격성 간염, 간세포암, 알코올성 간장애**가 있고, AST < ALT로 될 만큼 심각하지 않은 질환으로는 **만성 간염과 비만에 의한 지방간** 등을 들 수 있다. 또 급성 간염에서는 황달이 가장 심할 때에 AST > ALT이지만 회복기로 접어들면 AST < ALT로 바뀐다.

② 젖산 탈수소효소Lactate dehydrogenase(LDH)

해당계의 최종단계에서 젖산으로부터 수소를 빼앗아 피루브산(pyruvic acid)으로 하는 효소이며 간세포가 파괴되면 혈중으로 일탈한다. 다만 해당계가 어디에나 있으므로 이 효소도 대부분의 세포에 널리 분포되어 있다. 실제로 **심근경색과 용혈성 빈혈**에서도 혈청 LDH 수치의 상승이 보이며 간질환에 대한 특이성은 거의 없다. 다만 이 효소에는 LDH_1~LDH_5까지의 아이소자임(isozyme)(같은 효소일지라도 물리화학적 성질이 다른 것)이 있어 **LDH_1과 LDH_2는 심근과 적혈구에 많고, LDH_4와 LDH_5는 간과 골격근에 많기** 때문에 증가된 아이소자임의 패턴까지 살펴보면 특이성은 약간 높아진다.

③ 콜린에스테라아제Cholinesterase(ChE)

ChE는 아세틸콜린(acetylcholine)을 분해하는 효소이지만 진성(특이적)과 가성(비특이적)이 있다. 진성 ChE는 아세틸콜린만 분해하고 신경근접합부(myoneural junction)에 위치하며, **가성 ChE는 주로 간에서 합성**되고 아세틸콜린뿐만 아니라 다른 대부분의 에스테르를 분해하여 지방질 대사에 관여한다. 혈청 ChE 수치라고 하면 가성을 의미하며, 진성은 혈청 중에 거의 존재하지 않는다. ChE는 간세포의 일탈 효소가 아니라 **간세포에서 합성되는 효소**로서 **간기능이 저하하는 대부분의 질환(전격성 간**

염과 간경변 등)에서 수치가 저하된다. 특히 그 저하는 혈청 알부민 수치에 선행하는 경우가 많아 예후를 판정하는 데 도움이 된다. 또 지방질 대사에 관여하는 효소이므로 **영양실조와 소모성 질환에서도 저하**되고, 유기인 중독(organophosphorus poisoning)에서도 저하된다. 한편 **비만으로 인한 지방간, 당뇨병, 신증후군** 등에서는 생산과잉으로 인해 수치가 상승한다.

④ 알칼리성 포스파타제Alkaline phosphatase(ALP)

ALP는 인산 에스테르를 가수분해하는 효소로서 간세포에 한정되지 않고 많은 세포에 널리 존재한다. 6종류의 아이소자임이 있으며 **ALP_1은 간세포막, ALP_2는 간세포 내**에 분포하여(또 혈청 ALP의 대부분을 차지) **담즙의 정체(간 내외)에 따라 혈청 수치가 상승**된다. 한편 간세포 장애만 존재하면 상승은 경도에 머물므로(기준치의 2배를 초과하는 상승이 있으면 담즙정체를 의미) 유사한 특성을 지닌 류신아미노펩티데이스leucine aminopeptidase(LAP), γ-글루타밀트랜스펩티다제γ-glutamyltranspeptidase(γ-GTP)와 더불어 **담도계 효소**라고 한다. 이외 **ALP_3는 골성(osseous) ALP**라고도 하며 골모세포의 활동과 상관되므로 골 성장기, 골절의 수복기, 갑상샘기능항진증, 부갑상샘기능항진증, 골육종, 조골성 전이성 골종양 등에서 상승이 나타난다. **ALP_4는 태반성 ALP**라고도 하며 임신 7개월 무렵부터 서서히 증가하여 분만 시에 최고 수치가 된다. **ALP_5는 소장성 ALP**라고도 하며 소장 점막에 위치하지만 어떠한 이유에서인지 간경변 시에 증가한다(소장질환에서는 상승하지 않음). **ALP_6은 면역글로불린과 결합한 ALP**로 자가 면역성 질환 등에서 상승을 보인다. 그밖에도 간세포암이 생산하는 비정상적 아이소자임이 있으며 이를 **간세포암성 ALP**라고 한다.

⑤ LAP

LAP는 펩티드에서 류신과 같은 아미노산을 분리하는 효소로 체내에 널리 분포하지만 간에 가장 많이 존재하며 특이성은 ALP에 비해 훨씬 높아진다. ALP와 마찬가지로 **담도계 효소**의 일종으로 담즙정체에 따라 수치가 상승한다. 또 **LAP는 뼈에 존재하지 않기** 때문에 ALP와 LAP가 모두 상승할 때는 굳이 ALP의 아이소자임을 조사하지 않더라도 골성 질환을 제외할 수 있다.

⑥ γ-GTP

γ-GTP는 γ-글루타밀펩티드를 가수분해하여 γ-glutamyl기를 다른 아미노산이나 펩티드로 전이하는 효소이다. 이 효소 또한 체내에 널리 분포하며 혈청 γ-GTP의 대부

분은 간에 유래한다. γ-GTP는 세담관(cholangiole)에도 풍부하게 존재하며 정상적으로도 담즙 내로 배설된다. γ-GTP도 **담도계 효소**의 일종으로 담즙정체에 따라 수치가 상승하며, 정상적이더라도 높은 수치를 나타내는 경우가 있는데 특히 **남성**에서 많이 보인다(생식계에 유래한다고 추정됨). 또 개인 차도 크므로 상승의 의의에 대해서는 다른 검사 소견과 종합적으로 신중하게 평가해야 한다. **알코올 섭취자에서는 음주량과 비례해 상승하고 금주를 통하여 유의하게 저하**되는 것으로 알려져 있다.

(4) 콜레스테롤

간에서 합성되기 때문에 **간세포**가 만성적으로 **장애**되거나 급성이라 할지라도 완전히 장애되면 **혈청 콜레스테롤 수치는 저하**된다. 에스테르형과 비에스테르형이 있으며 정상인 경우 전자가 70~80%를 차지하지만 상기의 질환에서는 에스테르의 비율도 저하된다. 콜레스테롤을 에스테르화하는 **lecithin cholesterol acyltransferase(LCAT)**라는 효소도 간세포에서 합성되는데 간세포 장애 시에는 그 합성능까지 저하되기 때문이다. 한편 **담즙정체**에서는 콜레스테롤로 인해 담즙산의 합성 과정에 제동이 걸려 담즙산 재료로 콜레스테롤이 남고 **혈청치는 상승**한다.

(5) 혈청 담즙산

담즙산은 콜레스테롤을 재료로 간에서 합성하여 그 대부분은 장간순환을 통해 다시 담즙 내로 분비된다. 따라서 문맥을 경유해 간으로 되돌아오는 도중의 담즙산만이 혈청 담즙산으로 측정되고 정상인 경우 10㎛ol/L 이하의 매우 낮은 수치를 나타낸다. 그러나 **장간순환이 파탄**되면 혈청 속으로 담즙산이 넘쳐 그 **수치가 상승**한다. 그 기전으로 첫째 **간 혈류량의 감소**와 간을 우회하는 **문맥 대순환 공혈로의 형성**과 같은 순환장애로 회장 말단에서 흡수된 담즙산이 그 목적지를 잃는다. 둘째 **중증의 간세포 장애**이며 장간순환으로 되돌아온 담즙산을 수용할 수가 없다. 셋째 **담즙정체**로 간세포가 수용한 담즙산을 담도계로 분비할 수 없다. 이와 같이 혈청 총 빌리루빈 수치가 상승하는 질환에서 혈청 담즙산도 함께 상승하지만(다만 체질성 황달에서는 혈청 담즙산이 상승하지 않는다) 혈청 담즙산의 상승이 더 예민하다. 즉 혈청 담즙산은 황달이 나타나기 전부터 상승하여 **무황달성 간질환의 진단에 유용**하다. 또 난황과 우르소디옥시콜린산(ursodeoxycholic acid) 등을 투여하여 시간 경과에 따라 혈청 담즙산의 수치를 추적하는 **담즙산 부하시험**을 실시하면 보다 세밀하게 이상을 파악할 수 있다.

(6) 암모니아

간은 아미노산의 처리 과정에서 발생하는 암모니아를 요소 사이클에 포함시켜 요 중으로 배설되기 쉬운 요소를 합성하지만 **심각한 간세포 장애 시**에는 요소 사이클이 순환하지 않게 되어 혈중으로 암모니아가 축적된다. 또 **간 혈류량의 감소**와 간을 우회하는 **문맥 대순환 공혈로의 형성**과 같은 순환장애에서도 요소 사이클에 들어가지 않는 암모니아가 증가하기 때문에 고암모니아혈증(hyperammonemia)을 초래한다.

(7) 혈액응고 인자

혈액응고 인자의 대부분은 간에서 합성되지만 그중에서도 **비타민 K 의존성 인자**인 **Ⅱ, Ⅶ, Ⅸ, Ⅹ의 합성능은 간기능을 예민하게 반영**한다. 따라서 간기능 장애 시에는 이러한 응고인자가 부족하여 혈액응고 검사에 이상이 생긴다.

2) 색소 배설 시험

(1) ICG 시험Indocyanine green test

ICG는 색소의 일종으로 정맥주사하면 리포단백과 결합하여 간으로 운반되며 이것은 이물질이므로 **간세포가 이를 신속하게 수용해 담즙 내로(포합하지 않고 그대로) 배설**하고자 한다(15분 후 혈중 정체율은 10% 이하). 한편 **간 혈류량의 저하, 간세포 수의 감소, 간세포의 수용장애** 등이 존재하면 10%를 초과하여 정체된다. 또 체질성 황달 중 **Rotor 증후군**에서는 수용장애로 인해 이상 수치를 나타낸다. 이 시험은 만성 간질환에서 살아남은 간세포를 예민하게 반영하기 때문에 **간 절제 수술 전의 예비능 판정**으로 이용되고 그 외에도 **급성 간염회복의 판정, 만성 간염의 예후 판정** 등에도 참고가 된다. 다만 체질적으로 간세포의 ICG 수용능이 둔한 예도 있어(**체질성 ICG 이상 정체증**) 이상 수치를 나타냈다고 하여 간기능까지 비정상이라고는 할 수 없다.

(2) BSP 시험Bromsulphalein test

BSP도 일종의 색소로 정맥 주사하면 알부민과 결합하여 간으로 운반되고 **간세포는 이를 신속하게 받아들여 글루쿠론산의 포합을 거쳐 담즙 내로 배설**(45분 후 혈중 정체율 5% 이하)하는데 간 혈류량의 저하, 간세포 수의 감소, 간세포의 수용장애가 있으면 정체율은 상승한다. 다만 최근에는 이 시험에서 흔히 과민 반응을 보여 얻은 결과에 대한 신뢰성이 ICG 시험보다 떨어지기 때문에 거의 실시되지 않고 ICG 시험으로 교체되고 있다.

6. 간(기능)부전Hepatic insufficiency

간기능 장애가 진행되어 생체 유지에 필요한 기능을 수행할 수 없게 된 상태로 심부전(heart failure)나 신부전(renal insufficiency)과 마찬가지로 간부전(hepatic failure)에도 급성과 만성이 존재한다. **급성 간부전**의 원인으로는 전격성 간염(fulminant hepatic failure), 알코올성 간염, 약제성 간장애, Reye 증후군 등이 있으며, **빈도의 대부분은 전격성 간염**이다. 한편 **만성 간부전**은 간경변과 같은 만성 간질환이 존재하여 경과 중에 결국 그 기능을 대신할 수 없게 되어 빠지는 병태로 **간성 뇌증(hepatic encephalopathy)**을 특징적인 증상으로 한다.

1) 증상 및 검사

간은 다양한 기능을 수행하으며 이로써 간부전으로 출현하는 증상이나 검사 소견의 이상 역시 여러 방면에 걸쳐 있다.

(1) 전격성 간염Fulminant hepatitis

'Fulminant'는 '갑자기 큰 소리를 내며 폭발하는' 또는 '노여워하다'라는 의미로 전격성 간염에서는 간이 폭발하는 것은 아니지만 널리 간세포의 괴사가 일어나고 간성 뇌증을 특징으로 하는 급성 간부전에 빠진다. **간성 뇌증**은 전격성 간염의 핵심적인 증상이지만 뚜렷한 정신 신경증상이 인정되는 **II도 이상(방향감각 상실, 이상행동, 퍼덕이기 진전 출현 등)**을 요건으로 하고, '전격성'에는 경과과정의 급격함이 요구되므로 **발병 후 8주 이내**에 간성 뇌증에 빠진다. 검사 중에서는 **prothrombin(PT)시간**이 가장 민감하게 간기능의 중증도를 반영하므로 그 저하가 나타난다(**40% 이하로 저하**). 또한 발병 후 10일 이내에 뇌증이 발현하는 급성형과 그 이후에 발현하는 아급성형으로 나뉘며 예후에 커다란 차이가 있다.

> ◈ **지발성 간부전** : 8주를 넘어(다만 24주 이내) 발병하고 앞서 말한 요건을 충족시키는 병태

병인은 **모든 바이러스성 간염이 전격성으로 발전할 가능성이 있지만** 원인 바이러스에 따라 빈도가 다르며 **B형과 E형 간염에서는 1~2%로 높고 A형과 C형 간염은 매우 낮다**고 알려져 있다. 한편 전격성 간염 쪽에서 보면 **90% 이상이 바이러스성**이고 나머

지는 약제성이다. 또 급성 간염의 극히 일부만이 전격성으로 진행하는 이유도 명확하지 않아서 과잉 면역응답에 의해서 철저하게 간세포가 파괴되는 것은 확실하지만 과잉 면역응답이 생기는 기전은 모른다. 다만 숙주의 특이성이나 감염 바이러스의 종류 등이 추측되고 있지만 모두 가설에 지나지 않는다. 병리학적으로 초기에는 울혈로 인해 간의 중량이 증가하지만 얼마 후 광범위한 간세포의 괴사를 반영해 격감한다. 따라서 부검 시에는 간이 작아져 있고 간경변과 달리 간은 부드러운 상태이다.

① 증상

급성 간부전의 증상을 나타내고 **Ⅱ도 이상의 간성 뇌증, 황달, 복수, 출혈 경향, 간성 구취** 등을 보인다. 또 간의 축소를 반영해 **간탁음계(hepatic dullness)도 축소**된다. 다만 전격성 간염에 이르면 생존율이 30% 이하로 현저하게 떨어져 예후가 불량하므로 **전격성 간염으로 진행하기 전 단계에서 진단**하는 것이 바람직한데 예를 들면 일반적으로 **황달 출현 후**에는 자각 증상이 경감했지만 **오히려 피로감이나 식욕부진이 강해지는 사례**, 수면 각성의 리듬 역전이나 기분 정동의 변화와 같은 **Ⅰ도의 간성 뇌증을 나타내는 사례**(가족에게 "평상시와 다른 점은 없습니까?"라는 질문), **PT 시간이 40%를 넘고 60%를 밑도는 사례, 혈청 간세포 증식인자(hepatocyte growth factor; HGF) 수치가 상승하는 사례**에서는 신속한 대응을 취해야 한다.

② 검사

㉮ 간기능 검사 : **전격성 간염의 중증도를 판정하는데 가장 유용한 검사 소견**은 간에서의 단백 합성능력을 반영하는 **PT 시간**이며 전격성 간염에서는 이것이 **40% 이하로 저하**한다. 일탈 효소인 AST와 ALT는 상승하지만 철저하게 간세포가 파괴되기 때문에 **AST > ALT**라는 등식이 성립된다. 다만 **간세포가 완전히 파괴되면** 일탈할 효소도 없어지므로 **두 가지 모두 급속하게 저하**된다. 또 간세포의 파괴가 적어진 회복기에도 저하하므로 이러한 수치만으로는 **예후를 판단할 수 없다.** 그 밖에 빌리루빈 수치 상승, 콜레스테롤 수치 및 에스테르 비율의 저하, 콜린에스테라아제 활성의 저하, 담즙산 수치 상승, 알부민 수치의 저하, 암모니아 수치 상승, 분지쇄 아미노산과 방향족 아미노산 비율의 저하 등의 소견이 보인다. 최근에는 **전격화의 예후 표지자로서 혈청 HGF 수치**에 주목하며, 이는 **간세포 증식인자(HGF)**로 간의 재생을 촉진하는 사이토카인으로서 발견되었다. 간의 간엽계 세포는 물론 전신의 대식세포, 혈관내피세포, 조혈간세포 등 다양한 세포에서 합성 분비되는 등 그 밖에도 다양한 기능이 있는 것 같다. 다만 **간의 재생이 필요한 상황에서 합성 분비가 항**

진하면 혈청수치가 상승한다(혈청 HGF 수치의 정상수치는 0.4ng/㎖ 이하). 간의 재생이 필요한 상황으로는 확실히 전격성 간염을 들 수 있지만 급성 간염, 만성 간염, 간경변증, 간절제 시 등도 이에 해당한다. 다만 **전격성 간염에서는 다른 질환에 비해 쉽게 높은 수치**를 나타내고 거의 모든 예에서 이 값이 **1.0ng/㎖를 넘는다.**

㉯ 뇌파 : 간성 뇌증에 의해서 뇌파가 **서파화**하는데, 전형적인 예에서는 **삼상성(triphasic) 뇌파**를 들 수 있다.

㉰ 복부 초음파 : 괴사를 반영한 **간의 위축과 불규칙한 간 표면**, 변형을 반영한 **간변연의 둔화**(정상 간 변연은 예각) 등의 소견이 나타난다.

③ 예후

생존율이 50% 이하로 매우 불량하며 특히 **아급성형**(非A·非B 전격성 간염에 아급성형이 많음)은 간세포의 재생이 매우 나쁘기 때문에 이에 한정하면 **생존율은 30% 미만**이며 예후는 더욱 불량해진다. 이외 지발성 간부전은 비교적 드문 병태지만 예후가 더욱 나빠 생존율이 10%대에 머문다. 본 증상에서는 disseminated intravascular coagulation(DIC), 감염증, 소화관 출혈, 급성 신부전, 뇌부종(두개내압 항진) 등의 합병증도 자주 보이며 이것들도 예후를 악화시키는 역할을 한다.

④ 치료

전격성 간염에서는 간이 거의 없는 것이나 마찬가지이기 때문에 간이 하고 있던 해독 작용과 대사 작용을 대체하면서 간세포의 재생에 기대를 건다. 또 **전격성 간염이 되기 전에 우려가 있는 급성 간염을 적극 치료**하는 것이 예후 개선을 위한 방법이다. 이를 위해 우선 시행되는 것이 **혈장교환(plasmapheresis)**으로 간이 합성하는 혈장 단백을 보충할 수 있고 PT 시간도 정상화된다. 다만 혈장교환에서는 중독 물질의 제거가 불충분하기 때문에 간성 뇌증의 개선은 기대할 수 없어서 최근에는 **혈액 투석을 병용**해서 양호한 성적을 내고 있다. 또 간세포가 더 이상 파괴되지 않도록 과도한 면역응답에 제동을 걸 목적으로 **부신피질 스테로이드(methylprednisolone)의 펄스요법**이 시행되며, 이와 병용해서 **시클로스포린(cyclosporine)**을 투여하기도 한다. 또 **전격성 간염에 대한 분지쇄 아미노산 제제(Fischer액)의 투여는 간성 혼수로부터의 회복을 늦추기 때문에 사용하지 않는다.** 간의 요소 사이클이 전혀 기능하지 못하는 상태에서 분지쇄 아미노산을 투여하면 그 분해산물인 암모니아를 처리하지 못해 고암모니아혈증을 악화시키게 된다. 이 점이 요소 사이클이 불충분하긴 해도 작동하고 있는 만성 간부전 치료와의 차이이다.

(2) 만성 간부전

① 간성 뇌증

간성 뇌병증은 **간질환에 동반하는 정신신경 증상**으로 혼수상태에 빠진 경우에는 **간성 혼수(hepatic coma)**라고 하며 전격성 간염과 같은 **급성 간부전**, 간경변과 같은 **만성 간부전**에서도 볼 수 있다. 또 문맥에서 하대정맥으로 향하는 이상션트가 있으면 간기능 자체는 그다지 저하되지 않아도(간부전에 빠지지 않아도) 간기능을 발휘할 기회를 빼앗겨 간성 뇌병증을 초래하는데 이것을 **이노세형(Inose type) 간성 뇌병증**이라고도 한다.

㉮ 원인

간질환에서 정신신경 증상이 출현하는 이유는 중추신경에 유해한 어떤 물질이 체내로 축적되기 때문이며 그 물질에 대한 정체는 아직까지 명확하지 않으나 한 종류의 물질이 아니라 다음과 같이 여러 종류의 물질이 서로 상호적으로 작용하는 것으로 추측된다.

㉠ 가성 신경전달물질 : 1974년 미국의 Fischer박사가 **간성 뇌병증 환자에서 Fischer 비율(분지쇄 아미노산 / 방향족 아미노산)이 저하**되었으며 **분지쇄 아미노산을 투여하면 증상이 회복**된다는 사실을 보고하였다. 즉 방향족 아미노산은 중추신경으로 유입되면 octopamin이나 phenylethylamine과 같은 물질(가성 신경전달물질)로 대사되고 이러한 물질은 dopamine과 noradrenaline(노르에피네프린)과 같은 오리지널 신경전달물질과 경합하여 중추신경의 활동을 억제한다고 주장하였다. **분지쇄 아미노산은 이노세형 간성 뇌병증에는 매우 유용**하고 간경변에 기인하는 만성 간부전에도 그 나름의 효과를 기대할 수 있으나 전격성 간염에 기인하는 간성 뇌병증에는 전혀 효과가 없으며, 중추신경에서 가성 신경전달물질의 증가를 나타내는 증거가 발견되지 않아 아직은 하나의 가설에 불과하다.

㉡ 혈중 암모니아 농도의 상승 : 간부전에서는 이것이 상승하는데 암모니아는 혈액뇌관문을 쉽게 통과하므로 **중추신경에서는 유해한 물질**이다. 그러나 동물실험을 통해 암모니아 단독으로는 간성 뇌병증의 원인이 되지 않는다고 추정된다(과잉 암모니아를 처리하는 경우 홍분성 중추신경 전달물질인 글루탐산이 소비되어 고갈되는 것이 원인으로도 주장되고 있다).

㉢ 저급 지방산의 상승 : 간부전에서는 **혈중 저급 지방산 농도가 상승**하지만 저급 지방산에는 **마취 작용**이 있어 중추신경의 활동을 둔화시킬 것으로 예상된다. 그러나 역시 동물실험에서는 고저급 지방산 혈증만으로 뇌증을 일으키지는 않기 때문에

보조적인 원인에 불과하다고 생각된다.

㉣ γ-아미노부티르산γ-aminobutyric acid(GABA)의 축적 : GABA는 억제성 중추신경 전달물질로서 축적으로 인해 중추신경의 활동이 둔화된다. GABA는 장내 세균총의 작용으로도 합성되며 혈중에 흡수된 GABA는 간으로 대사되므로 간기능이 저하되면 **GABA의 처리능력이 떨어져 축적됨으로써 뇌증을 초래**하는 것으로 추정된다. 다만 아직까지 중추신경에서 GABA의 축적을 나타내는 증거가 발견되지는 않았다.

㉯ 증상

제 I 도 : 수면 각성 리듬이 역전되고 기분 정동의 변조와 조심성 없는 태도가 중심

제 II 도 : 각성력 저하에 근거하는 실견당식(자신이 놓인 상황을 파악하지 못함)이 발생하며 돈을 뿌리거나 귀중품을 쓰레기통에 버리는 등 이상행동도 나타난다. 또 양팔을 수평으로 벌린 자세를 유지시키면 새가 퍼덕이듯 불수의 운동을 보여 **퍼덕이기 진전(flapping tremor; 자세를 취할 때 생기는 진전의 일종)**으로 불린다.

제 III 도 : 환자의 의식 레벨이 저하를 보이며 섬망(delirium)이나 기면 상태에 빠진다.

제 IV 도 : 혼수상태로 돌입

제 V 도 : 깊은 혼수상태로 양자의 차이는 자극에 대한 반응성의 유무에 있다. 또 대부분의 경우에는 간부전을 합병하여 **황달이나 복수의 증강, 출혈 경향, 간성 구취** 등도 동반한다.

㉰ 검사

정신활동이 둔화되므로 뇌파도 주파수가 줄어들어 **느린 파장**을 이루고 혼수도가 III도 이상이면 **삼상성 뇌파(triphasic wave)**까지 나타난다. 또 간부전에 동반되는 경우에는 앞서 말한 이상소견이 나타난다.

㉱ 치료

급성 간부전의 치료는 전격성 간염의 항목에서 다루었으므로 여기에서는 만성 간부전 치료에 대해 알아본다.

㉠ 발생한 간성 뇌병증의 치료

ⓐ 분지쇄 아미노산 제제(Fischer액)의 투여 : 간성 뇌병증 환자에서는 Fischer 비율이 저하되어 있으며 이를 정상으로 되돌리기 위해 분지쇄 아미노산 제제(aminoleban)

를 투여한다. 이노세형 간성 뇌병증에는 매우 유용하나 간경변에 기인하는 만성 간부전에는 그 효과가 의문시되며 현재에는 분지쇄 아미노산이 '간성 뇌병증을 악화시키지 않고 영양상태의 개선을 도모하는 아미노산'이라는 평가로 바뀌었다. 본 제제는 전격성 간염과 같은 급성 간부전 시에는 이용되지 않는다. 또 알부민의 투여는 복수(ascites)의 경감에는 유용해도 간성 뇌병증의 경감에는 어떠한 효과도 기대할 수 없다.

ⓑ 혈장교환법plasmapheresis : 혈액을 체외로 끄집어내어 그것을 혈구 성분과 혈장 성분으로 분류하여 전자는 그대로 두고 후자는 버려서 대신 새로운 혈장 성분을 보충하는 치료법으로 혈장 성분 안에 포함되어 있는 유해물질이 제거하기 때문에 **뛰어난 효과를 발휘**하지만 **일시적인 것에 불과하고 비용도 막대**하여 만성 간부전에 기인하는 간성 뇌병증에는 그다지 이용되지 않는다(**주로 전격성 간염에 대한 치료**에 이용).

ⓛ 원인 제거

ⓐ 저단백식 · 고칼로리식 : 단백질은 아미노산을 부하해 고암모니아혈증으로 간성 뇌병증을 유발 또는 병세를 악화시킬 가능성이 있기 때문에 저단백식으로 하며 체내에서 단백질의 이화가 일어나면 마찬가지이기 때문에 고칼로리식으로 하여야 한다. 단백질은 생체에 필수적인 영양소이므로 저단백식이라 할지라도 그 함유량을 완전히 없앨 수는 없으니 소량의 단백질 투여에도 견디지 못하여 간성 뇌병증이 악화될 때는 식사중의 단백질을 미량으로 하고 분지쇄 아미노산의 경장 제제(aminoleban EN)를 투여한다.

ⓑ 락툴로오스lactulose : 갈락토스(galactose)와 프락토스(fructose)로 이루어진 이당류(disaccharide, hexbiose)로 이를 경구나 항문을 통해 투여하면 **장내 세균총에 의해 유산으로 분해**된다. 유산은 장내의 pH를 저하시키므로(H^+**가 증가**하므로) 장내 세균총에 의해 생성된 **암모니아는 이와 반응하여** NH_4^+**로 변한다.** 이것은 암모니아와 달리 세포막을 자유롭게 통과할 수 없기 때문에 그대로 배설물로 배설되어 결국에는 **암모니아의 흡수량을 줄일 수 있다.** 또 락툴로오스로는 **완하제(삼투압 설사약)**로의 효과도 기대할 수 있다.

ⓒ 장내 세균총의 억제 : 장내에서의 암모니아 생산은 장내 세균총이 주역이므로 그 증식은 간성 뇌병증을 악화시킨다. 변비는 장내 세균총 증식의 큰 원인이 되므로 **관장제나 완하제**를 투여한다. 급격하게 악화되거나 수술이 어려운 환자에게는 카나마이신(kanamycin), 네오마이신(neomycin)과 같은 **아미노글리코시드계 항생**

물질을 며칠 동안 복용하기도 한다. 이것은 장관에서는 전혀 흡수되지 않기 때문에 경구 투여한 경우 장내 세균총에는 작용해도 사람에게는 영향이 거의 없다.

ⓓ 소화관 출혈에 대한 대처 : 간경변 말기에서의 **소화관 출혈(특히 식도 위정맥류의 파열)의 합병은 간성 뇌병증의 가장 흔한 예**이다. 그 기전에 대한 자세한 것은 불확실하지만 소화관으로 유입된 혈액으로 인해 단백이 부하되고 고암모니아혈증이 발생하거나 출혈로 순환 혈장량이 저하되고 간 혈류량이 감소되는 것이 계기로 추정된다. 따라서 소화관 출혈이 일어나면 간성 뇌병증의 출현을 예상하여 **락툴로오스나 순환혈장량의 확보**와 같은 적절한 처치를 신속하게 취해야 한다.

ⓔ 이뇨제 사용 시의 주의 : 간성 뇌병증의 대부분은 간부전을 동반하며 간부전 시에는 복수의 저류가 나타나므로 복수 제거를 위해 흔히 이뇨제가 이용된다. 그러나 **과잉 이뇨는 순환혈장량을 저하**시키고 나아가 간 혈류량을 감소시켜 간기능을 한층 악화시킴으로써 **간성 혼수를 일으킬 위험성**이 있다. 또 **티아지드(thiazide)계와 루프계 이뇨제**는 그 **부작용으로 저칼륨성 알카로시스**가 있다. 알카로시스 하에서는 $NH_4^+ \leftrightarrow NH_3^+ + H^+$ 평형이 우측으로 치우쳐 **혈중 암모니아 농도가 상승하기 쉬워진다.** 따라서 트리암테렌(triamterene)과 같은 **작용이 약한 칼륨보존 이뇨제(항알도스테론제)를 이용**하는 것이 무난하다. 복수가 좋아지지 않을 때는 티아지드계나 루프계 이뇨제에 의지할 수밖에 없으나 순환 혈장량의 유지와 알카로시스의 예방에 충분히 주의해야 한다.

ⓕ 향정신제 사용 시 주의 : 불면과 불안에 대해 흔히 benzodiazepine 유도체계 향정신제가 이용되지만 이들은 의식 레벨의 저하를 초래하므로 때로 간성 뇌병증을 일으킨다. 따라서 환자의 의식 레벨을 충분히 고려하여 처방해야 한다.

② 황달

빌리루빈 수치의 상승으로 대부분의 사례에서 이전부터 존재한 **황달이 악화**된다. 만성 간부전의 대부분을 차지하는 간경변에서 간세포성 황달을 초래하여 초기에 직접 빌리루빈이 우위로 상승하지만 머지않아 간접 빌리루빈까지 상승하여 결국 양자 모두가 증가하게 된다. 다만 간부전은 만성 간경변의 극기(stage of acme)이므로 **특히 간접 빌리루빈 증가를 확인**한다.

③ 복수

대부분의 사례에서 이전부터 존재한 **복수가 증가**하며 원칙적으로 **누출액(transudate)**이다. 간경변과 같은 만성 간부전에서 복수가 발생하는 이유에 대해서는 아직도 논란이 많으며, 첫째 **말초혈관 확장설(underfilling설)**로 간부전에서는 문맥압항진 등으로 영향을 받은 혈관 내피세포가 대량의 일산화질소(NO)를 합성하고 NO는 말초동맥을 확장시키지만 그만큼 유효 순환혈장량이 감소(underfill)되기 때문에 반응성(이차성)으로 레닌-안지오텐신계(renin-angiotensin system, RAA계)와 교감신경계가 활성화된다. 이들은 간에 Na와 물을 모으고 나아가서는 문맥압까지 항진시키는 악순환을 초래한다. 둘째 **overfill설**로서 어떤 이유로 간에서 Na 이뇨인자의 합성능이 저하되거나 Na 저류인자의 분해능이 저하된 결과 이러한 인자는 신장에 대해 Na와 물을 모으도록 지시하기 때문에 유효 순환혈장량은 증가(overfill)하고 그것이 문맥압을 더욱 항진시킨다. 어느 설에서나 문맥압이 항진되지만 그 결과 **유동내압까지 항진**하여 **Starling 법칙**에 따라 혈장 성분과 간으로 유입되기 어려워지거나 림프액이 복강으로 흘러넘친다. 또 **간에서 알부민 합성능까지 저하**된 경우가 많으며 혈장삼투압을 유지할 수 없게 되어 결국에는 Starling 법칙에 따라 혈장성분이 복강으로 누출된다.

④ 출혈 경향

응고인자의 생산 저하로 출혈 경향을 초래하고 검사에서 PT 시간의 연장이나 헤파플라스틴 테스트(hepaplastin test)의 이상 소견을 나타낸다.

⑤ 간성 구취Fetor hepaticus

간부전 환자의 대부분은 **배설물 악취에 단맛이 혼합된 듯한 구취**를 낸다. 섭취한 메티오닌(methionine)은 정상인은 장내 세균총의 작용으로 methyl mercaptan이 되며 혈중으로 흡수되어 간에서 대사된다. 그러나 간기능이 약해져 있으면 **methyl mercaptan은 대사되지 않고 그대로 폐에서 배설**되어 이것이 악취의 원인이 된다.

⑥ 아미노산 대사이상

간은 아미노산의 이화(dissimilation)로 생성된 암모니아를 처리하는데, 간기능이 저하되어 이 처리가 정체된 결과 **혈중 암모니아 농도가 상승**한다. 아미노산에는 분지쇄 아미노산(branched chain amino acids; valine, leucine, isoleucine 등)과 방향족 아미노산(tyrosine, phenylalanine, tryptophan 등) 2종류가 있어 간기능이 약해지면 간은 분해되기 어려운 방향족 아미노산의 처리를 뒤로 미루기 때문에 그 혈중 농도가 상승한다. **분지쇄 아미노산과 방향족 아미노산의 혈중 농도 비율(분지쇄 / 방향족)은 Fischer 비율**이라고 하며 **간부전에서는 필연적으로 이 수치가 저하**된다.

⑦기타

알부민 합성능의 저하로 **혈청 알부민 수치가 저하**되며 콜레스테롤 합성능력의 저하로 **혈청 콜레스테롤 수치가 저하**되고 그 **에스테르 비율도 저하**된다. 또 장간순환의 파탄으로 인해 **혈청 담즙산의 수치가 상승**하고 그 밖에 **혈중의 저급(단쇄) 지방산 농도가 상승**한다. 저급 지방산은 장내 세균총의 작용으로 생성되며 체내에 흡수된 후 간에서 트리글리세라이드(triglyceride)나 고급 지방산과 합성되는데 간부전에서는 이 기능이 약하다. 또 간은 당을 비축하므로 간부전에서는 대부분의 사례에서 **혈당치가 저하**된다.

(3) 간신 증후군Hepato-renal syndrome

말기의 간경변과 전격성 간염에서는 흔히 **급성 신부전의 합병**이 나타난다. 이것은 **신전성(prerenal) 신부전**이며 신장이 사태를 타개하기 위해 힘쓰기 때문에 요 삼투압은 높고(> 500mOsm/kg), 요 중 Na^+ 농도는 저하된다(< 20mEq/L). 또 병리학적 변화가 나타나지 않고 본증 환자의 신장을 이식해도 문제없이 生着됨으로써 어디까지나 **기능적인 신부전**으로 여겨지고 있다.
본증의 원인은 충분히 해명되지 않았으나 이뇨제의 투여와 설사 등으로 **급격한 RAA계의 항진, 뚜렷한 Na와 물의 저류, 혈압의 뚜렷한 저하** 등이 원인이 된다. 그러면 혈관내피세포에서 엔도텔린(endothelin), 혈소판에서 트롬복산 A_2(thromboxane A_2) 등의 혈관수축물질이 생산되고 **신혈관(특히 사구체의 모세혈관)은 현저하게 수축**되어 혈액은 어쩔 수 없이 신피질(cortex of kidney)에서 신수질(renal medulla)로 흐르고(**피질수질혈류 시프트cortex-medullary shift**) 사구체 여과량(glomerular filtration rate; GFR)은은 즉시 감소되어 급성 신부전에 빠진다.
예후는 매우 불량하며 신혈관 확장제로서 dopamine과 prostaglandin이 이용되는데 겨우 일과성 효과가 있을 뿐이다. 신장에 기질적인 이상이 없는 본증에서는 간기능이 회복되면 신기능까지 회복되며 간이식으로 개선된 예가 보고되었다. 신기능 개선을 목표로 하는 방법의 발견은 쉽지 않다.

7. 문맥압항진증Portal hypertension

문맥계의 어딘가에서 발생한 혈행 이상으로 문맥압이 항진해 특유의 임상 증상으로 나타나는 질환의 총칭으로 혈행 이상의 부위에 따라 본증을 분류한다.
우선 간을 중심으로 간에 유입되기 직전에 문제가 있는 **간 전성**, 간 내에 문제가 존재하는 **간 내성**, 간을 나온 후 문제가 있는 **간 후성** 3가지로 분류한다(간전성과 간 후성은 간 외성으로 일관하는 경우도 있음). 그리고 간 내성은 다시 **전 동양성, 동양(동모양sinusoid)성, 후 동양성** 3가지로 나누어진다. 간세포가 혈액과 접촉되는 부위는 동양이므로 이를 중심으로 한 분류는 합리적이다.

문맥압항진증을 초해하는 질환은 **간 전성으로**는 **선천성 문맥형성 이상과 문맥혈전증**이 있고, 간 내성 중 **전 동양성으로는 종양(주로 원발성 간암), 충란에 의한 폐색(주혈흡충증 등), 원인불명의 특발성** 등을 들 수 있다. **동양성 또는 후 동양성으로는 간경변**이 대표적이고 **간 후성으로는 Budd-Chiari 증후군과 울혈성 심부전**이 있다.

진단은 **문맥압(portal vein pressure; PVP)을 측정**해야 하는데 측정 방법으로써 가장 널리 이용되는 것은 **비침습적인 초음파 도플러법**이지만 정확성은 침습적인 방법에 비해 떨어진다. 침습적인 방법으로는 **경피경간적 문맥 천자법과 간정맥 카테터법**이 실용화되고 있다. 간정맥 카테터법은 카테터를 정맥에 삽입하고 그 선단을 간정맥이 하대정맥과 합류하는 부위까지 거슬러 올라가 balloon을 팽창시켜 간정맥을 완전히 폐색시키는 데 필요한 압력을 측정한다. 이때 얻은 수치는 동양에서의 혈류가 완전히 정지하는 데 필요한 압력과 거의 비례한다고 여겨지며 이를 폐색간정맥압(wedged hepatic vein pressure; WHVP)이라고 한다(바로 앞의 문맥압을 반영하게 됨). **정상에서는** 문맥과 간정맥 간에 아무런 장애가 없으므로(말초정맥과 달리 문맥에는 판이 없음) **PVP와 wedged hepatic vein pressure(WHVP)가 같아질 것**이다. 한편 문맥압항진증은 문맥압이 항진하는 것을 전제로 **PVP치도 역시 상승하나 WHVP치는 항상 상승하는 것은 아니다.**

즉, **간전성과 전 동양성은 WHVP가 변화 없고, 동양성 및 후 동양성과 간 후성**은 동양에 많은 혈액이 모여 있어 이를 저지하는 데 필요한 압력(WHVP)은 **현저하게 상승**한다.

1) 증상 및 검사

(1) 비장기능항진증Hypersplenism

문맥 앞에는 비장정맥이 자리 잡고 있으며 문맥압의 항진으로 비장에 혈액이 정체되어 **비장 종대**를 초래한다. 뿐만 아니라 비대해진 비장에서는 정착한 대식세포의 수도 함께 증가하기 때문에 혈구를 점차 탐식하고 **범혈구 감소증(온혈구감소증 pancytopenia)**도 발생한다.

(2) 측부 혈행로에 의한 증상

① 식도위정맥류

문맥압항진으로 간으로 유입되기 어려운 혈액은 좌위정맥(left gastric vein)으로 몰리며(원심성 루트를 통해) 기정맥계와의 사이에서 형성된 정맥총(plexusvenosus)을 팽창시켜 **중하부 식도와 위분문부에 정맥류**를 일으킨다.

② 문맥압항진성 위증Portal hypertensive gastropathy(울혈성 위증congestive gastro-)

좌위정맥에서의 혈류가 증가하고 한편으로는 혈액을 문맥으로 유출시키기 어려운 상황에 있는 위점막에서는 모세혈관이 확장됨으로써 그 내압이 항진된다. 이 때문에 **위체부~위저부에 걸쳐 미만성 반상 발적**이 나타나며 이것만으로는 환자의 자각증상이 없으나 혈관이 손상되면 소화관 출혈이 나타난다.

③ 치질 정맥류

상직장정맥(superior rectal vein)은 하장간막정맥(inferior mesenteric vein)을 경유해 문맥으로 유입되지만 중·하직장정맥은 내장골 정맥을 경유하여 하대정맥으로 유입된다. 이 3개의 정맥은 조밀한 문합을 영위하며 특히 **직장 하부에서 발달하여 정맥총을 형성**한다. 문맥 앞에는 하장간막정맥이 자리잡고 있어 문맥압항진 시에는 혈액이 하장간막정맥으로 유입되기 어려워지므로 내장골정맥 경유를 통해 심장으로 되돌아오려고 한다. 때문에 직장 하부의 정맥총이 팽창되어 점막 하에 정맥류를 생성하는데 이를 **치핵(hemorrhoids)**이라고 한다.

④ 복벽피하 정맥확장

문맥을 흐르는 혈액은 모두 간으로 유입되는 것이 아니라 일부는 제방정맥을 거쳐 복벽피하 정맥까지 도달한 후 상하의 대정맥으로 유입된다. 문맥압항진 시에는 간으로 유입되기 어려워진 문맥 내의 혈액이 대량으로 배꼽 방면을 향하기 때문에 **복벽피하 정맥은 부풀어 오르게** 된다. 전형적인 예에서는 피하 정맥이 **배꼽을 중심으로 방사상으로 부풀어 오르면서** 흡러 **메두사의 머리(caput medusae)**로 표현된다. 복벽피하 정맥확장이 보일 때 복벽에 청진기를 대면 **뚜렷한 정맥성 잡음**이 들리는 사례가 있으며 보고자의 이름을 따서 **Cruveilhier-Baumgarten 증후군**이라고 한다.

(3) 복수

원인은 명확하지 않으나 대부분의 경우 복수가 관찰된다. 혈행 이상의 부위에 따라서도 달라지지만 동양내압 상승으로 인해 혈장성분 및 간으로 유입되기 어려워진 림프액이 누출되는 것과 간경변을 합병하는 예에서는 저알부민혈증으로 인해 아교질 삼투압이 저하되는 것 등을 생각할 수 있다.

(4) 간성 뇌병증

간성 뇌병증의 원인물질은 불분명하지만 간으로 유입되는 혈류량이 감소되면 미지의 유독물질 해독이 이루어지지 않는다. 따라서 문맥압항진증으로 인해 측부 혈행로를 흐르는 혈액(간을 bypass하는 혈액)이 증가하면 간성 뇌병증을 일으키며 이를 **이노세형 간성 뇌병증**이라고도 하고 분지쇄 아미노산제제가 확실한 효과를 나타낸다는 특징이 있다.

(5) 간기능

문맥압항진증의 간기능은 기초질환에 따라 천차만별이다. 예를 들면 간경변과 원발성 간암에 기인할 때는 고도의 간기능 장애를 보이지만 특발성 문맥압항진증에서는 거의 정상이다.

(6) 문맥조영

혈행 이상의 부위에 따라 소견은 다양하지만 문맥이 간으로 유입되기 전에 막혀 있으면(**간 전성 문맥 폐색증**) 간문부 주위에 증가한 다수의 측부 혈행로가 해면처럼 보인다. 따라서 이를 **문맥 주위 해면상 혈관증식(cavernous transformation)**이라고 한다.

2) 치료

(1) 비장기능항진증에 대한 치료

범혈구 감소증이 뚜렷한 경우에는 **비장절제술**의 적응이 되며, 이론상으로는 혈구가 탐식되지 않기 때문에 범혈구 감소증은 개선될 것이다. 또 비장절제술을 실시해도 문맥압은 여전히 항진된 그대로이다.

(2) 식도 위정맥류에 대한 치료

측부 혈행로에서 가장 문제가 되는 것으로 **급성 출혈 시**에는 내시경 하에서 고무 밴드로 결찰(내시경적 정맥류 결찰술endoscopic variceal ligation; EVL)하며 출혈 부위를 확인할 수 없을 때에는 **Sengstaken-Blakemore관(SB관)으로 압박 지혈을 시도**한다. **대기 예**(출혈의 기왕력이 있는 예), **예방 예**(파열할 가능성이 있어 예방적 처치가 바람직한 예)에서는 우선 **내시경 하 경화요법(endoscopic injection sclerotherapy; EIS)**을 실시한다.

(3) 복수에 대한 치료

이뇨제를 투여하지만 간성 뇌병증의 유발에는 충분히 주의해야 한다. 또 저알부민혈증에 대해서는 알부민제제의 투여도 유용하다.

3) 특발성 문맥합항진증Idiopathic portal hypertension(IPH)

비장기능항진증(비장 종대와 범혈구 감소증)과 문맥압항진증을 특징으로 하며 간경변, 혈행 이상, 종양과 같은 기초 질환은 전혀 나타나지 않는다. 어떠한 이유로 인해 동양전의 혈관 저항이 증대되는 것을 통해 추측하며(**간 내성의 전 동양성 문맥압항진증**으로 분류) 본증의 일부에서 항인지질항체(antiphospholipid antibody)가 검출됨으로써 혈전이 의심되고 있다. 본증은 상당히 드문 질환으로 호발연령은 **40세 전후**이며 성별 차이는 1 : 3으로 여성에게 편중되어 있다. 대부분에서 진단 시에 이미 **식도위정맥류가 형성**되어 있으며 이것이 파열되면 소화관 출혈을 초래한다. 이외 복수를 초래하는 증례는 그리 많지 않으며 **간기능도 거의 정상**으로 기껏해야 ICG 시험에서 경 미한 상승을 보일 뿐이다. 이유는 간을 우회하는 혈류의 증가에 기인한다고 여겨지며 간 실질은 거의 정상이지만 말초 문맥 가지가 파탄되어 문맥 상호역이 근접되어 있는(**문맥역(Glisson's sheath)의 섬유성 확대**라고도 할 수 있음) 소견을 얻을 수 있다. 또 **이소성 문맥 형성**도 자주 보인다. 이러한 특징은 본증의 문맥압항진증이 전 동양성으로 분류되는 근거가 된다. 치료는 대증요법밖에 없으며 식도위정맥류와 비장기능항진증에 대한 치료를 실시한다.

4) Budd-Chiari 증후군

간정맥 또는 그 뒤에 위치한 하대정맥(대부분의 폐색이 존재)이 어떠한 이유로 인해 폐쇄되어 간정맥압이 상승하고 나아가서는 간후성 문맥압항진증을 초래하는 질환의 총칭이다. 원인이 확실하지 않은 원발성의 대부분은 하대정맥에 막형 폐색을 초래하여 선천적인 요인이 큰 것으로 추정된다. 한편 다른 기초질환에 기인하는 속발성으로는 종양, 염증, 약물(경구 피임제 등), 외상, 혈액질환(다혈증 등), 항인지질항체 증후군이 그 원인이 된다.

증상은 대부분 만성으로 경과하며 원발성은 20대에 호발하지만 속발성은 다양하다. 문맥압항진증에 동반하는 비장 종대와 복수를 초래하지만 조기에서 나타나는 사례는 드물다(경과 중에 비장 종대나 복수가 나타나고 때로 고도가 되기도 함). 측부 혈행로도 형성되는데 좌측 위정맥과 직장 정맥이 멀기 때문에 식도위정맥류와 치핵도 어느 정도 증상이 진행된 이후에 나타난다. 한편 복벽피하정맥의 확장은 조기부터 나타나고 그 형태는 특징적이다. 하대정맥이 폐색되는 본증에서는 혈액이 이곳을 경유하여 우심계로 되돌아갈 수 없으므로 하지의 정맥혈은 복벽피하정맥을 bypass로서 사용하고자 한다. 때문에 **서혜부에서 흉벽을 향하여 상행하는 형태로 인해 복벽피하정맥이 부풀어 오른다.** 즉 동일한 문맥압항진증이라도 폐색되는 부위가 다르면 정맥의 확장 방식도 달라진다. 하지에서 혈액이 심장으로되돌아가기 어려운 본증에서는 **하지에 국한된 부종이나 궤양**, 혈액 성분이 넘침으로써 **색소 침착** 등도 볼 수 있다. 또 신정맥의 울혈이 심해지면 **단백뇨(proteinuria)**도 초래한다.

검사는 간기능검사에서 **간기능장애가 존재한다 해도 경도**에 머물며 단 ICG **시험**에서는 간을 우회하는 혈류의 증가를 반영하여 흔히 **중등도의 상승**을 보인다. **초음파 단층법**에서는 때로 **막형 물질을 고에코 영역으로 파악**할 수 있으며 더불어 **도플러법**을 실시하면 **막형 물질 앞에서 역류하는 혈액**을 볼 수 있다. 하대정맥을 조영하면 **최종적인 소견**을 얻을 수 있으며 동시에 상대정맥까지 조영하면 그것이 **막형 물질이라는 사실이 확실해지므로 확진**할 수 있다. 간 생검에서는 혈액이 간에 충만하여 **울혈간**이 되고 경과가 길어지면 간에서 섬유화가 시작되어 **결국 간경변 소견**을 나타내게 된다.

속발성은 기초질환의 치료가 필요하고 원발성의 대부분을 차지하는 하대정맥의 막형 폐색에 대해서는 가능한 조기에 외과 수술을 실시한다.

3절 췌장

1. 해부

약 15㎝의 가늘고 긴 혀 모양(ligulate)의 장기로서 그 **후면이 후복 벽**에 붙어 있다(전면만이 복막으로 덮여 있다). 십이지장으로 둘러싸여 있는 쪽을 **췌장 두부(caput pancreatis)**, 반대 측을 **췌장 미부(cauda)**, 그 사이를 **췌장 체부(corpus)**라고 한다. 췌장은 인슐린과 글루카곤 등을 분비하는 내분비 기관이면서 트립시노겐, 키모트립시노겐, 아밀라제와 같은 소화효소를 분비하는 외분비 기관이기도 하다(소화관의 관강

내는 신체의 외부). 하나의 장기가 **내분비 기관인 동시에 외분비 기관**인 것은 췌장뿐이다. 다만 췌장 내부에서는 역할 분담이 있으며 **내분비 기관은 주로 췌장 미부에 있는 Langerhans섬의 여러 세포가 담당**한다. **외분비 기관을 담당하는 것은 선방세포(acinar cells)와 도관계**이며 기본적으로 선방이 소화효소를 생산하여 도관을 통해 분비하는 구조로 이루어져 있지만 **도관계는 단순한 통로가 아니라 물과 HCO_3^-의 분비도 담당**한다. 췌장의 최소 구성단위는 **췌소엽**이며 췌소엽은 **다수의 선방세포와 일부의 선포중심세포(샘꽈리중심세포, centroacinar cells)**로 구성되어 있다. 선방세포가 소화효소의 생산을 담당하고 그 내부에는 앞으로 분비될 트립시노겐, 키모트립시노겐, 리파아제, 아밀라제 등의 **효소원 과립(zymogen granule)을 많이 함유**하고 있다. 한편 선포중심세포는 도관계의 일원으로 물과 HCO_3^-의 분비를 업무로 한다. 또 도관은 **단층의 췌관 상피세포**로 덮여 있다. 선포중심세포로 시작된 도관계는 점차 굵어져서 **소엽내 췌관, 소엽간 췌관**이 되며 마지막은 **주췌관(복측 췌관, Wirsung관)**이 된다. 이것은 Oddi괄약근의 지배하에 **총담관과 합류해 Vater유두**를 지나서 **십이지장관강으로 개구**한다. 또 배측의 도관계 일부는 모여서 **부췌관(배측 췌관, Santorini관)**이 되고 Vater유두의 2~3㎝ 구측으로 개구한다.

2. 췌액과 분비 조절

췌액은 알칼리성으로 다양한 소화효소를 포함하고 있는데 췌액의 분비를 촉진하는 것은 세크레틴(secretin)과 CCK로서 세크레틴은 중탄산염이 풍부한 췌액을 분비하여 도관계 세포에, CCK는 소화효소가 풍부한 췌액을 분비하니 주로 선방세포에 작용한다.

4장
신장과 요로질환(신장내과, 비뇨기과)

1절 신장학Nephrology

1. 신장의 구조와 기능

신장의 주된 기능은 중요한 전해질이나 대사산물을 보유하며 혈액 속의 노폐물을 버려서 체액의 항상성을 유지하는 것으로 요가 생산되는 것은 체액이 항상성을 유지한 결과이다. 체액의 용량, 삼투압 및 세포내외액량 등의 분포를 포함한 내부 환경의 구성을 일정하게 유지하는 것은 생존에 필수적이지만 일반적으로 식사량과 음수량은 매일 변동되므로 내부 환경을 유지하기 위해서는 섭취량에 따라 적당한 양을 배설해야 한다. 장관, 폐장, 피부에서 배설하는 것도 여기에 포함되지만 용질과 수분배설에서 가장 큰 역할을 하는 것이 신장이다. 그럴 뿐만 아니라 신장은 내분비 기관으로도 기능하고 있다.

1) 구조

(1) 해부

신장은 주먹크기의 잠두모양을 한 장기로서 복강 후벽상부(Th12에서 L3의 높이)에 1쌍이 있으며 우측은 간장으로 인해 약간 눌려 내려가 있어 우신은 좌신보다 1~2㎝ 낮은 위치에 있다.

신장, 요관(ureter), 방광(bladder)으로 비뇨기계(urinary system)가 구성되며, 요의 원료인 혈액이 신장에 들어오고 신장에서 거르지 않은 혈액이 되돌아올 필요도 있으므로 신동맥과 신정맥이라는 혈관이 신장과 교통하고 있다. 요관, 신동맥, 신정맥은 한 곳에 모여 출입하며 그 장소를 신문(hilus)이라고 한다(앞쪽에서부터 정맥 - 동맥 - 요관 순; VAU).

신장은 섬유 피막과 그 외측으로 지방 피막, 신근막(Gerota 피막)의 3종류의 막에 싸여 있으며, 신근막은 신장뿐만 아니라 부신과 요관을 함께 감싸고 있다.

신장의 내부는 우선 생산된 지 얼마 안 된 요를 요관으로 보내는 깔때기 모양의 신우(pelvis)와 그 깔때기로 들어가는 입구로 fjord형으로 된 신배(calix), 그 나머지는 피질과 수질로 나뉜다. 수질은 10~15개의 원추로 되어 있으며 수질 사이에 피질이 기둥처럼 자라 있다. 이 원추를 신추체(pyramid), 원추의 선단을 신유두(papilla), 피질의 기둥을 신주(renal column)라고 부른다.

(2) 신을 구성하는 최소 기능단위Nephron

혈관을 옷감으로 감싸서 혈액을 여과한다고 가정했을 때, 공 모양이 된 모세혈관을 사구체, 옷감에 해당하는 것을 보먼주머니(Bowman's capsule)라고 부르며, 이를 합쳐 신소체(renal corpuscle)라고 부른다. 네프론은 신소체와 요세관 2개로 구성되어 있으며 한쪽 신장에만 100만 개 이상의 네프론이 있다고 알려져 있다. 사구체는 모세혈관이지만 혈관인 이상 입구와 출구가 필요하므로 입구를 수입세동맥, 출구를 수출세동맥이라고 하며 여기의 모세혈관은 가스교환을 하는 것이 아니기 때문에 통과한 후에도 변함없이 동맥이다. 네프론의 대부분(85%)은 피질의 표층에 있지만(피질 네프론) 일부(15%)는 피질의 깊숙한 수질에 가까운 부분에 존재한다(방수질 네프론). 여기에서 혈장이 여과되는데 이것이 요세관을 통과하여 소변이 된다.

(3) 사구체(토리)Glomerulus

사구체의 가장 안쪽이 되는 것은 모세혈관을 구성하는 혈관 내피세포로서 다른 부위의 내피세포와 달리 세포 자신이 바구니의 겉모양과 같이 구멍투성이다. 따라서 혈액은 이 구멍을 통해 점점 흘러 들어가며 그 외측에는 무공성의 기저막(basal lamina)이 있다. 기저막은 3층 구조를 이루며 당단백을 포함한 Ⅳ형 콜라겐으로 구성되어 이곳이 여과할 때 최대의 난관이 된다. 그리고 기저막 외측에는 문어처럼 다수의 위족(pseudopod족돌기; podocyte유족세포)을 뻗어 기저막의 주위를 둘러싸고 있는 사구체 상피세포가 있다. 위족과 위족의 틈새는 여과 슬릿(filtration slits)으로 불리며 기저막을 통과한 액체가 보먼주머니 안으로 나오도록 되어 있다.

이와 같이 모세혈관 바구니의 구멍과 문어발세포의 틈새는 간단하게 통과할 수 있으므로 사구체 유래 여부를 결정하는 것은 기저막이 된다. 이 기저막을 간단하게 통과할 수 있는 것은 원칙적으로 직경 4㎚ 이하의 물질이며, 직경 8㎚ 이상이 되면 어떤 노력으로도 통과할 수 없다. 하지만 단순하게 크기만으로 판단하지 않고 기저막이 마이너스 전하를 띠고 있어서 플러스 전하를 띤 물질을 좋아하므로, 예를 들면 알부민은 마이너스 전하 물질이어서 그 대부분은 기저막을 통과하지 못한다.

그리고 모세혈관과 모세혈관 사이는 메산지움(mesangium; 혈관간질)으로 불리는 공간이 있으며 메산지움 세포와 Ⅳ형 콜라겐을 주성분으로 하는 메산지움 기질로 구성되어 있다. 이것은 수축하는 것에 의해서 모세혈관을 단단히 조여서 여과 공간을 줄임으로써 사구체 여과량을 조절할 수 있다. 이외의 자세한 기능은 불분명하지만 여러 물질의 분비, 수확 등에 대한 관여가 지적되고 있다.

(4) 요세관Kidney tubule

요세관은 1층의 상피세포로 구성되며, 근위요세관, 신세관고리(Henle's loop), 원위요세관, 집합관으로 나뉜다. 집합관을 요세관에 포함하지 않기도 하나 여기에서는 함께 설명한다.

근위요세관(porximal tubule)은 보먼주머니의 바닥에서 출발해 곡부(pars convoluta)를 이루며 여기에서 다양한 물질과 물의 재흡수가 이루어진다. 그리고 재흡수에 도움이 되도록 상피세포의 관강 측에는 많은 미세융모가 브러시와 같은 형태로 되어 있기 때문에 brush border로 불린다. 이곳은 상피세포가 빈틈없이 연결되어 있어 관강 측에는 틈새가 없지만 동체는 연결되어 있지 않기 때문에 상피세포 사이에는 공간(측면세포 공간)이 있다. 곡부는 직부(pars recta)로 이행하며 직부에서는 몇 개의 유기산을 분비한다.

신세관고리는 루프 모양을 한 관으로 구부러지는 정도가 심해서 오히려 머리핀 같은 모양이다. 여기에서는 물이나 Na, Cl을 재흡수하며 수질로 내려가는 하행각과 사구체 방향으로 올라오는 상행각이 있다. 상행각은 수출세동맥과 수입세동맥에 이상 접근하여 이 부분의 요세관 상피세포는 키가 매우 커지게 되며 밀집되어 있기 때문에 치밀반(macula densa)으로 불린다. 한편, 접근된 수입세동맥에는 사구체근접 세포(juxtaglomerular cell, JG세포)가 있어 레닌을 분비한다. 치밀반과 사구체근접 세포를 합해 사구체근접 장치(juxtaglomerular apparatus; JG장치)라고 부른다.

치밀반을 통과한 신세관고리는 원위요세관(distal tubule)으로 이행한다. 이것은 직부로 시작하여 곡부가 되며 여러 전해질의 재흡수 및 분비, 물의 재흡수 등이 행해진다. 원위요세관이 여러 개가 모여 집합관으로 이행한다.

집합관(collecting tubule)에서는 antidiuretic hormone(ADH)의 지배 아래 물의 재흡수가 일어나며 피질 및 수질을 빠져나가 신추체의 꼭대기에서 신우로 개구한다.

(5) 신장의 혈관

복부 대동맥에서 나온 신동맥은 즉시 좌우에 분기하여 신문으로 들어가 5개의 분절동맥으로 나뉘고 이것은 신장(신장 실질) 내에서 다수의 엽간동맥으로 분기하며 신유두 사이를 따라 신피질을 올라 궁상동맥(arcuate artery)이 된다. 궁상동맥에서는 소엽간동맥이 자라나 수입세동맥의 가지를 낸다.

피질 네프론은 수출세동맥이 요세관을 둘러싸듯이 요세관 주위 모세혈관망(peritubular capillary)을 형성한다. 이후 정맥혈이 되고 소엽간정맥, 궁상정맥, 엽간정맥이 되어 신정맥에 환류한다. 반면, 방수질 네프론은 그물이 되지 않고 신세관고리를 씌우듯이 루프 모양의 직혈관(vasa recta)을 형성한 후 정맥혈이 되고 소엽간정맥, 궁상정맥, 엽간정맥이 되어 신문에서 합류하여 신정맥을 형성한다. 그리고 좌우의 신정맥은 하대정맥에 유입한다.

2) 기능

신장은 체액의 항상성을 유지하기 위해 수분과 전해질 조절, 산염기평형 조절, 대사산물 배설, 호르몬 생산과 조절 등의 4가지 기능을 한다. 임상적으로는 소변생성에 관련된 3가지 기능을 가리켜 신장 기능이라고 하며, 그 평가에는 사구체여과율(glomerular filtration rate; GFR)을 이용하는 경우가 많다.

(1) 소변의 생성과 배설 기능

소변의 생성과 배설을 통해 체액의 양과 구성성분을 조절한다.

① 수분과 전해질 조절 : 체액의 양과 조성을 조절한다.

② 산염기평형 조절 : 체액 pH를 일정하게 유지한다.

③ 대사산물 배설 : 요소, 크레아티닌 등을 체외로 배출한다.

(2) 내분비 기능

호르몬의 생산과 조절에 관여한다.

① 레닌을 생산함으로써 renin angiotensin(RA)계, renin-angiotensin-aldosterone(RAA)계를 조절한다.

> ❖ 레닌과 활성형 비타민 D_3는 신요세관에서의 전해질 수송에 관여한다. 레닌은 호르몬이 아니고 효소이다.

② Erythropoietin(EPO)을 생산함으로써 적혈구 생산을 증가시킨다.

③ 비타민 D_3를 활성화함으로써 Ca 대사를 조절한다.

2. 신질환의 주요증상

1) 요량과 배뇨의 이상

1일 요량의 정상치는 0.5~2L, 요삼투압은 50~1,400mOsm/L, 요의 비중은 1.002~1.004로 비중이 크면 진한 요(고삼투압)가 되나, 요당이나 단백뇨를 포함하거나 조영제 사용 후 등에는 비중과 삼투압 사이에 해리가 생긴다(비중은 큰데 삼투압은 그만큼 높지 않은 상태가 됨). 따라서 정확한 진단을 위해서는 비중보다 요삼투압을 측정해야 한다.

(1) 핍뇨와 무뇨Oliguria and anuria

핍뇨와 무뇨는 급성 신장 기능상실(acute renal failure; ARF) 증상의 하나이다.
임상에서 핍뇨는 1일 요량이 400㎖를 밑돌았을 때로 정의한다. 보통 식사를 하면 체내에는 1일당 600mOsm의 쓰레기가 발생하는데 요는 아무리 진해져도 1,400mOsm/L 이므로 600mOsm의 쓰레기를 내려면 아무래도 (600 ⁄ 1,400 ≒) 400㎖의 요량이 필요하게 되며 이것 이하가 되면 수분의 저류, 불필요한 대사산물의 축적, 전해질 균형의 상실 등을 초래한다.
그런데 쓰레기가 적은 경우를 생각해 보면, 첫 번째는 신장에 들어오는 혈유량이 감소했을 때로(예를 들면, 순환 혈장량이나 심박출량의 감소, 혈압 저하 등) 이것을 **신전성 핍뇨**라고 한다. 두 번째는 신장의 사구체나 요세관이 파손됐을 때로 이것을 **신성 핍뇨**라고 하고, 세 번째는 요관이 폐색하는 등의 이유로 요가 방광까지 도달하지 않는 때로 **신후성 핍뇨**라고 한다.
무뇨는 핍뇨가 극단적인 상태로 임상에서는 1일 요량이 100㎖를 밑돌 때로 정의하며, 신장에 유입되는 혈류량이 0이 되는 것은 드물므로 무뇨의 원인은 대부분이 신후성이다. 하지만 신전성의 양측 신동맥 폐색, 신성의 양측 신장피질 괴사 등이 있어서 무뇨를 초래하기도 한다.
또한 방광까지 도달한 요가 어떠한 이유로 배설할 수 없는 상태를 요폐(urinary retention)라고 한다. 신후성 핍뇨와의 감별은 도뇨의 결과로 알 수 있는데 도뇨에서 얼마 안 되는 요밖에 채취할 수 없으면 방광까지 요가 도달하지 않는 것을 의미해 신후성 핍뇨가 된다. 요폐는 신장과 관계가 없으며 신경인성 방광, 전립선 비대증, 종양, 결석 등의 비뇨기과로 취급하는 질환이다.

(2) 다뇨Polyuria

임상에서는 일반적으로 요량이 2.5L를 넘었을 때로 정의하지만 2L라고 기억해도 별다른 문제는 없으며, 원인으로는 구갈중추나 바소프레신(항이뇨호르몬; ADH), 신장에서의 수분 재흡수 등에 의해서 조절되는 수분의 균형 장애에 의해 발생하며 수분이뇨(농축력 장애)와 삼투압이뇨가 있다.

(3) 빈뇨Pollakisuria

배뇨 회수는 컨디션에 따라 어느 정도 변동하지만 1일당 거의 5~6회 정도이다. 원인은 첫 번째로 처리해야 하는 요량이 증가할 때로 **다뇨는 원칙적으로 빈뇨**가 되며 수분이뇨 및 삼투압이뇨를 초래하는 질환이 이 타입에 포함된다. 두 번째로 요를 저장하는 방광이 작아지는 경우로 **방광 위축이나 골반 내 종양으로 인한 방광의 압박** 등을 들 수 있다. 세 번째로 방광에는 소량의 요량이 저장되었으나 후부 요도나 방광에 자극 증상 때문에 요의가 생기는 경우로 **전립선 비대, 방광염** 등이 그 대표이다. 네 번째로 **심인성의 빈뇨**가 있다.

(4) 야간뇨Nocturia

다뇨 및 빈뇨에서는 야간에도 요를 처리해야 하므로 야간의 배뇨 횟수가 증가해서 때로는 수면을 방해할 수 있다(심인성에서는 야간뇨가 없다).

그런데 일중에는 다뇨 및 빈뇨는 눈에 띄지 않으나 야간이 되면 눈에 띄는 질환이 있다. 특히 **만성 신부전**으로서 임상에서 야간뇨라고 하면 만성 신부전 초기를 떠올릴 필요가 있다. 즉 효과가 있는 네프론 수가 줄어들기 때문에 일중에는 어쨌든 요를 농축하지만 아침까지 모아야 하는 야간에는 농축력이 불충분해지기 때문이다. 그 외 심부전에서도 야간에 정맥환류량의 증가로 인해서, 네프로제나 간경변 등에서도 안정에 따라 복수가 혈관으로 돌아와 순환 혈장량이 증가하므로 야간뇨가 나타나기도 한다.

(5) 배뇨통Pain on voiding

배뇨의 어느 시기에 통증이 있는 것을 몇 개의 패턴으로 나눌 수 있다. 그 원인은 방광보다 말단이 되므로 주로 비뇨기과에 속하며, **배뇨 초기통**은 앞부분 요도염, **종말 시 배뇨통**은 급성 방광염, **배뇨 후통**은 방광 결핵 및 방광 주위염이 원인이다.

2) 요의 성질과 상태에 관한 이상

(1) 요침사Urinary sediment

소변의 침전물 중에 관찰되는 성분은 세포 성분(적혈구, 백혈구, 상피세포 등), 원주 성분(유리 원주, 적혈구 원주, 백혈구 원주, 과립 원주, 신부전 원주), 석출 성분(요산염, 슈우산 칼슘 등)의 3종류이다.

① 세포 성분

침사에서 적혈구를 볼 수 있는 경우는 혈뇨, 백혈구는 요로 감염증, 상피세포는 어떠한 염증으로 신장이 손상된 것으로 예상할 수 있으며, 또한 **상피세포는 네프론에 유래**하지만 적혈구와 백혈구는 네프론 질환뿐만이 아니라 비뇨기과 질환에서도 출현한다. 일반적으로 적혈구의 변형이 눈에 띌 때는 네프론 질환이 의심되는데, 네프론 질환에서는 삼투압의 변동을 받아 산성의 환경 하를 빠져나가므로 그대로의 모습을 유지하는 것이 곤란하기 때문이다.

② 원주 성분

원주의 기본은 **유리 원주(hyaline cast)**로 요세관에서 분비된 당단백의 일종인 Tamm-Horsfall 단백이 알부민의 존재 하에서 침전된 것으로 반드시 네프론에서 유래하고 비뇨기과 질환에서 원주는 출현하지 않는다. 하지만 약간의 탈수증상이 있을 때도 유리 원주가 출현할 수 있으므로 반드시 이상을 의미하지는 않는다.

과립 원주는 유리 원주에 무너진 상피세포가 들러붙어 변성해서 만들어지며, **신부전 원주**는 broad cast라고도 불리는데 만성 신부전으로 출현한다.

그런데 원주는 네프론 상태나 요의 성질과 상태에 따라서 우연히 완성되므로 원주가 되기 쉬운 조건이 있다. 원주는 당단백이 농축되어 만들어지고, 화학적으로는 산성에 기울면 침전하기 쉬워지는데 야간 수면 중에는 호흡 중추의 억제에 의해 호흡성 아시도시스 경향을 보여 아침 첫 번째 요의 pH는 특히 저하되므로 가장 농축된 아침 첫 번째 요로 검출이 쉽다.

(2) 혈뇨Hematuria

적혈구를 비정상으로 많이 포함한 요로 정의하며, 1시야에 1,000개 이상의 적혈구가 보이는 **육안적 혈뇨와 현미경적 혈뇨**가 있다.

① 원인

혈뇨를 초래하는 질환은 많이 있지만 신실질 유래, 신우부터 말초의 요로 유래, 신혈관 이상으로 대별된다. **신실질 유래**는 사구체와 요세관 간질의 어딘가에 원인이 있지만 전자가 훨씬 많으며 그 대표는 사구체신염이다. 사구체 등의 네프론에 유래하는 혈뇨에서는 적혈구의 변형이 눈에 띄어 다시 적혈구 원주를 볼 수 있다. 그 외 sports related hematuria가 있다. **신우부터 말초의 요로 유래**의 혈뇨는 신우신염, 방광염, 요로결석, 신세포암(Grawitz 종양), 방광암 등의 악성 종양을 들 수 있다. 특히 방광암은 무증후성 혈뇨가 많아 가볍게 생각하다가 진찰이 늦는 경우가 있으므로 각별한 주의가 필요하다. 반면 요로계의 악성 종양은 반드시 혈뇨를 초래한다고는 할 수 없다. **신장 혈관 병변**으로는 신장 동정맥루, 신정맥혈전증, Nutcracker 현상(대동맥과 상장간막 동맥이 좌신정맥을 압박하여 생기는 혈뇨로서 성장기에 자주 볼 수 있음) 등을 들 수 있다.

② 헤모글로빈뇨(혈색소뇨)과 마이오글로빈뇨

혈뇨와 마찬가지로 붉게 물들어 외견상으로는 감별할 수 없고, 보통 혈뇨의 검사인 시험지법에서도 모두 양성으로 나오므로 감별할 수 없다. **감별에는 요침사를 이용**하여 붉은 요에서 침사로 고형 성분인 적혈구가 발견되지 않는 것으로 진단할 수 있다.
또한 헤모글로빈뇨와 마이오글로빈뇨의 감별은 기초질환을 탐색해 나가는 과정에서 확정되는데 **헤모글로빈뇨는 혈관 내 용혈을 초래하는 질환**으로 볼 수 있으니 발작성 야간 혈색소뇨증(paroxysmal nocturnal haemoglobinuria; PNH), 발작성 한랭 헤모글로빈뇨증(paroxysmal cold haemoglobinuria; PCH), 적혈구 파쇄 증후군 등을 들 수 있다. 반면 **마이오글로빈**은 근세포 내에 포함되어 있으므로 **횡문근 융해증** 등에서 볼 수 있다.
헤모글로빈 및 마이오글로빈은 신독성이 있으므로 대량의 헤모글로빈뇨, 마이오글로빈뇨가 생기면 **급성 신부전**을 초래한다.

(3) 단백뇨Proteinuria

정상에서도 요 중에 매일 20~100㎎의 단백을 배설하는데, 임상에서 문제가 되는 단백뇨는 **1일 150㎎ 이상이 배설**될 때이다.
원인으로는 다음의 네 가지이다.

① 기능적 단백뇨

원인은 다양하지만 격렬한 운동을 한 뒤나 정신적으로 흥분한 뒤에 자주 발생한다. 자세한 것은 불명이지만 신혈유량이 저하해 알부민의 투과성이 높아지는 것, 순환 혈장량의 저하로 인해 혈장 알부민 농도가 상승하는 것이 원인으로 추측된다.

또 서 있거나 보행 시에만 단백뇨가 보이는 것은 **기립성 단백뇨(orthostatic proteinuria)**라고 하여 사춘기에 많은데 원인은 불명이지만 요추전만으로 단백뇨가 증량되는 것으로 추측된다. 본증의 예후는 양호하며 대부분 20대가 되면 소실된다.

② 사구체성 단백뇨

가장 많이 용해된 혈장 단백질은 **알부민**으로 분자량은 69,000(직격 7㎚)이며, 다른 하나의 대표적인 혈장 단백질인 **γ-글로불린**은 분자량이 150,000, 반대로 분자량이 작은 단백질로는 **β_2-마이크로글로불린**이 있으며 그 분자량은 12,000이다.

그런데 사구체를 순조롭게 통과할 수 있는 것은 직경 4㎚ 이하의 물질이고, 직경이 8㎚를 넘으면 거의 여과되지 않는다. 그러나 어떤 원인으로 사구체의 구멍이 커지면 점점 통과하게 되며 이것을 사구체성 단백뇨라고 한다. 이외에도 사구체의 기저막이 음전하를 띠고 있어서 음전하를 띠고 있는 알부민과 서로 반발하고 있기 때문에 정상에서는 거의 여과되지 않는다. 따라서 사구체성 단백뇨의 원인은 **통과하는 구멍의 확대**뿐만 아니라 **기저막의 음전하 상실**도 관여하는 것이 밝혀지고 있다.

1차성 사구체성 단백뇨를 초래하는 질환으로는 사구체신염, 신증후군이 대표적이며, 이밖에도 교원병, 당뇨, 약물 중독 등에 기인하는 2차성 사구체성 단백뇨가 있다.

사구체성 단백뇨에서는 주로 알부민처럼 중간 정도의 분자량 단백질이 빠져 나오며 자세한 것은 불명이지만 음전하의 상실이 어떤 영향을 주고 있기 때문으로 추측된다. 또 후술할 2개의 타입과 비교해 단백뇨의 양이 많은 경향이 있다. 즉, 대량의 단백뇨(1일 1g 이상)가 출현하면 사구체성 단백뇨의 가능성이 높아진다(기립성 단백뇨에서도 가끔 발생).

③ 요세관성 단백뇨

β_2-마이크로글로불린 등의 분자량이 작은 단백질은 사구체를 그냥 지나쳐서 요세관강으로 빠져 나오지만 그 대부분은 근위요세관에서 재흡수된다. 따라서 요 중에 β_2-마이크로글로불린 등의 단백질이 많이 배설되는 것은 근위요세관에 어떤 장애가 있음을 나타낸다. 즉, **근위요세관 장애를 초래하는 질환**이 요세관성 단백뇨를 초래하며 구체적으로는 Fanconi 증후군, 카드뮴 중독 등을 들 수 있다.

④ 신전성 단백뇨

Overflow형 단백뇨. 신장에 대량으로 유입되는 단백질로는 미오글로빈(분자량 17,000), 헤모글로빈(분자량 68,000), Bence Jones 단백(분자량 44,000) 등을 들 수 있다. 횡문근 융해증에서는 미오글로빈이 출현하고, 혈관 내 용혈에서는 헤모글로빈이 유리하고, Bence Jones 단백은 골수종에서 볼 수 있다. β_2-마이크로글로불린은 적혈구 이외의 체내 대부분의 세포가 생산하는 단백질이지만 특히 **면역질환이나 악성 종양 이환 시에는 혈중의 β_2-마이크로글로불린 농도가 상승**하여 근위요세관에서 재흡수할 수 없을 정도가 되며 따라서 **요세관은 정상적이어도 요 중에 새어 버리기도 한다**(요세관성 / 신전성).

(4) 농뇨Pyuria

침사 중에 다수의 백혈구가 존재하는 병태로서 일반적으로는 1시야에 5개 이상의 백혈구를 병적인 것으로 본다. 농뇨는 **신 요로계 감염증 또는 신장염**(급성 사구체신염, 급성 간질성 신염, 루프스신염 등)의 존재를 알려주며, 후자 및 클라미디어, 결핵 등의 감염증에서는 원칙적으로 세균뇨를 동반하지 않으므로 **무균성 농뇨**라고 부르기도 한다.

(5) 세균뇨Bacteriuria

요 중에 다수의 세균이 존재하는 병태로서 신 요로계의 세균 감염증을 시사한다. 원칙적으로 요 배양으로 요 1㎖ 당 10^5개 이상의 콜로니수가 필요하다. 또한 신장(상부 요로) 유래인지 하부 요로(방광, 요도, 전립선) 유래인지를 감별하는 방법으로 **antibody coated bacteria**의 검출(상부 요로 유래)이 있다.

(6) 결정뇨Crystalluria

요 침사에 결정이 보이는 병태로서 요산, 요산염, 슈우산염 등의 결정은 정상에서도 출현하는 사례가 있으며, 다만 몇 개의 결정은 특정 병태의 존재를 미리 알려 주는데, **cystin 결정**이 발견되면 cystin 요증이 의심되고 **슈우산 Ca결정**의 검출은 에틸렌글리콜 중독 또는 슈우산염의 과잉섭취를 의심한다. 또한 **인산암모늄 Mg결정**은 Proteus균이 요소를 분해했을 때 생성되므로 대량으로 존재하면 요로 감염증이 의심된다.

(7) 유미뇨Chyluria

장관의 림프관인 유미관 중에서 분비된 림프액이 요 중에 출혈한 병태로서 림프액 본래의 흐름은 간장 방향이므로 이것이 요 중으로 새는 것은 역류를 의미한다. 즉, **림프액이 울체하거나(필라리아에 의한 폐색, 뒤 탈막 종양에 의한 압박 등), 비뇨기과계의 외상**에 의해서 유미관과 요로가 연결되었을 경우에 볼 수 있다. 특히 식후의 유미관에는 소장에서 흡수된 지 얼마 안 된 **카이로미크론**(chylomicron)이 대량으로 포함되어 있다. 따라서 식후의 유미뇨는 카이로미크론의 지방적 등에 따라서 **유백색**으로 탁해져 있다.

(8) 혼탁뇨

요가 탁해진 상태로서 혈뇨, 단백뇨, 농뇨, 세균뇨, 결정뇨, 유미뇨 모두 혼탁뇨를 나타내는 경우가 있다.

3) 부종Edema

부종이란 간질액이 비정상적으로 저장된 상태이지만 그 병태는 Starling의 법칙에 따른다. 즉, 세포외액(간질액과 순환 혈장)의 이동은 정수압, 교질 삼투압, 모세혈관 투과성 3개의 힘에 의해서 조절된 미묘한 구조로 실시되며, 이 균형이 무너지면 부종이 발생하는 것으로 추측된다.

신장 질환이라는 관점에서 첫 번째로 **신부전** 등에서 핍뇨를 초래하면 체액은 저장 경향이 되므로 필연적으로 모세혈관 정수압의 상승에 의해서 부종을 일으키는 것으로 추측할 수 있으며, 두 번째로 **신증후군** 등에서 단백질이 체외로 새면 교질 삼투압이 저하하지만 이때 신장은 혈장량이 줄어들었다고 감지하여 Na^+의 재흡수에 노력하며 그 결과 정수압이 저하하지 않아 부종도 유지된 채로 있다.

4) 고혈압Hypertension

신질환에서는 자주 고혈압이 보이는데, 그 이유는 다음 3가지이다.

(1) 레닌과 안지오텐신계의 항진

신혈유량이 감소해 신동맥압이 저하하면, 방사구체 장치(JG장치)가 그것을 감지하여 **레닌**을 분비하고 레닌은 안지오텐시노겐을 **안지오텐신 I** 으로 바꾸어 폐 등에 존재하는 변환 효소(ACE)의 기능으로 강한 혈관 수축 작용이 있는 **안지오텐신Ⅱ**가 되어 혈압을 상승시키지만, 한층 더 부신피질에서 **알도스테론**의 분비를 재촉해 이것이 Na^+ 보관 유시 작용을 발휘하여 고혈압을 일으킨다.

(2) 물과 Na⁺배설의 저하

신장의 기능이 나빠지면, 여분의 물과 Na^+의 배설이 저하하므로 세포외액량이 증가해 이것이 다시 말초혈관 저항의 상승을 일으키므로 고혈압이 발생한다.

(3) 강압 물질의 생산 저하

신장은 **프로스타글란딘**을 생산하고 **키닌계**를 활성화해서 강압작용에 공헌하는데, 기능이 나빠지면 이러한 강압작용의 저하에 의해서 혈압은 상승 경향이 된다.

5) 빈혈Anemia

신장 기능이 나빠지면 **에리스로포이에틴 생산이 저하**해 빈혈이 발생한다. 따라서 만성 신부전에서는 병상이 진행하면 빈혈은 반드시 일어난다. 다만 신 질환으로 볼 수 있는 빈혈의 전부가 에리스로포이에틴 생산 저하로 판별할 것은 아니다. 예를 들면 요독증으로 축적하는 유해물질이 적혈구 수명을 단축시키는 것, 골수로 에리스로포이에틴에 대한 감수성이 둔해지는 것 등 다시 몇 개의 기전이 더해지는 것으로 추측된다.

6) 동통Pain

신장은 섬유 피막으로 덮여 있으므로 어떤 이유로 신우 내압이 상승해 **섬유 피막이 늘려지면 동통**이 생긴다. **요로결석은** 섬유 피막의 신장은 물론이고 요관의 평활근이 수축하므로 **산통**(colic; 일정한 간격을 두고 비교적 격렬한 통증이 주기적으로 반복되는 상태)이 나타난다. **신우신염 및 수신증**에서는 **CAV**(costovertebral angle 늑골척주각; 제12늑골과 척추가 만드는 삼각부)의 **고타통**이 발생한다.

7) 고질소혈증Azotemia

체내 질소는 단백질의 일부로 작용하는 단백 질소와 그 이외의 비단백 질소가 있다. **비단백 질소(nonprotein nitrogen; NPN)**로는 요소, 요산, 크레아티닌, 크레아틴, 암모니아, 아미노산, 구아니진 유도체 등 다수가 있지만 **요소, 요산, 크레아틴, 암모니아**는 단백대사의 최종 산물로 요 중에 버려진다. 따라서 신장의 기능이 나빠지면, 이런 비단백 질소의 혈중(혈청) 농도가 상승하며 이런 상태를 고질소혈증이라 한다. **임상상 중요한 비단백 질소는 요소와 크레아티닌이다.**

(1) 요소 질소Urea nitrogen

임상에서는 혈청 요소 농도가 아니라 NPN과의 대비상 혈청의 요소 안 질소 양으로 표시하는 것이 보통이며, 이것을 **혈중 요소 질소(blood urea nitrogen; BUN)**라고 한다. 그런데 아미노산에는 아미노기(-NH_2)가 있으므로 단백질을 이화하는 과정에서 반드시 암모니아(NH_3)가 생기는데 이것은 인체에 유해하므로 신속하게 대사하지 않으면 안 된다. 여기에 **요소사이클(오르니틴 회로)**이 작용하여 암모니아는 이산화탄소를 붙일 수 있어 최종적으로 요소(($(NH_2)_2CO$)가 된다.

이와 같이 요소로 배설되는 비단백성 질소는 전체의 약 80%를 차지하므로 **BUN치**는 고질소혈증의 가장 중요한 지표가 된다(**정상치; 8~20㎎/dL**).

요소사이클은 주로 **간장에 존재**하며 간장에서 생산된 요소는 신장으로 보내져 요 중에 배설되는데 만약 신장의 기능이 나쁘면, 요소가 축적해 혈중의 농도가 상승한다.

요소는 대부분이 사구체로 여과되므로(약간의 양이 요세관으로 재흡수) **사구체 여과량(GFR)이 저하하면, BUN치는 상승**한다. 하지만 BUN은 신기능 이외의 여러 요인에 영향을 받기 때문에 다음과 같은 경우에는 GFR과의 사이에 해리가 생긴다. 첫 번째로 BUN은 요소사이클의 최종 대사산물이므로 이 회전이 빨라지면, 즉 **요소사이클이 촉진**되면 신기능과는 관계가 없으므로 그만큼 BUN치는 상승한다. 구체적으로는 요소사이클에 들어가는 아미노산이 너무 많은 경우이며 **단백질의 과잉섭취**, 화상, 소화관 출혈, 고열, 부신피질 스테로이드의 대량 투여 등에 의한 **단백질의 이화 항진**을 들 수 있다. 두 번째는 **요세관으로의 재흡수 촉진**으로, **탈수**나 **이뇨제의 투여**에 의해서 세포외액이 감소하면 신장은 물과 함께 요소도 재흡수한다. 또 **전립선 비대**나 **요로결석** 등의 폐색성 요로질환에서는 요소가 요세관에 장기간 체재하므로 그만큼 재흡수가 많아진다. 따라서 이런 경우에 BUN은 상승 경향이 된다. 세 번째는 약제에 의한 영향인데, 대표적으로 단백 이화를 항진시키는 **테트라사이클린**에 의한 상승이 알려져 있다.

한편, **BUN이 저하**하는 경우는 요소사이클을 돌릴 수 없게 되는 **심각한 간기능 장애**, 세포외액이 증가해 희석되는 **임신 시**, **syndrome of inappropriate antidiuretic hormone(SIADH)** 등이 알려져 있다.

(2) 크레아티닌Creatinine

횡문근은 항상 일을 강요당하는 장기이므로 에너지지갑이 필요한데, 그 역할을 담당하는 물질로 **크레아틴creatine**이 있다. 아래와 같이 인산을 크레아틴에 맡기면 에너지를 꺼낼 수 있으며 맡긴 인산을 되찾으면 에너지 저축이 가능하다.

크레아틴 + ATP ↔ 크레아틴 인산 + ADP

그러나 수차례 이 반응을 반복하면, 크레아틴은 낡아져 사용하기 어려워지므로 크레아티닌에 대사되어 신장에서 요 중으로 배설된다(**크레아티닌**은 낡아서 버려지는 지갑).

혈중에 분비된 크레아티닌은 신장에 이르러 **사구체로 거의 100% 여과**되며 극히 일부는 요세관에서 다시 분비되지만 무시할 만큼의 소량이므로 **사구체 여과량(GFR)이 저하하면 혈청 크레아티닌(Cr)치는 상승**한다.

혈청 크레아티닌은 BUN과 달라서 단백질 이화의 영향을 받지 않지만 횡문근 양의 영향을 받아 정상치에 남녀 차이가 있으며 **남성은 0.8~1.3㎎/dL, 여성은 0.6~1.0㎎/dL** 이다.

근육이 파괴되는 횡문근 융해증에서는 **혈청 크레아티닌치가 상승**하며, 근 디스트로피나 다발성 근염 등 근육이 감소하는 질환에서는 **혈청 크레아티닌 및 요 중 크레아티닌치는 저하**한다(또한 이 경우에는 간장과 합성된 크레아틴을 이용할 수 없기 때문에 **혈청 크레아틴치 및 요 중 크레아틴치는 상승**한다).

그런데 BUN의 정상치가 8~20㎎/dL이므로 BUN/Cr치는 약 10이 되며, **단백 과잉 섭취, 단백 이화 항진 시, 요소의 재흡수가 항진하는 탈수 시 및 폐색성 요로 질환 시, 테트라사이클린 복용 시** 등에서는 BUN/Cr치는 상승하고, 반면 **횡문근 융해증**에서는 저하한다.

8) 전해질과 그 이상

(1) 체내 전해질의 분포

사람의 신체에는 **체중의 약 60%에 상당하는 수분**이 존재하며 그 양은 노화와 함께 감소하는 경향이 있지만 이것은 노화에 의해서 섬유화가 진행되는 때문으로 추측된다.

그런데 성인의 경우 체내수분의 2/3는 세포 내에 존재(**세포 내액**)하고, 나머지 1/3은 **세포외액**으로 이것은 다시 순환 **혈장**과 **간질액(조직액)**으로 나뉘며 그 비는 약 1 : 3이 된다.

(세포내액 67%, 세포외액 33%(혈장 8%, 간질액 5%))

그런데 세포외액과 세포내액에서의 전해질의 조성은 전혀 다르다. 우선 세포외액에 포함된 양이온은 대부분이 **Na^+**이며 음이온은 주로 **Cl^-와 HCO_3^-**로 구성되어 있다. 반면 세포내액에 포함된 양이온은 대부분이 **K^+**이지만 **Mg^{2+}**도 세포외액에 비해 많이 존재한다. 또 음이온의 중심은 **PO_4^{3-}와 단백질**이다.

mEq/L는 1L 중에 어느 정도의 전기당량이 존재하는지를 나타내지만 전기당량은 이온의 분자량을 그 원자가로 나눈 값이다(예를 들면 Na^+는 1값이므로 분자량 23을 1로 나눈 값이 전기당량이다). 한편 1L의 의미는 체액이 아니라 **체액 중의 물 1L**를 나타내며 체액 1L에 포함되는 수분은 약 93%(930mL)이고 나머지는 단백질, 지방 등이 차지한다. 예를 들면 체액 1L 중에 10mEq 포함되어 있다면 그 전해질 농도는 10×1,000/930 = 10.75mEq가 된다.

(2) 나트륨의 이상

① 고Na혈증Hypernatremia

㉮ 개념

혈청 Na치의 **정상치는 135~150mEq/L**이며, 고Na혈증이란 혈청 Na치가 상한을 넘어서 상승한 경우이다. 여기서 문제 삼는 것은 혈청 안에 존재하는 Na^+농도이며, **체내의 총 Na량과는 무관**하다. 하지만 체내의 총 Na량과의 관계로 3종류로 나눌 수 있으며 어느 경우도 혈청 Na치의 상승을 반영하며 혈장 삼투압도 상승한다.

㉠ 총 Na량의 감소를 동반할 때 : Na도 없어지지만 물 쪽이 보다 많이 없어지는 것으로 **고장성 탈수**에 상당한다. 신장에 원인이 있는 경우로 **삼투압 이뇨**(삼투압 이뇨제의 과잉 투여나 당뇨병성 혼수), 그 이외의 경우로는 **발한 과다, 설사**를 들 수 있다.

㉡ 총 Na량이 정상일 때 : 대표는 **요붕증**으로 신장으로 자유수가 점점 없어지는 결과로 고Na혈증을 초래하지만 Na의 출납에는 문제가 없기 때문에 총 Na량은 정상이다.

㉢ 총 Na량의 증가를 동반할 때 : 물의 양은 거의 변함없는데 Na가 점점 더해지는 것으로 **염분의 과잉 섭취**나 **고장Na의 과잉 수액을** 쉽게 상상할 수 있고, 그 외 **전해질 코르티코이드의 Na^+보관 유지 작용의 증강**(알도스테론증 및 쿠싱증후군)도 들 수 있다.

㉯ 증상

공통되는 증상은 **고삼투압에 의한 세포 내 탈수**로 수분이 점점 세포 내에서 세포 외로 이동하므로 세포에 주름이 생긴다. 이 변화에 가장 민감한 부위는 중추신경세포이므로 **불안, 흥분, 피자극성의 항진, 두통 등의 신경 증상**으로 초발한다. 진행되면 **진전, 경련**을 일으키고 최후에는 **혼수상태**에 빠진다. 급격하게 혈청 Na치가 상승할 때는 세포 내 탈수에 동반해 뇌의 용량이 감소하며 거기에 따라 뇌혈관이 파탄하고 **뇌출혈**을 일으키기도 한다.

임상에서 고Na혈증을 볼 기회는 그다지 많지 않은데 고Na혈증에 의해서 삼투압이 상승하면, 시상하부의 구갈중추가 자극되어 음수 행동에 치우치기 때문이다. 따라서 고Na혈증은 원래 의식장애가 존재하거나 구갈중추가 마비되거나 어떠한 사정으로 물의 섭취를 할 수 없었을 때 등으로 한정된다. 또 체내에 수분의 절대량이 적은 유아나 고령자에게 일어나기 쉬운 경향이 있다.

㉰ 치료

본증의 상당수는 의식장애가 존재하므로 원질환에 대한 치료가 필요하다. 고Na혈증에 대한 치료는 **고장성 탈수에는 원칙적으로 저장식염수를 투여**하며, **체내 총 Na량이 정상이면 5% 포도당 수액**으로 혈청 Na치를 조정한다. **총 Na량이 과잉이면 이뇨제 투여와 동시에 5% 포도당 수액**을 실시한다. 하지만 어느 경우에도 급격한 보정은 혈장 삼투압의 변화로 인해 수분을 세포 외에서 세포 내로 보내 **뇌부종을 초래**할 우려가 있으므로 시간당 0.5mEq/L를 넘는 보정은 실시하지 않는다.

② 저 Na혈증Hyponatremia

㉮ 개념

이것은 임상에서 자주 볼 수 있는 전해질 이상으로, 우선 예외적인 2개의 경우는 첫 번째 **저Na혈증에서는 측정한 혈청 Na치가 반드시 올바른 혈청 내 농도를 반영하지 않는다는 점**이다. 예를 들면 **골수종**이나 **마이크로글로불린 혈증** 등에서 혈중에 비정상적인 단백질이 출현했을 때나 **매우 분명한 고지혈증**을 초래했을 때는 단백질이나 지방이 차지하는 용적이 증가하기 때문에 1L당 수분이 감소한다. 정상적인 것은 수분이 차지하는 비율은 체액 1L당 930mL이지만 이것들에 용적이 횡령된 결과 800mL까지 감소했다고 하자 혈청 Na치는 수분 1L에 대한 값이므로 원래 정상치 145mEq/L이였다고 해도

$$145 : x = 930 : 800$$

이라는 관계가 되며, 외관상의 혈청 Na치도 감소하고 일견 저Na혈증을 나타내게 된다. 이것을 **위성 저Na혈증**이라고 부른다.

두 번째는 **저Na혈증에서는 혈장 삼투압이 반드시 저하하지는 않는다는 점**이다(고Na혈증에서는 반드시 혈장 삼투압이 상승한 것과 대조적). 예를 들면 혈당치가 매우 높

은 당뇨병이나 삼투압 이뇨제의 수액 등에서 혈장 안에 다량의 삼투압 활성 물질이 존재하면 이것들이 수분을 끌어당기므로 수분은 세포 내에서 세포 외로 이동한다. 그러면 순환혈장(세포외액) 내의 Na는 낮아져서 저Na혈증을 초래하지만 혈장 내에 대량의 삼투압 활성 물질이 존재하기 때문에 혈장 삼투압은 높아진다.

이상의 예외적인 경우를 제외하면, 저Na혈증에서는 혈청 내의 Na농도는 저하하고 혈장 삼투압도 저하한다. 전형적인 저Na혈증도 3종류로 나눌 수 있다.

㉠ 총 Na량의 감소를 동반할 때 : 물이 없어져도 Na쪽이 보다 많이 없어지는 타입으로 **저장성 탈수**에 해당하며, 신장에 원인이 있는 경우인 **각종 이뇨제의 과잉 투여, 전해질 코르티코이드 부족(Addison병 등)**과 그 이외의 경우로 **설사, 구토** 등을 들 수 있다. 그 중에는 고장성 탈수와 공통의 원인도 있으니 Na와 수분의 어느 쪽이 많이 없어질지는 case by case이기 때문이다. 또한 신장에 원인이 있을 때는 요 중의 Na배설량은 증가하지만, 신장 이외에 원인이 있을 때는 대상기전이 작용하기 때문에 요 중의 Na배설량은 감소한다.

㉡ 총 Na량이 정상일 때 : 전형은 항이뇨 호르몬의 과잉증(SIADH)으로 오로지 수분을 저축하기 때문에 혈중의 Na는 점점 희석되어 저Na혈증을 초래한다. SIADH에서는 순환 혈장량의 증가를 반영해 심방성 Na이뇨 펩티드가 분비되기 때문에 요 중의 Na배설량은 증가한다. 따라서 간질액의 증가를 초래하지 않으며 부종도 초래하지 않는다. 순환 혈장량과 간질액의 비는 약 1 : 3이며 후자에서는 Na가 확실히 유지되기 때문에 체내의 총 Na량은 감소하더라도 얼마 되지 않는다(대부분 정상 범위 내).

㉢ 총 Na량의 증가를 동반할 때 : 순환 혈장이 점점 간질로 이동해 **부종**을 일으킨다. 구체적으로는 **신증후군, 말기 신부전, 간경변, 울혈성 심부전** 등이 있으며 이러한 질환에서는 순환 혈장량의 감소로 위기감을 품은 시상하부가 점점 ADH를 분비하기 때문에 희석성의 저Na혈증을 초래한다. 하지만 SIADH와 달리 세포외액의 3/4을 차지하는 간질액은 수분과 함께 Na가 저축되므로 체내의 총 Na량은 증가한다. 또한 이 타입에서는 순환 혈장량의 감소를 대신하여 보상하기 때문에 요 중의 Na배설량은 저하한다.

㉯ 증상

전형적인 공통 증상은 **저삼투압에 의한 세포 외에서 세포 내로의 수분 이동**으로 세포가 부풀어 버린다. 이 변화에 가장 민감한 부위는 중추신경세포이므로 **불안, 흥분, 피자극성의 항진, 두통 등의 신경증상**으로 초발한다. 증상이 진행되면 **진전, 경련**을 일으키고 최후에는 **혼수상태**에 빠진다. 세포가 주름진 고Na혈증이나 탱탱해진 저Na혈증도 이 점에서 **임상증상은 공통**이다.

하지만 고Na혈증은 음수행동을 통해 스스로 대처할 수 있는데 비해 저Na혈증은 어떻게 하려고도 하지 않기 때문에 **고Na혈증보다 빈도가 훨씬 많다.** 또 삼투압이 저하되고 있기 때문에 **구갈감을 기억하지도 못한다.**

그 외의 점은 각각의 타입에 따라서 다르지만 총 Na량이 감소하는 타입(**저장성 탈수**)에서는 체내의 수분이 세포 내로 침입되는 정도만 순환 혈장의 감소가 매우 분명해져서 **순환기 증상을 일으키기 쉬운 상태**에 빠진다. 따라서 이 경우에는 고장성 탈수에 비해서 기립 시의 저혈압이나 빈맥 등이 보다 분명하다.

㉰ 치료

각각의 기초질환에 따라서 치료는 다르지만, **급격한 저Na혈증의 보정은 교중심 수초붕괴(central pontine myelinolysis)**를 일으키고 사지마비 및 구마비(bulbarsyndrome)를 초래할 위험성이 있다. 따라서 Na 농도의 상승은 1일당 5mEq/L를 넘어서는 안 된다.

(3) 칼륨의 이상

혈청 K의 **정상치는 3.5~5.0mEq/L**이지만 세포 내의 K농도는 약 150mEq/L까지도 달하여 세포내외액 간 차이가 크다. 체내의 총 K량은 3,000~4,000mEq/L이지만 실제로 그 **98%는 세포내액에 존재**한다는 계산이 된다. 이러한 분포의 치우침이 세포의 정지막전위의 유지에 불가결한 역할을 완수하고 있다. 따라서 혈청 K치의 이상은 신경근 증상을 일으킨다. 이러한 이유로 혈청 K치의 변동을 고려할 때에는 체외와 체내의 출납 외에 막대한 저장고인 세포내액과의 교환도 중요하다.

그런데 세포내액과 세포외액의 K^+의 교환은 세포막에 존재하는 **Na^+-K^+펌프(Na^+-K^+ATPase)** 기능에 의해서이지만 몇 개의 요인이 이 펌프의 회전에 관여하고 있다. 첫 번째는 **인슐린**으로 근섬유, 간장, 적혈구 등의 세포막에 작용하며, 이 펌프의 에너지가 되는 cAMP를 증산시켜 **K^+를 세포내로 보낸다**(그 결과 혈정 K치는 저하). 두 번째는 **교감신경 β_2수용체 자극**으로 근섬유나 간세포로 cAMP 증산에 의한 펌프 회전 속도의 상승을 통해서 **K^+를 세포 내로 보낸다.** 반면 **교감신경 α수용체 자극은 간장에서 K^+를 방출**시키므로 혈청 K치는 반대로 상승한다. 세 번째는 산염기 평형으로 **아시도시스의 상황**에서는 세포외액에 넘친 H^+를 조금이라도 줄이려고 H^+를 세포 내로 끌어들인다. 그러면 전기적 평형을 유지해야 하기 때문에 세포 내에서 K^+가 나가서 **혈**

청 K치는 상승한다. 반대로 **알칼로시스에서 혈청 K치는 저하**한다. 이것의 자세한 기전은 불분명하지만 pH의 변화가 Na^+-K^+ATPase의 회전에 어떠한 영향을 미쳐 Na^+와 H^+의 교환이라는 과정을 통해서 K^+를 세포 외로 내보낸다고 추측된다.

일반적으로 섭취한 K^+와 동량의 K^+가 배설되어 균형을 유지하지만 배설 경로의 90% 이상이 요이다. 사람 등의 포유류는 보통 음식을 먹는 한 Na^+결핍은 있을 수 있어도 K^+결핍은 그다지 고려되지 않는다. 한편 K^+를 대량으로 포함한 음식을 섭취하는 경우는 자주 있다. 그래서 사람은 **K^+의 배설을 중심으로 한 체내 기구**를 갖추고 있다.

신장에 도착한 K^+는 분자량이 작기 때문에 거의 사구체로 여과된 후 근위요세관, loop를 흐르는 동안에 재흡수와 분비라는 정반대의 이동을 몇 차례 반복한다. 그리고 원위요세관 및 피질 집합관에 이르면 **알도스테론 지배하의 Na^+-K^+펌프**에 의해 점점 관강 안으로 분비되어 K^+배설의 주역을 담당한다. 따라서 신장 내에서도 **원위세뇨관과 피질 집합관**이 K조절에 특히 중요한 역할을 담당한다고 할 수 있다.

① 고K혈증Hyperkalemia

용혈, 혈소판증가증, 백혈구증가증으로 혈청 K치가 상승하는 상태는 **위성 고K혈증**이라고 한다.

㉮ K의 과잉섭취 : 경구 섭취뿐만 아니라 K^+농도가 높은 수액이나 대량의 보존혈 수혈 등이 있다.

㉯ K^+의 배설장애 : **신부전, Addison병 등의 부신 부전**, 알도스테론의 작용에 길항하는 약제(**spironolactone, triamterene 등의 K보관 유지성 이뇨제**), 안지오텐신Ⅱ 생산을 억제하는 **ACE 저해제** 등이 있다.

㉰ 세포내액과의 분포 이상 : 첫 번째로 세포 내에서 점점 K^+가 나오면 혈청 K치는 상승하는데, **조직좌멸(crush syndrome), 소화관 출혈, 용혈성 질환** 등과 **아시도시스**를 들 수 있다. 두 번째 세포 내로 K^+를 이동시키지 않을 때도 혈청 K치는 상승하며 **인슐린의 결핍 시(insulin dependent diabetes mellitus; IDDM 및 분비기능이 저하한 noninsulin dependent diabetes mellitus; NIDDM), 교감신경β_2저해제의 투여** 등을 들 수 있다.

세포내외의 K^+농도의 균형은 세포의 정지막전위의 유지에 필수적이므로 그 균형이 무너지는 고K혈증과 저K혈증은 모두 **근력저하, 사지마비감, 탈진감, 심장 증상, 소화관의 기능장애(오심, 구토, 설사, 장폐색 등)**를 일으킨다.

치료는 **클루콘산 칼슘** 정주로 심근을 지키고, K를 세포 외에서 내쫓는 방법으로 **양이온 교환 수지, 중탄산나트륨($NaHCO_3$)의 정주, 인슐린과 포도당의 투여**로 세포

내에 K^+를 밀어 넣을 수 있고 마지막 수단으로 **혈액 투석**이 있다.

② 저K혈증Hypokalemia

㉮ K의 섭취 부족 : 기아나 신경성 식욕부진증 등의 예외적인 상황에서만 보인다.

㉯ K^+의 과잉 배설 : 소화액에는 비교적 많은 K^+가 포함되어 있으므로 설사나 구토가 계속 될 때, K^+배설의 주역인 알도스테론이 지나치게 작용하는 것으로 구체적으로는 원발성 및 속발성 알도스테론증, Cushing 증후군 등이 있다.

㉰ 세포내액과의 분포 이상 : 알칼로시스나 인슐린 과잉 등이 고려된다.

세포의 정지막전위의 균형이 나빠지기 때문에 고K혈증과 마찬가지로 **근력저하, 사지마비감, 탈진감, 심장 증상, 소화관 기능장애(오심, 구토, 설사, 장폐색증 등)**를 일으킨다. 또 저K혈증은 ADH의 작용을 감약(attenuation)시켜 **다뇨**를 초래한다. 혈청 K치가 2.0mEq/L를 밑돌 때는 치사적 부정맥이 생길 가능성이 있으므로 즉시 **경정맥적**으로 K^+를 보충해야 한다. 이 때문에 이용되는 것이 **KCl액**이지만 급격한 K^+의 보충은 오히려 고K혈증을 초래할 우려가 있으므로 투여량은 **1시간당 20mEq 이내**에 그쳐야 한다(반드시 점적병에 넣어 **희석하고 나서 투여**해야 함). 긴급사태가 아니면 **경구적**으로 K^+를 투여하는 것이 훨씬 안전하다. 식사가 가능하면 K가 풍부한 과일이나 야채(바나나, 살구, 브로콜리, 콜리플라워 등)를 먹게 한다. 또 약제로는 알도스테론 작용에 길항하는 **K보관 유지성 이뇨제(spironolactone, triamterene)**도 이용된다.

(4) 칼슘의 이상

혈청 Ca의 정상치는 **8.5~10.5㎎/dL(4.5~5.5mEq/L)**이며, **부갑상샘 호르몬(parathyroid hormone; PTH), 활성형 비타민 D, 칼시토닌(calcitonin)**에 의해서 조절된다.

(5) 무기 인(Pi)의 이상

대부분(약 85%)이 골 조직에 침착하고 나머지는 세포내액이나 세포외액에서 용해되지만 그 비율은 **세포내액**으로 치우친다. Pi는 에너지 대사나 자극 전달 작용에 중요한 역할을 하며 혈청 Pi농도는 **2.5~4.5mEq/L**로 유지된다. 이것은 **부갑상샘 호르몬(PTH), 활성형 비타민** D에 의해서 조절되는데, 대부분이 사구체로 여과되어 근위요세관에서 재흡수되지만 **PTH는 Pi의 재흡수를 줄여 인 재흡수율(%tubular reabsorption of phosphate; TRP)**을 **저하**시킨다. 한편 **활성형 비타민** D는 **장관에서의 Pi 흡수를 Ca와 함께 촉진**시킨다.

① 고Pi혈증Hyperphosphatemia

첫 번째로 혈청 내에 대량의 Pi가 한꺼번에 몰렸을 경우로 세포내액(특히 핵산 내)에 함유량이 많기 때문에 **조직좌멸**이나 **악성 종양의 화학요법 이후**가 전형적이며, 두 번째는 신장에서 Pi를 배설할 수 없는 경우로 GFR이 감소하는 **어느 정도 진행된 신부전**을 들 수 있다. 세 번째로 혈청 Pi의 조절역이 이상해졌을 경우로 PTH의 작용이 감약하는 **부갑상샘기능저하증, 비타민 D 과잉증** 등을 들 수 있다.

경도에서는 임상 증상을 초래하지 않으나, 고도가 되면 세포외액 중의 Ca와 결합해 뼈나 연골에 끌려들어가므로 **저Ca혈증**을 초래한다. 또 **이소성 석회화**를 일으켜 각막 혼탁, 결막충혈, 피부 소양감, 요로결석 등을 초래한다.

치료는 탄산칼슘의 투여나 혈액 투석을 실시한다.

② 저Pi혈증Hypophosphatemia

첫 번째로 **섭취 부족**을 들 수 있지만 보통의 식생활을 할 때는 문제가 없으며 기아나 신경성 식욕부진증 등의 예외적인 사태에서 볼 수 있다. 두 번째는 신장으로 지나치게 Pi가 없어지는 경우로 PTH의 작용이 증강하는 **부갑상샘기능항진증**과 근위요세관에서의 재흡수 기능이 원래 침범된 병태(**Fanconi 증후군, 가족성 저Pi혈증성 구루병 (rickets)** 등)를 들 수 있다. 세 번째는 **비타민 D의 섭취 부족**으로 장관에서 흡수가 감소해 저Pi혈증이 된다. 네 번째는 Pi가 점점 세포 내로 이동해 가는 경우로 전형적인 예는 **영양불량 상태(만성 알콜중독 등)로 회복기**에 볼 수 있다.

경도에서는 임상 증상을 초래하지 않으며, 고도가 되면 세포 내에서 ATP생산 부족으로 에너지가 결핍하여 **의식 장애나 지각 이상 등의 신경 증상, 근력저하 등의 근증상**을 일으킨다. 또 **2,3-DPG 생산 저하에 의해서 산소해리 곡선이 좌방으로 이동**하여 Hb는 산소를 떼어놓기 어려워진다. 따라서 많은 산소를 필요로 하는 신경 및 근육에서 이들의 증상이 한층 더 악화된다. 게다가 저Pi혈증이 오랜 기간에 이르면 골화를 할 수 없게 되어 **골연화증(구루병)**을 일으킨다.

3. 검사

1) 신장 기능검사

신장 기능은 신장 혈장 유량(renal plasma flow; RPF), 사구체 여과량(glomerular filtration rate; GFR), 근위요세관 기능, 원위요세관 및 집합관 기능으로 평가되며, 각각의 기능을 반영하는 검사가 있으나 임상적으로는 GFR이 신장 기능의 지표로서 많이 이용된다.

(1) 청소율Clearance

청소율이란 **1분간에 요 중으로 배설되는 어떤 물질을 공급하는 데 필요한 혈장량**으로 그 개념을 간단하게 표현할 수 있으며, 다음의 식으로 구할 수 있다.

어떤 물질의 **C(clearance) = UV / P**

(U; 어떤 물질의 요 중 농도, V; 단위 시간당의 오줌량, P; 어떤 물질의 혈중 농도)

(2) 사구체 여과량

이눌린과 티오황산(thiosulfuric acid) 나트륨은 사구체로 100% 여과되고 요세관에서 재흡수도 분비도 되지 않는 물질이므로 이것의 청소율은 GFR과 동일해진다. 하지만 임상에서는 이것들에 대신해서 다소 부정확해지지만 편리한 **크레아티닌(Cr)**을 이용해 측정한다.

Cr은 생체 내에 존재하는 물질(내인성 물질)로 정상에서는 사구체에서 여과되고 요세관에서 재흡수는 되지 않지만 약간의 분비가 있으며 Cr의 요 중 배설량은 근육량 등에 영향을 받는다. Cr의 청소율은 이눌린의 청소율에 비해 정확한 GFR을 반영하지 않지만(약 30% 높은 수치) 내인성 물질이기 때문에 측정하기가 쉬워 임상에서의 GFR 측정에 이용된다.

Cr의 청소율 기준치는 **남성은 78.1~133.3, 여성은 64.9~114.3㎖/분/1.73m²**이다.

사구체 여과율(FF)은 신장을 통과한 혈액의 몇 %가 여과되었는지를 나타내는 수치이며 GFR / RPF로 구할 수 있고 정상치는 약 20%이다.

2) 소변검사

검사 시 환자에게 주는 고통이 적고 간편할 뿐만 아니라 비용도 저렴하다. 또한 다양한 전신질환의 판정에 유용한 검사방법이다. 채뇨 후에 실온에 장시간 방치하면 세균 증식, pH변화, 염류의 석출 등 변화를 초래하므로 적어도 1시간 이내에 검사를 실시한다.

(1) 채뇨의 종류

① 아침뇨 Morning urine

기상 시에 실시하는 채뇨로 농축뇨를 얻을 수 있다. 기립성 단백뇨의 제외 등 안정 시의 소변 검사에 유용하다.

② 수시뇨 Spot urine

임의로 채뇨하여 외래에서 일반적으로 실시하는 소변검사이다.

③ 24시간뇨 Twenty-four-hour urine

24시간 내에 배설된 소변을 전부 모은 것으로 하루의 소변량, 요단백, 요당 등의 총 배설량을 알 수 있다.

(2) 채뇨방법

임상에서 흔히 사용하는 방법은 중간뇨 채뇨법으로 배뇨의 처음 부분을 버림으로써 요도 및 외음부의 이물질 혼입을 막는다. 이보다 유용한 방법으로는 **Thompson의 2분배뇨시험**이라하여 소변을 처음과 중간의 2번에 나누어 채취해서 검사하는 방법이다.

① 자연배뇨 Spontaneous micturition

자연배설한 소변을 채뇨 컵에 채취하는 방법으로 검사 목적에 따라 중간뇨(midstream urine)나 2컵 분량의 소변을 채취하는 경우도 있다.

② 카테터뇨 Catheterization

요도에 카테터를 삽입하여 방광뇨를 채취하는 방법으로 하부 요로에 통과 장애가 있을 때 실시한다.

③ 방광천자뇨 Bladder puncture

치골 위에서 방광을 천자하여 방광뇨를 채취하는 방법으로 영유아에서 무균적으로 채뇨할 때 실시한다.

◈ 소변량: 소변의 정상치는 성인 1,000~1,500mL/day(1mL/kg체중/시간), 소아는 1~6세 300~1,000, 6~12세 500~1,500mL/day이다. 소변감소증은 400mL/day 이하, 다뇨증은 2,500mL/day 이상이다.

(3) 소변의 특징

소변의 육안적 소견은 다음 표와 같다.

담황색, 투명	정상 소변
무색 투명	희석뇨
황갈색	농축뇨 빌리루빈뇨 등
적색~적갈색	혈뇨(육안적 혈뇨, macroscopic hematuria) 헤모글로빈뇨 미오글로빈뇨 포르피린뇨 등
암갈색	메트헤모글로빈뇨
녹색	비타민B_2투여 세균뇨 등
청색	림프관 조영을 위한 에반스블루(Evans blue) 투여
혼탁	세포 성분이나 염류의 존재(고름뇨 등)

비중과 삼투압은 요중에 존재하는 용질량을 반영하는데, 범위는 아래와 같다.

비중 : 1.001~1.040
삼투압 : 50~1,200mOsm/kgH2O

만약 고비중뇨가 계속되면 당뇨병 등을 의심할 수 있고, 저비중뇨가 계속되면 요붕증이나 심인성 다음증 등을 의심할 수 있다.

pH는 원위요세관의 기능을 반영한다. 정상은 pH 6.0이며, 보통은 pH 5.9~8.0 사이에서 변동한다. 특히 **정상인이라도 이른 아침의 소변은 야간 수면 시의 호흡저하에 의한 호흡산증의 보상작용 때문에 pH가 저하**된다. 한편 식사 후 염산(HCl)이 위에서 분비되었을 때는 약간 알칼리쪽으로 기운다.

(4) 요시험지검사Dip-stick test

시험지법에 의한 요 정성시험은 신 및 비뇨기질환에 한정되지 않고 선별검사로서 널리 이용되고 있다. 이 검사는 복용 약물에 따라 위양성이나 위음성 반응이 보이는 경우가 있으므로 검사 전(24시간 정도)에는 가능한 한 약제(비타민제 포함) 복용을 피하는 것이 바람직하다.

요시험지와 소변을 반응시켜 지시약의 변색 정도를 평가하는데 몇 항목만 검사할 수 있는 시험지(요당, 잠혈, 요단백 등)는 건강진단 등에 많이 이용되며, 보다 많은 항목을 검사할 수 있는 시험지도 있다.

같은 환자라도 요단백이나 잠혈 정도는 농축뇨(높은 요비중)일 경우 높고, 희석뇨(낮은 요비중)일 경우에는 낮아지는 경향이 있기 때문에 판독 시에는 요비중에 대해서도 주의해야 한다.

(5) 요침전물Urinary sediment

소변을 1,500rpm에서 5분간 원심분리하면 침전물을 얻을 수 있는데 이것을 요침전물이라고 한다. 요로계의 병변 부위와 활동성을 알 수 있는 가장 간단하고 확실한 방법이다.

① 적혈구

정상치는 0~1개/HPF(high power field; 400배의 배율로 관찰했을 때 1시야 당 나타나는 갯수를 의미)이다.

2개 이상이면 현미경적 혈뇨이다.

5개 이상이면 시험지법에서 양성으로 나온다.

② 백혈구

정상치는 1~2개/HPF이다.

백혈구가 혼입된 소변을 농뇨(pyuria)라고 하는데, 요중 백혈구 수가 많을 때에는 세균이 함께 발견되는 경우가 많다.

③ 상피세포

정상치는 수 개/HPF이다.

주로 요세관에서 유래되는 상피세포가 요중에 나타나는데 정상에서도 몇 개는 나타나지만 그 수가 증가되었다면 사구체신염이나 신우신염을 생각할 수 있다. 또한 상피세포가 지방변성을 일으켜 세포질 속에 지방 방울이 가득 차 있는 것을 **난원지방체**라고 하는데 이것은 신증후군에서 볼 수 있는 요침전물 소견의 하나로서 잘 알려져 있다.

④ 원주Cast

정상치는 0개/HPF이다.

원주란 원위요세관에서 분비되는 Tamm-Horsfall mucoprotein과 소량의 혈장 단백질을 기질로 하고 요세관 또는 집합관강을 주형으로 해서 다양한 물질 및 세포가 봉입된 것이다. 유리모양 원주는 정상에서도 발견되므로 병적인 의미는 적으며, 문제가 되는 것은 적혈구 원주, 백혈구 원주, 과립 원주 등이 나타났을 때이다. 원주의 종류에 따라 신장장애의 종류 및 정도를 알 수 있는데 원주의 종류를 불문하고 폭이 넓은 원주를 광원주(broad cast)라고 하며 말기 신기능상실에서 나타난다.

⑤ 결정

소변의 pH에 따라 요산염, 인산염 등이 생성된다.

⑥ 세균

정상치는 0~4개/HPF이다.

(6) 단백뇨Proteinuria

요단백의 배설량이 증가(150mg/day 이상)한 상태로서, 요중에는 혈정에서 유래된 알부민이나 β_2-마이크로글로불린(β_2MG), α_1-마이크로글로불린(α_1MG), Tamm-Horsfall protein(THP) 등의 단백질 성분(요단백)이 함유되어 있는데 정상에서는 그 총 배설량이 매우 적어서 하루에 50~100mg 정도의 단백뇨가 나온다.

생리적으로도 단백뇨를 볼 수 있으며, 그 외에도 운동을 하면 일과성으로 나타나거나 발열 시에 나타나는 단백뇨가 있다.

병적 단백뇨는 **신전성, 신성, 신후성**의 세 가지로 분류하며, 신전성이란 신장에는 문제가 없지만 혈중에서 어떤 단백질이 특이적으로 증가할 때 그 단백질이 요중으로 누출되는 경우를 말하고, 신성이란 사구체나 요세관의 장애에 의하여 일어나는 단백뇨로서 신장질환과 직접 관계가 있는 단백뇨이다. 신후성이란 신우 이하 요로(요관, 방광, 요도)의 이상, 즉 요도 등에 발생한 염증, 출혈, 종양, 외상 등으로 인해 나타나는 단백뇨이다.
이외에 기립성 단백뇨와 암죽뇨(chyluria)가 있다.

(7) 혈뇨

신장 또는 요로의 출혈에 의해 많은 적혈구가 혼재된 소변을 말하며, 혈뇨가 나타나면 신장장애 또는 요로출혈을 생각할 수 있는데 신장실질 유래, 요로 유래 및 전신성 혈액응고이상 등에서 나타난다.

① 육안적 혈뇨

다량의 적혈구 혼재로서 소변이 적색~갈색을 띤다. 소변 1,000mL 중 1mL 이상의 혈액이 혼재되면 육안적 혈뇨가 된다.

② 현미경적 혈뇨

요침전물의 현미경 관찰에서 적혈구를 5개 이상 볼 수 있으면 현미경적 혈뇨이다. 사구체성 혈뇨에서는 요침전물에서 변형 적혈구나 적혈구 원주가 많이 보인다.
검사는 시험지법에서 요잠혈 양성을 나타낸 경우, 요침전물검사에서 적혈구의 수나 형태를 평가해서 원인검사를 실시한다.

3) 혈액화학검사

신장 기능장애의 정도와 신장장애 시의 대사이상을 알기 위해 실시한다. 신장 기능의 지표로서 **혈청 Cr과 BUN**이 있다.

(1) 혈중요소질소Blood urea nitrogen, BUN

① BUN의 구조

혈액 중의 요소에 함유된 질소를 측정한 것으로 요소는 섭취한 단백질이나 조직분해물의 최종 대사산물로서 신사구체에서 여과된 후 요세관에서 약 50%가 재흡수되고 나머지는 요 중으로 배설된다. 요소 1분자 중에는 2분자의 암모니아 잔기(residue, radical)가 포함되어 있는데 **암모니아**는 생체에서는 유독한 물질이지만 요소의 형태가 되면 독성이 줄어든다. 게다가 요소 1분자로 2분자의 암모니아를 버릴 수 있기 때문에 매우 효율이 좋다. BUN은 요소로서의 질소량을 의미하므로 혈중에 존재하는 기타 질소화합물(예를 들면, 아미노산 등)은 BUN 속에 포함되지 않는다.

요소가 생성되는 장소는 간으로 간은 아미노산을 원료로 해서 에너지원인 탄수화물(예를 들면, 피루빈산 등)을 만드는데 그때 아미노산에서 잘린 NH_3잔기가 요소로 대사된다.

② 아미노산과 BUN

BUN값의 증가에 영향을 주는 인자로 우선 첫 번째는 원료가 되는 아미노산이 늘어난 경우이다. 식사의 대량 섭취, 특히 **단백질이 풍부한 식사**를 계속하면 원료인 아미노산이 증가한다. 그러나 병과 더욱 관계가 깊은 것은 **소화관 출혈**이다. 혈액에는 단백질이 풍부하여 세포성분을 제외해도 100㎖ 당 7g의 단백질이 존재하며 세포성분 중의 단백질을 포함하면 더욱 많아진다. 그것이 소화관 출혈에서는 모두 소화, 흡수의 대상이 되어 평상시보다 더 많은 단백질 섭취를 하는 셈이 된다. 즉, 정상인은 하루에 약 1.2~1.3g/체중(kg)의 단백질을 섭취하는데 단 20㎖의 소화관 출혈이 발생하는 것만으로도 체중 1kg분에 상당하는 단백질을 여분으로 섭취한다는 계산이 된다.

③ 이화와 BUN

두 번째로는 **이화작용(catabolism)이 항진**되는 경우로 이화란 자신이 자신을 먹는 상태를 말하는데 **영양불량** 상태가 오래 지속되거나 이화촉진 작용이 있는 **스테로이드 제제**를 사용하면 이화작용이 진행된다.

생체는 에너지원인 탄수화물이 고갈되면 단백질, 아미노산을 분해해서 탄수화물로 바꾸어 그것을 공급한다. 처음으로 분해되는 단백질이 근육 속에 있는 단백질이다. 즉 생체는 자신의 근육을 녹여서 아미노산(alanine)으로 바꾸어 간에 보내고 간에서 다시 그것을 탄수화물로 바꾸어 전신으로 공급한다. 그리고 그때에 역시 요소가 생성된다. 따라서 **단백질의 과잉섭취와 함께 영양불량, 기아**와 같은 얼핏 보면 정반대의 요인들이 모두 BUN의 상승을 일으킬 수 있다.

④ 신장과 BUN

세 번째 인자로는 신장 기능의 이상인데 BUN은 신장에서 배설됨으로써 감소하지만 신장 기능이 장애를 받으면 배설이 되지 않아 상승한다.

이상에서 살펴보면, BUN은 신장 기능의 영향만으로 증감하지 않아 신장 기능장애를 직접 반영하는 인자라고 하기는 어렵다.

㉮ BUN의 정상치 : 10~15㎎/dL

㉯ BUN의 **증가인자** : 신장 기능장애 일반(요소배설 저하), 소화관 출혈, 단백질이화 항진 시, 울혈성 심장 기능상실(울혈성 심부전증; GFR 저하), 탈수(혈액 농축), 단백질의 다량 섭취

㉰ BUN의 **저하인자** : 단백질 섭취의 저하, 임신, 단백질 합성 항진(성장기 등), 신장 기능장애(요소배설 증가), 요소합성 저하

(2) 혈청크레아티닌Serum creatinine : SCr

Cr은 근육 속에 존재하며 에너지원이 되는 creatine의 대사산물이다. SCr의 농도는 신장 기능과 근육량에만 의존하고 식사와 소변량에는 영향을 받지 않는다는 특징이 있다. 또한 개인 차는 있지만 한 개인에서는 거의 일정하기 때문에(물론 근육이 갑자기 증가할 때는 예외이지만) **신장 기능상태의 변동을 발견하는 데에 유용**하다.

정상치는 남성은 0.61~1.04, 여성은 0.47~0.79㎎/dL로 남성 > 여성이라는 것은 일반적으로 남성이 근육량이 많다는 사실을 반영하고 있다.

BUN과 SCr은 GFR이 50㎖/min 정도까지 내려가도 현저한 상승을 나타내지는 않는다. 그러나 GFR이 이보다 더 저하되면 현저한 증가를 초래한다. 따라서 초기 상태의 신장장애를 BUN과 SCr의 상승으로 알아내기는 매우 어렵다. **BUN과 SCr은 병태의 변화나 치료경과의 관찰에 적합한 지표**라고 할 수 있다.

① SCr의 체내동태

간에서 생산된 크레아티틴은 근육세포에 흡수되는데 그 일부는 대사되어 크레아티닌이 된 다음 혈액을 통해 신장으로 운반되고 사구체에서 여과된 후 요 중으로 배설된다.

② SCr에 이상을 초래하는 요인

SCr의 양은 근육량에 따라 개인 차가 있어서 일반적으로 남성이 여성보다 높고, 소아나 고령자는 낮으며, Cr의 일부는 적혈구 속에도 존재한다.

㉮ SCr 상승 : 신장에서의 Cr 배출이 저하되는 신장 기능저하, 근육량 증가와 관련된 운동선수, 말단비대증과 적혈구 내의 Cr 유출과 관련된 용혈성 질환(혈전성 혈소판감소성 자반병(thrombotic thrombocytopenic purpura; TTP) 등)

㉯ SCr 저하 : 신장에서의 Cr 배출이 증가되는 소변량의 증가(요붕증 등), 근육량 감소와 관련된 고령자, 오랜 병상 생활 환자, 신경근육질환(근육퇴행위축 등)과 크레아틴 생성저하와 관련된 간 장애

◈ 혈청 시스타틴 C

Cystatin C는 모든 유핵세포에서 생산되는 단백질로서 그 생산량은 연령이나 근육량 등의 영향을 받지 않는다. Cystatin C는 사구체에서 여과된 후 근위요세관에서 99%가 재흡수되어 신장에서 분해되므로 여과량에 따라 혈액 속에서 제거되는 것으로 보여 GFR의 좋은 표지자이다.

③ BUN / SCr비

그 비는 약 10이 되는데 상당히 많은 정보를 준다. BUN은 신장 기능 외 인자의 영향을 받지만 Cr은 신장 기능 외 인자의 영향을 그다지 받지 않는다. BUN / SCr비는 그 차이를 나타낸다. 즉, 신장 기능장애만 일어날 때는 BUN과 SCr 양쪽 모두가 상승하기 때문에 그 비가 10을 유지한다. 그러나 여기에 소화관출혈이나 이화가 함께 일어나면 BUN이 더욱 상승하여 그 비가 10 이상이 된다.

BUN / SCr > 10 : 신장 이외 인자의 영향이 크다(소화관출혈, 단백질의 다량 섭취, 탈수, 이화, 심장기능상실 등)

BUN / SCr = 10 : 신장 인자가 큼(신장 기능장애(GFR의 저하) 등)

BUN / SCr < 10 : 단백질의 섭취 부족, 중증 간기능상실, 심인성 다음증, 요붕증, 투석요법 후

임상적으로 BUN / SCr비가 중시되는 것은 만성 신장 기능상실(만성 신부전) 환자를 추적검사할 때이다. 만성 신장 기능상실에서는 당연히 BUN, SCr이 모두 높은 값을 나타내는데 그 비는 약 10 전후의 수치가 된다. 만성 신장 기능상실 환자는 조혈 기능이 저하되고 혈소판 기능이 장애를 받기 때문에 출혈경향이 있다. 따라서 소화관출혈에 특히 주의가 필요하며 이것을 발견하는 지표로서 BUN / SCr비가 유효하다. 즉, 중요한 것은 BUN / SCr비가 높을 때는 그 환자가 단지 만성 신장 기능상실이 아니라 출혈이나 이화상태가 발생한 때문이므로 중병이다.

④ **요산**Uric acid : UA

요산은 DNA purine body의 대사산물로 역시 신장에서 배설되기 때문에 신장 기능이 장애를 받으면 상승한다. 단, 퓨린체 대사이상에서도 혈중농도가 상승하기 때문에 BUN과 마찬가지로 신장 기능의 좋은 지표라고 할 수 없다. **요산의 정상치는 남성 3.5~8.0, 여성 2.5~6.0㎎/dL**이다.

◈ 고요산혈증(hyperuricemia)을 일으키는 질환

① 통풍 : 통풍은 고요산혈증의 결과 요산이 결정화되어 조직에 침착해서 일어나는 병이다.

② 신장 기능상실(신부전) : 요산의 배설장애로 인해 고요산혈증이 된다.

③ Thiazide계 이뇨제의 사용 : 이것은 원위요세관 수준에서 작용해 물과 나트륨의 재흡수를 줄이지만 이뇨가 되면 순환혈류량이 줄고 GFR이 줄기 때문에 G-T balance가 작용하여 근위요세관에서의 물질 재흡수가 증가된다. 요산은 근위요세관 수준에서 재흡수되기 때문에 재흡수가 증가되면 고요산혈증을 초래한다.

④ 당뇨병 : 고요산혈증을 일으키는데 정확한 원인은 밝혀지지 않았다.

⑤ 알코올 섭취 : 정확한 원인이 밝혀지지 않았다.

⑥ Lesch-Nyhan병 : 선천성 purine 대사이상증의 일종으로 purine 대사 재생경로의 효소인 히포크산틴-구아닌 포스포라보실 전이효소의 결손으로 일어난다.

⑦ Down 증후군 : 정확한 원인이 밝혀지지 않았다.

⑧ Von Gierke병(당원병 type Ⅰ) : G-6-Pase 결손병이지만 G-6-P를 glucose로 바꿀 수 없기 때문에 혈당이 낮은 것이 특징이다. 인슐린은 고혈당 자극으로 분비되기 때문에 저혈당이 오랫동안 계속되면 인슐린이 분비되지 않는다. 그러면 병태적으로 당뇨병과 같아져 고요산혈증을 일으킨다.

⑨ 만성 골수성 백혈병(chronic myelocytic leukemia; CML) : 백혈병세포의 증가로 DNA가 증가하기 때문에 그 대사물인 요산도 증가한다.

⑩ 악성 림프종, 다혈증 : ⑨와 동일

⑪ 건선(psoriasis) : 피부의 세포가 이상 증식하여 ⑨와 동일한 이유로 고요산혈증이 된다.

⑤ **전해질**Electrolyte

Na, K, Ca, P의 균형

4. 신부전

1) 급성신부전Acute renal failure(ARF)

신장이 도움이 되지 않는 상태로서 신장은 불필요하게 된 단백 대사산물이나 전해질을 배설해 체액의 항상성을 유지하는 기관이므로 신장이 도움이 되지 않으면 이러한 노폐물이 축적되어 체액의 조성이 무너진다. 급성 신부전은 **일 또는 주 단위로 신부전에 빠지는 것**이라고 정의하며 대부분의 경우가 **가역적**이다.

(1) 분류

급성 신부전의 상당수는 핍뇨를 초래하므로 실제로는 양자 모두 같으며, 따라서 신전성, 신성, 신후성으로 분류한다.

① Pre-renal ARF

신장에 들어오는 혈액량 자체가 줄어들었기 때문에 사구체 여과량이 감소해 신장이 도움이 되지 않게 된 상태이다. 이러한 병태는 세포외액이(물론 순환혈장량도) 감소하는 **탈수, 출혈** 및 부종에 의해서 순환혈장량이 감소하는 **울혈성 심부전, 간경변** 등에서 볼 수 있다. 또 **쇼크나 과도한 강하제 사용(저혈압)**에서도 신장에 들어오는 혈액량이 감소한다. 신전성 급성 신부전에서 **핍뇨**는 불가피하며 다만 무뇨에까지 도달은 드물다. 또한 예외적으로 **양측성 신동맥 폐색**에서는 신장에 들어오는 혈액이 '0'이 되므로 **무뇨**를 나타내기도 한다.

신장 자체가 나쁜 것은 아니며, 본증의 상당수는 어쨌든 순환혈장량이 감소하는 것이므로 그것을 보완하기 위해서 Na^+를 재흡수하고 ADH의 협력에 의존해서 수분도 점점 재흡수하지 않으면 안 된다. 이러한 신장의 노력을 반영해서 **Na^+가 적은 진한 요가 배설**된다. 즉, **저Na^+뇨(요 중 Na치 < 20mOsm/L), 고침투압뇨(> 500mOsm/L · 체중)**가 된다.

② Renal ARF

네프론은 사구체와 요세관(여기에서는 집합관도 포함)으로 구성되어 있으므로 원인의 소재에 따라서 2가지로 분류할 수 있다.

하나는 **사구체가 망가졌을 경우**로서 급속 진행성 사구체신염, Goodpasture 증후군, 루프스신염 등이 있으며 **신성 급성 신부전의 5%**를 차지한다. 요 소견은 신전성 신부전과 동일한데 Na^+의 재흡수도 ADH의 협력 하에서의 물의 재흡수도 요세관의 일이므로 사구체가 망가져도 요세관이 정상이면 작용하기 때문이다. 다른 하나는 **요세관이 망가졌을 경우**로 급성 요세관 괴사(acute tubular necrosis; ATN)가 있으며 이것이 **신성 급성 신부전의 95%**를 차지한다. 급성 요세관 괴사의 원인은 크게 2가지이며, 하나는 **신허혈**로 그 대부분이 신전성 신부전에서의 이행이다. 따라서 탈수, 출혈, 울혈성 심부전, 간경변, 쇼크, 저혈압 등이 기초질환이 된다. 또 하나는 **신독성 물질**에 의한 것으로 **내인성과 외인성(extrinsic)**이 있다. 내인성으로는 혈관 내 용혈에 의한 **헤모글로빈뇨증**, 횡문근 융해증 등에 의한 **미오글로빈뇨증**이 있고, 외인성으로는 **조영제, 아미노배당체계 항생물질, 항진균류제의 암포테라신B, 항악성 종양제의 시스**

프라틴(특히 저Mg혈증 발생), 면역 억제제의 사이클로스포린(cyclosporin), 카드뮴(cadmium), 파라콰트(paraquat) 등이 있다. 또 황달 출혈성 렙토스피라증(Weil병) 등과 같이 요세관을 때려 부수는 병원 미생물도 있다.
이외에 간질성으로 급성 간질성 신염이 있다.
사구체에 원인이 있다면 사구체 여과량이 줄어들므로 당연히 **핍뇨**가 된다(이 경우도 역시 무뇨가 되는 일은 드물다). 반면, 요세관은 수분의 재흡수를 담당하므로 요세관에 문제가 있으면 오히려 다뇨가 예상되지만 실제로는 대부분이 핍뇨를 나타내는데 자세한 이유는 불분명하지만 요세관 상피세포와 함께 장애된 모세혈관 내피세포가 혈관 수축 물질을 방출하기 때문에 사구체 여과량이 감소하는 것, 탈락한 상피세포가 요세관의 관강을 폐색시키는 것 등이 지적되고 있다. 또한 이 경우에도 무뇨에 이르는 것은 드물다. 다만 예외적으로 **양측 신장 피질 괴사에서는 무뇨**가 되는 경우가 있는데 신장 피질의 혈관이 수축한 때문으로 추측되며 태반 조기박리, 뱀독, 쇼크, 외상 등에 기인한다. 한편 요세관의 괴사가 경도이면 요량이 정상적인 **비핍뇨성 요세관 괴사**가 되기도 한다.
신성 신부전의 경우에는 요세관의 Na^+ 재흡수 및 요농축 기능이 없어지므로 핍뇨에도 불구하고 **요 중의 Na^+치는 높은 채(>40mOsm/L)이며 침투압도 거의 등장상태**이다(약 300mOsm/L · 체중). 다만 사구체에 원인이 있는 경우에는 요세관이 보완하므로 신전성 신부전과 같은 소견이 나타난다.

③ Post-renal ARF

신장의 끝에서 요로가 폐색되면, 앞에 있는 요세관압이 상승하기 때문에 결국은 사구체 여과량이 저하한다. 신장은 2개가 있으므로 **요관이 폐색**되면 **양측성**으로 생길 필요가 있으며, 자궁암, 후 탈막의 전이성 종양, 양측성 수뇨관 결석 등이 있다. 한편 전립선 비대나 전립선암 등의 **요폐를 초래하는 질환**에서도 역시 요세관 내압의 상승을 통해서 사구체 여과량이 저하한다. 예전에는 신후성 핍뇨와 요폐는 별도의 병태임을 강조했지만 요폐도 **병상이 진행하면 신후성 신부전을 일으키는 경우가 있다**(신 질환이 요폐를 일으키지는 않는다).
이와 같이 신후성 신부전에서도 사구체 여과량이 감소하므로 핍뇨가 되는 것은 쉽게 이해할 수 있다. 게다가 **자주 무뇨에까지 도달**하므로 무뇨를 나타내는 급성 신부전을 보면 우선 신후성 신부전을 의심해야 한다(양측성 신동맥 폐색이나 양측성 피질 괴사는 상당히 드문 병). 반면 원인이 되던 **폐색이 해소되면 바로 다뇨**가 된다. 또 본증에서는 출구에 가까운 집합관이나 요세관의 기능이 저하하므로 Na^+ 재흡수능과 농축능이 감약하여 요세관 괴사와 같이 **Na^+의 농도가 높은 등장뇨**를 배설한다.

(2) 임상 증상 및 검사(예, 급성 요세관 괴사)

처음에는 핍뇨로 발병하지만 며칠부터 수 주간의 경과를 거쳐 **이뇨기로 이행**한다.

① 핍뇨기

㉮ 핍뇨 Oliguria

1일 요량이 400㎖ 이하가 되며, 요세관 상피세포의 괴사가 가벼우면 비핍뇨성 요세관 괴사가 되어 요량의 감소는 거의 눈에 띄지 않는다.

㉯ 체액과잉 Volume overload

요를 배설할 수 없기 때문에 체액 과잉이 되어 **고혈압, 부종, 폐수종, 울혈성 심부전** 등을 일으킬 수 있다.

㉰ 고질소혈증 Azotemia

질소성 노폐물을 배설할 수 없기 때문에 고질소혈증을 초래한다. 질소성 노폐물의 대표적인 것은 BUN과 Cr이며 BUN의 정상치는 8~20㎎/dL, Cr의 정상치는 0.8~1.3㎎/dL이므로 양자의 혈청 농도의 비를 구하면 정상적인 것은 약 10(BUN / Cr비)이다. 그런데 요소는 요세관에서 약간의 양이 재흡수되는 데 비해 Cr은 사구체로 여과된 후는 거의 재흡수되지 않으므로 **사구체 여과량이 감소하면 재흡수되는 것만큼 BUN의 상승이 눈에 띄어 BUN / Cr비는 10을 넘는다.** 특히 **신전성 신부전의 경우**에는 요세관 기능이 거의 완전히 남아 있으므로 **상승의 정도가 뚜렷하며 20을 넘는 일**도 자주 있다. 또 **신후성 신부전**에서도 요소가 요세관에 모이는 것만큼 재흡수되어 역시 **그 상승 경향이 강하다**(신후성 신부전은 출구에 가까운 집합관이나 요세관의 기능이 침범되어 전해질이나 수분의 재흡수는 저하하지만 확산하기 쉬운 요소는 그다지 영향을 받지 않는다). 반면 **신성 신부전(요세관 괴사)**에서는 요세관 기능 자체가 장애가 되는 만큼 요소의 재흡수가 적다.

Cr은 거의 변동 요인이 없는데 비해 BUN은 요소사이클이 노력하면 상승하므로 신전성이나 신후성 신부전 이외에도 **단백의 과잉 섭취, 발열, 스테로이드 투여, 소화관 출혈** 등에서는 **BUN / Cr비가 크게 상승**한다. 또 신장 기능의 저하 시에 테트라사이클린을 투여하면 자주 BUN치가 상승하여 BUN / Cr비의 상승이 강해지며 반면 **횡문근융해**에서는 **BUN / Cr비는 저하**한다.

㉣ 전해질 이상

체액의 항상성을 유지하는 신장이 작용하지 않으면 다양한 전해질 이상이 출현한다.

㉠ 저Na혈증 : 체액 과잉으로 인해 희석되기 때문에 혈청 Na치가 저하한다.

㉡ 고K혈증 : K^+를 배설할 수 없기 때문에 혈청 K치가 상승한다. 이것은 심장에 대한 부담이 크며 심 정지를 일으켜서 사인의 하나가 되기도 한다.

㉢ 대사성 아시도시스 : H^+를 배설할 수 없기 때문에 초래된다.

㉣ 고Pi혈증 : Pi를 배설할 수 없기 때문이며, 횡문근 융해에서는 근섬유 내의 인산이 일탈하므로 상승이 뚜렷해진다.

㉤ 저Ca혈증 : 혈중에 풍부하게 존재하는 Pi가 Ca^{2+}와 결합해 인산칼슘염이 되고 뼈 등으로 흡입될 수 있고 신장에서의 비타민D의 활성화가 불충분해지므로 (1,25$(OH)_2$D의 생산이 저하하므로) 장관에서의 Ca흡수도 저하하므로 그 결과 혈청 Ca치가 저하한다. 한편 부갑상샘이 자극받아 PTH의 분비는 항진해서 **속발성 부갑상샘기능항진증**이 된다.

㉤ 빈혈

발증 후 며칠을 경과하면, 대부분의 증례에서 빈혈이 출현한다. 원인은 체액 과잉으로 인해 **희석**은 물론이고 **고질소혈증**으로 적혈구를 자극하는 것, 신장에서의 **에리스로포이에틴 생산이 장애**되는 것 등의 요인이 더해진다.

② 이뇨기

요량이 증가해 다뇨 경향이 보이며 이유는 **요세관 상피세포의 재생**에 의한 것이다(또한 **신후성 신부전은 신루 작성** 등에 의해서 폐색을 해소하는 것만으로 다뇨가 된다). 그러나 재생한 요세관 상피세포는 기능적으로는 아직 충분히 작용할 수 있는 상태가 아니므로 BUN이나 Cr이 좀 더 먼저 저하된다. 또 이 시기에는 요 중에 Na^+나 K^+가 상실되기 쉬워 **저Na혈증이나 저K혈증**을 초래하기 쉽기 때문에 주의가 필요하다.

(3) 신전성 신부전과 신성 신부전의 감별

신후성은 그 유인이 후 탈막 질환이나 비뇨기과 질환으로 한정되므로 초음파를 이용하면 진단이 비교적 용이하다. 그러나 신전성과 신성 신부전은 임상증상에서 감별할 수 없는 경우도 흔히 있고 신전성 신부전은 체액의 보충으로 신속하게 개선할 가능성도 높은 반면 조기 치료의 기회를 벗어나면 신성 신부전으로 이행할 위험성도 높기 때문에 양자의 감별 진단은 중요하다. 차이의 기본은 **신전성에서는 신장이 사태의 타개**

를 향해서 노력하는데 비해 신성에서는 신장 자체가 문제라는 점에 있다. 또한 사구체성 신부전은 신성 신부전의 일종이면서 그 병태는 신전성과 같으므로 실제 감별은 **신전성 신부전과 신성 신부전의 일종인 요세관 괴사**를 대상으로 한다.

① 요침투압

신전성에서는 ADH 자극을 받아 요를 농축할 수 있으나 신성에서는 ADH 자극을 받아도 요를 농축할 수 없기 때문에 거의 등장의 요를 배설한다.

② 요 중 Na^+농도

신전성에서는 세포외액을 보관 유지하기 위해 Na^+의 재흡수에 노력하지만 신성에서는 Na^+재흡수의 능력 자체가 없어지므로 요 중 Na^+농도는 높아진다.

③ 요 중 Na^+배설률Fractional excretion of sodium(FENa)

FENa = Na^+클리어런스 / Cr클리어런스 × 100

분모는 실질적으로는 사구체 여과량(GFR)과 같으니 FENa는 사구체로 여과된 Na^+ 중 몇 %가 요 중에 배설되는지를 의미하며, 정상에서는 Na^+를 보관 유지하고 싶어 하기 때문에 FENa는 1 % 이하에 머문다.
이외에 **신부전 지수(renal failure index; RFI)**라는 지표가 이용되기도 한다.

RFI = 요 중 Na^+농도 / Cr클리어런스 × 100

Na^+클리어런스는 요 중 Na농도 × 요량 / 혈청 Na치로 표현되므로 **RFI는 FENa를 혈청 Na치로 나눈 수치**가 된다. 신전성에서도 신성에서도 똑같이 혈청 Na치는 저하 경향이므로 **RFI는 거의 FENa와 일치해서 변동한다.** 따라서 신전성에서 RFI는 1%를 밑돌며 신성 신부전에서는 1%를 상회한다(대부분은 2% 이상).

④ BUN / Cr비

요세관 기능이 남아 있는 신전성에서는 이것이 상승해서 20을 넘으나 요세관 기능 자체가 직접 장애되는 신성에서는 요소의 재흡수가 적어 상승해도 20을 밑돈다.

⑤ 요 중 Cr / 혈청 Cr비(Ucr / Pcr비)

Cr클리어런스(Ccr)는 Ucr × / Pcr로 표현되어 그 값은 거의 사구체 여과량(GFR)과 같다. 이 수식을 변형하면,

$$Ucr / Pcr = Ccr(GFR) / V$$

가 된다. 신전성 신부전에서는 핍뇨를 초래해 V와 분자인 GFR도 저하하는데 분모의 V가 더 크게 저하하므로 대부분의 사례에는 Ucr / Pcr비가 상승해서 40을 넘는다. 신성에서도 핍뇨를 초래해 분모의 V가 저하하지만 분자의 GFR가 그것을 웃돌아서 저하하므로 Ucr / Pcr비는 그다지 상승하는 일 없이 20을 밑돈다.

◈ 신전성 신부전과 신성 신부전의 감별

	신전성	신성
요침투압	〉500mOsm/L · 체중	≑ 300mOsm/L · 체중
요중 Na^+농도	〈 20mEq/L	〉40mEq/L
FENa	〈 1%	〉1%
BUN / Cr비	〉20	10~20
Ucr / Pcr비	〉40	〈 20

(4) 치료

신전성과 신후성 신부전은 원인 질환에 대한 치료가 중심이 되며, 여기에서는 신성의 요세관 괴사에 대한 설명이다.

① 핍뇨기

치료의 기본은 요세관 기능이 회복할 때까지 신장을 대신해준다.

㉮ 고K혈증의 치료 : 가장 주의를 요하는 전해질 이상은 고K혈증으로 심정지로 사망할 수도 있다. 치료로는 클루콘산 칼슘 정주에 의한 심근의 보호, 양이온 교환 수지 주장에 의한 K^+의 체외에 대한 배설, 중탄산나트륨 정주 또는 인슐린+포도당 정주에 의한 K^+의 세포 내 이동 등이 있다.

㉯ 물 및 전해질 제한 : 급성 신부전에서는 사구체 여과량의 감소에 의해서 체액이 과잉이 되기 때문에 전날의 요량을 참고로 **물 및 Na^+, K^+의 섭취를 제한**해야 한다. 또

한 급성 신부전에서는 저Na혈증이 되지만 체내의 Na^+총량은 증가 경향을 보이므로 Na^+ 섭취 제한이 필요하다.

㉰ 식사요법 : BUN의 상승을 피하기 위해서 **단백질 섭취를 제한**한다. 하지만 에너지 부족에 빠지면 체내의 단백질이 이화되어 질소성 노폐물의 생산이 항진함으로써 단백질 섭취와 같은 결과가 되므로 **지질과 당류를 중심으로 한 고칼로리식**을 해야 한다.

㉱ 투석요법 : 일정한 기준을 넘었을 때는 주저하지 않고 개시한다. 만성 신부전에는 한 번 개시하면 일생 실시해야 하므로 그 개시에 즈음해서 생활면까지 포함하는 배려가 필요하다. 반면 급성 신부전은 가역적 병변이 많으며 투석 기간이 한정되어 있으므로 오히려 **빨리 투석요법을 단행**해야 한다.

② 이뇨기

다뇨를 초래했다면 탈수에 대한 주의가 필요하다. 또 이뇨기에는 Na^+와 K^+가 요 중에 없어져서 **저Na혈증과 저K혈증을 초래**하기 쉽기 때문에 이러한 전해질 이상을 조기에 발견해서 적절히 대처해야 한다.

2) 만성신부전Chronic renal failure(CRF)

수개월에서 수년의 단위로 신부전에 빠지는 것을 말하나 급성과 만성 신부전의 차이는 기간의 길이만이 아니다. 급성은 각각의 네프론이 병들어 있으며 네프론 1개당 사구체 여과량도 저하되는 반면에 만성은 침범된 네프론도 있지만 **살아남은 네프론은 오히려 대상성에 노력**하는 상황에 있다. 즉 신장 전체에서는 사구체 여과량이 저하하지만 살아남은 네프론의 단위당 사구체 여과량은 오히려 증가한다. 또 급성 신부전의 상당수는 가역적이지만, 만성 신부전에서는 침범된 네프론이 회복하지 않기 때문에 **대부분이 불가역적**이다.

만성 신부전에서는 서서히 신장 기능이 저하되므로 급성과 달리 발증 시기를 명확하게 알 수 없다. 어느 정도 속도로 신장 기능이 저하되는지는 개체에 따라서 천차만별이지만 사구체 여과량(또는 혈청 Cr치의 역수)을 세로축으로 해서 그래프를 그려 가면(plot해 나가면) 직선적으로 감소하는(오른쪽으로 내려가는 직선) 것을 경험상 알고 있어 대략 그 예후를 추측할 수 있다. 그리고 만성 신부전을 초래하는 질환은 다방면에 걸치지만 말기의 병상은 공통으로 **요독증**이다.

즉, 급성 신부전은 갑자기 핍뇨를 초래하므로 발증 시기가 명확한 것에 비해 만성 신부전에서는 서서히 신장 기능이 저하되므로 어느 시점에서 신부전이라고 해야 할지를 고민하게 된다. 임상에서는 아래와 같이 제1기부터 제4기까지 분류해 제3기의 도래를 만성 신부전이라고 부르는 것이 일반적이다.

제1기 : 검사에서 **사구체 여과량이 저하**되고 있지만 **증상은 없다**. 이 단계에서는 아직 **50% 이상**의 네프론이 살아남아 있다.

제2기 : 검사에서는 사구체 여과량의 저하에 더해 **경도의 고질소혈증**을 나타내지만 일상생활에는 지장이 없다. 이 단계에서는 아직 **30% 이상**의 네프론이 살아남아 있다. 다만 탈수, 감염, 수술 등의 스트레스가 더해지면 살아남은 네프론만으로는 대처하지 못하며 임상증상이 출현한다.

제3기(신부전기) : 살아남은 네프론이 **30% 이하이**며 끝내 대상할 수 없게 되어 각종 임상증상을 초래한다. 또 이 단계에 이르면 **사구체 여과량이 30% 이하**가 되고 **혈청 Cr치도 2㎎/dL를 넘으므로** 이것을 만성 신부전이라고 정의하기도 한다.

제4기(요독증기) : **요독증 증상**에 이른 단계이지만, 자세한 것은 아래에서 설명하겠다.

(1) 병태 생리

① 배설 기능의 장애

만성 신부전에서는 신장이 도움이 되지 않으므로 **사구체 여과량은 감소**하지만, 살아남은 네프론은 오히려 노력하고 있어 **각각의 사구체 여과량이 오히려 증가**한다**(사구체 과잉여과; hyperfiltration)**.

㉮ 고질소혈증 : 사구체 여과량이 저하하면 BUN이나 Cr 등의 단백성 노폐물의 배설이 불충분하여 발생하며, 축적된 노폐물을 배설하는 대상기구가 존재하지 않으므로 이러한 혈중농도는 사구체 여과량의 저하를 직접적으로 반영한다.

㉯ 물 대사 이상 : 말기를 제외하고 핍뇨는 나타나지 않으며 **등장뇨를 많이 배설**한다. 만성 신부전에서도 사구체 여과량은 감소하지만 살아남은 네프론이 대상하여 활약하므로 **네프론 1개당 사구체 여과량은 증가**하며 이것에 가세하여 평상시에도 혈중에는 **침투압 활성 물질**이 있지만 만성 신부전에서는 **고질소혈증으므로 오히려 증가** 경향이 보인다. 즉 동료를 없앤 소수의 네프론은 증가한 침투압 활성 물질을 처리해야 하는 상황에 몰린다. 즉 침투압 활성 물질을 부하했을 때에 침투압 이뇨가 일어나는 것과 같은 상태이므로 등장뇨를 많이 배설한다. 등장뇨를 초래하는 또 다른 이유는 신수질이 장애되어 loop**의 대향류교환계를 유지할 수 없는 것**에 있다. Loop에서는 요를 진하게 하거나 묽게 하는 조절을 맡고 있는데 이 기능이 없어지면 요농도를 조절할 수 없게 된다. 이와 같이 만성 신부전에서 신장은 요의 농축력

이나 희석력도 쇠약해지므로 **물 · 전해질 균형의 안전 구역이 매우 좁아** 약간의 일로도 탈수나 전해질 이상을 초래할 위험성이 있다.

또, 만성 신부전에서는 **야간뇨가 눈에 띄는**데, 그 이유는 야간에 요를 농축해도 아침까지 증가시킬 수 없기 때문이다.

㉰ Na^+대사 이상 : 만성 신부전에서는 고혈압을 동반하는 경우가 많기 때문에 혈청 Na치가 상승할 것으로 생각되지만 실제로는 **혈청 Na치는 약간 저하 경향**이 보이더라도 상승은 하지 않는다(거의 정상범위).

Na^+는 대부분이 사구체로 여과되어 그 99%가 요세관에서 재흡수된다. 사구체 여과량이 저하하면 Na^+가 여과되지 않아 혈중에 남으므로 혈청 Na치가 상승할 것으로 예상되나 자세한 것은 불분명하지만 생체에는 Na^+의 여과량이 증가하면 요세관에서의 재흡수가 억제된다는 대상성의 기전이 있으므로 혈청 Na치는 상승하지 않는다. 즉, 만성 신부전은 신장 전체에서는 사구체 여과량이 저하되지만 살아남은 **네프론 1개당 사구체 여과량은 증가하므로 요세관에서의 재흡수가 억제**된다.
또 Na^+의 재흡수 억제는 배설률의 증가라고 바꿔 말하는 것이 가능해 다시 그것을 **FENa의 상승**이라고 표현한다(FENa의 정상치는 1% 이하지만 만성 신부전에서는 수 %까지 상승).

이상의 이유로 혈청 Na치는 상승하지 않는 반면 신장 전체의 사구체 여과량의 저하에 따라서 세포외액이 약간 증가하므로 Na^+는 희석된다. 따라서 혈청 Na치는 오히려 저하 경향을 나타낸다. 또한 **체내에서는 사구체 여과량의 저하에 의해서 Na^+는 축적 경향**이 된다.

㉱ K^+대사 이상 : 사구체로 여과되지 않으므로 곧바로 혈청K치가 상승할 것 같지만 여기에서도 칼륨 배설률이 상승으로 보완한다는 대상성 기전이 작동하기 때문에 혈청K치는 말기가 될 때까지는 상승하지 않는다(기전이 불분명하나 원위세뇨관에서의 분비 항진에 의한다고 추측).

말기에 이르러 상승하는 가장 큰 이유는 **아시도시스의 진전**이다. 아시도시스 하에서는 세포 내에 H^+를 침투시키는 대신에 세포 내에서 K^+가 나오는데 세포 내의 K^+ 저장은 막대하므로 아무리 배설해도 늦다.

㉲ 대사성 아시도시스 : 이화의 과정에서 필연적으로 발생하는 H_2SO_4나 H_3PO_4 등의 불휘발성의 강산을 처리하는 능력이 쇠약해지기 때문에 대사성 아시도시스를 초래한다. 이 경우에는 정체를 알 수 없는 음이온이 증가하므로 **anion gap은 증가**한다.

처리 능력이 쇠약해지는 이유는, 첫 번째로 암모니아를 생산해야 할 근위요세관 상피세포의 절대수가 감소하므로 신성 대상을 시행하기가 어렵다. 두 번째로 HCO_3^-는 근위요세관에서 재흡수되지만 네프론 수가 줄어든 만큼만 1개당 흡수해야 하는 HCO_3^-가 증가해 결과적으로 처리할 수 없게 된다. 즉, HCO_3^-의 재흡수 능력이 저하해 여기에서도 신성 대상이 곤란하게 된다.

㉥ Mg^{2+}대사 이상 : Mg^{2+}도 K^+과 같이 신부전 **말기가 되면 상승**하지만 그것까지는 정상 범위 내에 있다(저Mg^{2+}혈이 되지 않음). 사구체 여과량의 저하에 따른 Mg^{2+}의 여과량도 저하하지만 역시 요세관에서 상세불명의 대상성 기전이 작동하기 때문으로 추측된다. 또한 핍뇨를 나타내는 말기에 이르면, 대상성 기전이 작동할 여지가 없어져서 Mg^{2+}는 상승으로 변한다.

② 인과 칼슘의 대사 이상

㉮ Pi의 대사 이상 : 사구체 여과량 저하에 따른 Pi의 체내 축적이 생겨 혈청Pi농도가 상승한다(**고Pi혈증**). 이것은 대상성 기전이 전혀 없는 BUN, 혈청 Cr치처럼 사구체 여과량이 저하함과 동시에 상승할 정도는 아니지만 정교한 대상성 기전을 가진 Na^+나 K^+와 같이 말기까지 정상 범위에 있는 것도 아니며 정확히 양자의 중간 정도이다.

만성 신부전에서는 **속발성 부갑상샘기능항진증**을 초래한다. 그 이유는 PTH는 신장에서 Ca의 배설을 억제하여 Pi의 배설을 항진시키는 작용을 하는데 고Pi혈증을 초래한 본증에서는 이것이 자극이 되어 PTH의 분비는 항진하고 요세관에서의 Pi 재흡수율(%TRP)을 억제한다(**trade off 가설**).

㉯ Ca의 대사 이상 : 대량으로 분비된 PTH는 뼈에서 Ca를 빼어와 **섬유성 골염 (osteitis fibrosa)**을 초래한다. 즉, 고Pi혈증을 시정하기 위해서 뼈가 희생된다는 것이다. 그런데 뼈에서 Ca를 빼앗아오면 혈청 내 수치 상승을 생각할 수 있으나, 신장에서의 **비타민 D의 활성화가 불충분**해지기 때문에 장관에서의 Ca흡수가 저하한다. 게다가 혈중의 Pi는 Ca와 결합하여 **인산칼슘**이 되어 뼈 등으로 들어간다. 이러한 결과 혈청 Ca치는 저하하여 **저Ca혈증을 초래한**다.

㉰ 신성 골이영양증Renal osteodystrophy(ROD) : **섬유성 골염**을 일으킬 뿐만 아니라 활성형 비타민 D의 저하는 **골연화증(osteomalacia)**을 초래하고 뼈에서는 석회화 장애 때문에 유골(osteoid)이 증가한다. 결국 뼈는 섬유성 골염과 골연화증이 결합된 듯한 소견을 나타내며 이를 **신성 골이영양증**이라고 한다.

혈중의 Pi와 Ca는 서로 결합하여 주로 뼈 이외의 조직으로 흡수(PTH가 노력하고 있는 상황에서는 뼈로 흡수되는 것은 곤란)되어 **이소성 석회화**를 초래한다. 이소성 석회화에는 호발부위가 있으니 **관절 주위, 피부, 동맥벽, 구결막** 등을 들 수 있다. 구결막이 석회화하면 붉게 보이므로 **red eye**라고도 불린다.

③ 고혈압

신부전에서 고혈압은 반드시 일어나는 증상이지만 그 원인은 사구체 여과량의 감소에 따른 **세포외액의 과잉**과 **레닌 · 안지오텐신 · 알도스테론(RAA)계의 항진, 키닌 계의 억제**가 있다.

신부전으로 신혈류량이 저하하므로 RAA계는 항진하며, 신장이 생산하는 강압 호르몬인 키닌계는 신장 기능의 저하와 함께 억제되어 RAA계의 항진과 함께 고혈압을 초래한다. RAA계의 항진에 의해서 과잉으로 생산된 안지오텐신Ⅱ는 혈관 수축 작용을 발휘해 사구체 여과량을 감소시키고 신장 기능을 더욱 악화시키는 악순환이 발생한다.

④ 신성 빈혈

급성 신부전과 마찬가지로 에리스로포이에틴 생산 저하, 고질소혈증에 의한 적혈구 수명 단축 등에 의해서 빈혈(주로 **정구성 정색소성 빈혈**)을 초래한다.

⑤ 당 및 지방질 대사 이상

㉮ 당 대사 이상 : 체내의 혈당 조절 기능이 손상되어 **고혈당이나 저혈당**을 초래

㉯ 지방질 대사 이상 : **고TG혈증과 저HDL혈증을 특징으로 하는 지방질 대사 이상이** 자주 보임

⑥ 면역

만성 신부전에서는 **세포성 면역이 저하**해 악성 종양이나 결핵 등의 감염증의 이환율이 높아진다. 원인은 불분명하지만 혈중에 축적한 어떤 물질이 T림프구(특히 세포 상해성 T림프구)나 natural killer cell(NK세포)의 기능부전을 이끌기 때문이라고 추측된다. 액성 면역도 저하 경향을 보이며 양자가 함께 **역감염 경향**을 초래한다.

(2) 치료

만성 신부전 치료의 **최종은 투석 요법**이지만, 여기에서는 그 이외의 중요한 치료법에 대해서 알아보기로 한다.

① 식사 요법

단백질의 섭취로 BUN의 상승을 일으킴으로써 요독증이 유발되므로 **저단백식**이 필요한데, 단백 제한의 정도는 사구체 여과량에 따라서 다르지만 **BUN / Cr비를 정상치인 10 이하로 유지**하도록 신경 써야 한다. 또한 칼로리가 적으면 체내의 단백이 이화되므로 **고칼로리식**으로 하지 않으면 안 된다. 최근에는 저단백식이 **요독증의 발생 예방**뿐만 아니라 **만성 신부전의 진전을 늦추는 직접적인 효과도 있는 것**으로 알려졌다.
이외에 만성 신부전에서는 **고혈압이나 부종이 매우 분명한 경우 어느 정도의 염분 섭취 제한을 실시**하는 것이 현명하다. 또 수분의 저장에 대응해 수분 섭취도 제한하고 싶어지지만 만성 신부전에서는 신장의 농축력 및 희석력의 저하로 인해 체내의 수분 변동에 부쩍 약해지는 점을 기억해야 한다. 쉽게 수분 섭취를 제한하면 금세 탈수증상이 나타나며 신기능의 폐절을 이끌 수 있다. 따라서 전날 요량 등을 참고하면서 적절한 수준으로 조절하는 것이 요구되지만 기본적으로는 **핍뇨를 초래하는 말기 이외는 특별히 제한할 필요는 없다.** 또 신부전이 진행되어 혈청Pi치, 혈청K치가 상승했을 때는 이러한 섭취를 제한할 필요도 있다.

② 강압 요법

대부분의 경우에서 식사 요법만으로 고혈압의 조절은 곤란하므로 약물 요법을 병용한다. 만성 신부전에서는 세포외액 과잉과 RAA계의 항진 등이 고혈압의 원인이 되므로 전자에는 **이뇨제**를, 후자에는 **강하제**를 투여한다. 과도한 강압은 신혈류량 저하로 사구체 여과량의 재감소를 일으켜 신기능의 폐절에 이를 위험성이 있으므로 주의해 투약한다.
대표적인 이뇨제로는 티아지드(thiazide)계와 루프계가 있는데, **신기능이 그다지 저하하지 않으면** 마일드한 강압 작용을 하는 **티아지드계**가 적절하나 **무뇨에 빠졌을 때**는 효과가 없을 뿐만 아니라 오히려 해가 되므로 금기이다. **루프 이뇨제**는 **신기능이 상당히 저하되어도 약효를 발휘한다**는 이점이 있다. 강하제로는 신장 보호 작용이 있지만 신기능 저하 시에는 위험한 **안지오텐신 변환 효소 저해제(ACE 저해제)**와 간 배설성으로 신장에 영향을 초래하지 않는 **Ca길항제**가 자주 이용된다.

③ 칼슘 · 인 대사 이상에 대한 치료법

혈청Pi치를 내리는 것과 교환으로 PTH의 분비가 항진한다는 trade off가설에 따르면, 신성 골이영양증 치료의 제1보는 고Pi혈증의 시정이다. Pi의 섭취를 제한하는 것이 가장 중요하지만 넓게 단백질에 포함되어 있는 Pi를 제한하는 것은 쉽지 않으므로 약물요법을 실시하는데, 이전에는 수산화알루미늄(alumigel)이 이용되었으며 이것은 제산제로 개발되었으나 소화관 내에서 Pi를 흡착하고 그 흡수를 억제하는 작용도 한다. 본제제는 거의 부작용이 없는 것으로 알려져 있으나 최근 알루미늄 뇌증 등 알루미늄 중독이 주목받기 시작한 다음부터 미량이지만 본제제의 일부가 체내에 흡수되어 **알루미늄 중독의 발증에 관여할** 것이 우려되어 현재는 본 제제를 대신해 **침강탄산칼슘제**를 이용하도록 되어 있다.

한편, 비타민 D의 활성화 장애가 근본적인 원인이라는 유력설에 따르면, 활성형 비타민 D의 투여가 이상적으로 추측된다. 부갑상샘에는 활성형 비타민 D 수용체가 존재하여 활성형 비타민 D의 감소가 PTH의 분비를 재촉하는 것으로 예측되나 만성 신부전에서는 어떤 이유에 의해서 수용체 자체가 이상을 초래하면서 PTH는 어느 정도 자율적으로 분비되고 있다. 따라서 **활성형 비타민 D의 투여에 의한 수용체의 억제에는 한계가 있어** PTH의 분비는 변함없이 항진한 그대로이다. 그래서 최근에는 **활성형 비타민 D의 대량 혹은 간결적 투여법(pulse therapy)**을 시도하도록 하였다. 어느 정도의 자율성을 획득한 수용체라고 해도 대량의 활성형 비타민 D에 노출되면 작용이 억제됨으로써 PTH를 가만히 있게 하는 것이 가능하다. 이 치료법은 자주 극적인 효과를 나타내지만 고Ca혈증을 초래하기 쉬우며 특히 침강탄산칼슘을 투여하는 경우에는 주의해야 한다. 또 활성형 비타민 D는 장관에서의 Pi의 흡수를 촉진시키므로 일시적으로 고Pi혈증의 증상이 더욱 악화할 가능성도 있다.

이것으로도 PTH의 분비가 억제되지 않는다면 부갑상샘의 적출방법을 실시하기도 한다.

④ 고K혈증에 대한 치료법

식이 요법을 추가하면, 청색 야채에는 다량의 K가 포함되어 있으므로 가능한 한 데쳐서 국물을 버리도록 지도한다.

⑤ 빈혈에 대한 치료법

에리스로포이에틴 제제(rHuEPO)가 신성 빈혈의 치료에 높은 유효성을 나타내는데, 심각한 부작용은 드물지만 자주 원인 불명의 고혈압을 초래하는 일이 있다.

3) 요독증

급만 성신부전의 최종 상태로 **신장 기능의 고도 저하에 따른 전신 장기에 장애 및 다양한 증상을 나타내는 병태**이다.

명칭은 본래 요 중에 배설되지 않으면 안 되는 물질이 혈액 중에 축적해 발병한다는 이미지에서 유래되었으나 현재로는 그러한 물질은 특정하지 않는다. 고질소혈증은 확실히 본증 발생에 중요한 영향을 미치며 BUN이 80㎎/dL를 넘는 무렵부터 본증의 정신신경 증상이 출현하기 쉬워진다. 그러나 혈중에서 정상에서는 찾아낼 수 없는 것 같은 물질이 1,000~3,000종류 검출되어 모든 것이 BUN의 상승으로 설명 가능한 것도 아니다. 결국, 신기능에 의해서 다양한 물질이 축적해 이것에 다양한 전해질 이상이 더해져서 본증을 일으키는 것으로 추측된다. 본증을 일으키는 물질은 **요독소(uremic toxins)**라고 총칭한다.

① 정신신경 증상 : **피로손상, 두중감, 기명력 저하**에서 시작되어 자주 **환각, 착란** 상태를 거쳐서 최종적으로 **혼수상태**에 빠진다. 뇌파는 대뇌 활동성 저하를 반영해 **서파** 경향, 간성 뇌증의 증상으로 유명한 **날개치기 진전**이 나타나기도 한다.

② 말초신경장애 : **좌우 대칭으로 사지 말단 우위의 말초신경장애**를 초래해 지각신경이나 운동신경 모두 침범된다. 특히 **restless leg(초조한 다리)**은 야간 등의 안 정 시에 종아리 중심에 생기는 이상 감각으로 환자는 '벌레가 기어가는 느낌', '찌르는 느낌' 등으로 표현하며 가만히 있을 수 없게 된다. 같은 이상 감각증상으로 **burning feet(화끈거리는 다리)**가 있다.

③ 순환기 증상 : **고혈압**은 반드시 일어나는 증상으로 **심부전**으로 빠질 위험성은 항상 있다(실제 심부전은 본증의 최대 사인). 또 세포외액량이 증가하는 만성 신부전에서는 정수압의 상승으로 **부종**을 일으키기 쉽고 때론 심막염**(uremic pericarditis; 요독증성 심막염)**을 초래한다. 또 **고K혈증이 병세가 악화되면 갑작스런 심 정지**를 일으키기도 한다.

④ 호흡기 증상 : 부종 경향 때문에 폐수종을 초래하며 **요독증 폐(uremic lung)**라고 한다. 폐수종에서는 X선상 폐문부에서 폐야에 걸치고 날개를 펼친 나비들처럼 넓어지는 **butterfly shadow**가 출현한다. 또 대사성 아시도시스가 반드시 발생하는 본증에서는 호흡성에 대상하기 위해서 과호흡 경향이 되어 **Kussmaul의 대호흡**을 초래하기도 한다.

⑤ 소화기 증상 : **식욕 부진**에서 시작하여 **오심, 구토, 설사, 토혈, 하혈** 등의 증상을 초래한다. 또 **암모니아 냄새를 동반하는 구취**와 **소화관 점막에 미란이 다발**해 때론 궤양을 형성한다. 그 외에 **혈중 가스트린치의 상승**도 보고되고 있다. 이러한 원인은 불명하지만 축적된 요독소가 의심된다.

⑥ 빈혈과 출혈 경향 : 만성 신부전에서는 에리스로포이에틴 생산 저하, 적혈구 수명 단축 등의 이유로 **빈혈** 상태에 있으며 요독증에까지 이르면 요독소로 인해 혈소판

기능이 장애되어 **출혈 경향**이 나타난다. 원칙적으로 혈소판 수와 백혈구 수는 정상 범위에 있다.

⑦ 역감염 경향 : 세포성 면역이 장애되는 데다가 폐수종이나 심부전이 생기므로 역감염 경향은 불가피하다.

⑧ 피부의 소양감 : 피부의 이소성 석회화가 원인이라는 설도 있지만 불분명하며 자주 피부의 가려움을 호소한다.

3부 / 질환의 중요 발현

· 질환의 중요 발현별 개요 ·

1. 통증

두통頭痛, 흉복부 불쾌감과 심계항진煩躁 驚悸 怔忡 嘈雜 結胸 胸痞 胸痺(心痛), 복통胃痛 腹痛 疝氣(疝痛), 옆구리통증 늑간신경통脇痛, 등 · 목 · 허리 · 사지관절통 좌골신경통項强 背痛 腰脚痛 關節痛, 급성연조직손상挫傷, 타박상, traffic accident(TA)후유증 및 골절, 상해, 골불유합, 대상포진, 통풍痛風, 치통齒痛 등

- 진통효과가 있는 치료혈과 본초

2. 체온의 변화

발열 고체온 발진 불명열外感發熱 內傷發熱(發熱 煩熱 虛熱 往來寒熱 惡寒), 저체온증과 동상 冷症(厥冷) 凍瘡 등

3. 신경계 기능장애

실신 졸도 어지러움 현훈厥病(厥症) 脫證 神昏 頭風 腦風 首風 風頭旋 眩暈, 위약 운동질환 불균형 안면신경경련 안검하수 파킨슨씨병 간질성경련痿病(痿證) 癱瘓 震(振)顫 抽搐瘈瘲 癲癎, 저림 감각소실 무감각 당뇨병성신경병증 안면신경마비手足痿痲 神經痲痺 痺病(痺證) 痲木(不仁) 喎斜風, 실어증 기억소실 認知症(치매) 국소뇌질환失音(舌瘖) 健忘 痴呆 등

* 정신신경기능 장애

신경증(신경쇠약 노이로제) 부인병 자율신경실조증 상기 연하곤란 갑상선질환氣病 梅核氣 奔豚氣 鬱病 躁病 臟躁 癲狂 火病, 악몽 수면장애不眠 不寐 多寐 등

- 신경계질환의 치료혈

4. 눈, 귀, 코, 입, 목구멍의 장애

알레르기성 질환, 눈장애 축농증 후각 · 미각 · 청각장애 상기도감염 구강병 편도염眼 · 耳 · 鼻 · 口舌 · 咽喉病 感冒 등

5. 순환 및 호흡기능 변화

고혈압 기립성저혈압 가슴두근거림(胸痺(心痛) 胸痞 結胸 驚悸 怔忡 - 통증 참고), 감기 기침 객담 각혈 기관지확장증咳嗽(咳逆) 喀痰 喀血 咳血, 폐농양肺癰, 천식 호흡곤란 폐부종 부종 저산소증과 청색증喘病(喘證) 哮病(哮喘) 水腫(上氣 短氣 少氣 - 정신신경기능 장애 참고) 등

- 희귀병의 병인은 痰
- 흉부질환의 치료혈

6. 소화기능 변화

연하곤란 오심구토 소화불량 가슴쓰림噎膈 嘔逆 嘔吐 關格 反胃 痞病(痞滿) 傷食 宿食 呑酸 胃虛(胃下垂), 설사와 변비霍亂 泄瀉 痢疾 便秘, 위장관출혈 치질吐血 便血 腸毒 痔疾 脫肛, 황달癉病 黃疸, 복부 종창과 복수積聚 肝著 鼓脹 脹滿, 간염, 딸꾹질呃逆, 맹장염腸癰 등

- 복부질환의 치료혈

7. 신장과 요로기능 변화

신장염 신부전증 신석증 방광염 요도염 질소혈증과 요이상浮腫 水腫 尿血 尿濁 遺尿 頻尿 癃閉 淋病 胞痺 交腸(關格 - 소화기능 변화 참고), 수분과 전해질이상 산증과 알칼리증口渴 汗病(嘔吐 泄瀉 - 소화기능 변화 참고) 등

8. 성기능과 생식기능 변화

성기능 장애遺精 陽痿(陰痿) 陽强 陰縱 陰縮 (疝病 - 통증 참고), 다모증과 남성화, 갱년기증후군, 월경전 긴장증후군, 과다월경, 생리 · 임신 · 출산으로 악화된 증상, 임신감기 · 기침, 입덧, 乳腺痛, 불임, 습관성 유산 등

9. 혈액학적 변화

빈혈 다혈증 출혈 혈전貧血 紫斑 血瘀證 (衄血 咳血 吐血 便血 尿血 下血), 림프절 및 비장종대, 과립구와 단핵구 이상 등

10. 기타 임상영양학 등

비만, 허로, 산후조리, 피로, 항노화, 탈모, 피부미용, 피부질환(습진 아토피 가려움 두드러기 손바닥 · 뒷꿈치갈라짐手足無汗 여드름) 등

1. 통증

● **진통제**

건장한 사람에게는 越婢加朮湯, 마황을 사용할 수 없는 사람에게는 桂枝加朮附湯, 체력이 약한 사람은 大防風湯을 사용한다.

● **頭痛**

보통 두통에는 葛根湯, 편두통에는 吳茱萸湯, 고령자 두통에는 釣藤散, 소아 두통에는 五苓散, 생리 시 두통에는 當歸芍藥散, 삼차신경통에는 五苓散, 늑간신경통에 當歸湯을 사용한다.

① 淸上蠲痛湯 : 일체 실증두통, 신구좌우 통용

창출 · 진피 각 8g, 구기자 · 황금 각 6g, 강활 · 독활 · 방풍 · 천궁 · 백지 · 고본 · 당귀 · 맥문동 · 만형자 · 감국 · 형개 각 4g, 세신 · 박하 · 감초 각 2g

② 蠲痛導痰湯 : 자통성 두통

반하 8g, 황금 · 강활 · 방풍 · 창출 · 당귀 · 천궁 · 백지 · 맥문동 · 남성 · 진피 · 백복령 · 지각 · 산사육 · 신곡 · 맥아 · 감국 · 만형자 각 4g, 세신 · 감초 각 2g, 생강 3편

③ 夏朮補心湯 : 신경성 두통, 위기약

향부자 12g, 산조인 · 산사육 · 진피 · 반하 · 맥아 각 6g, 신곡 · 백출 · 지실 · 죽여 · 백복령 · 산약 · 천마 각 4g, 황기 · 인삼 · 창출 · 택사 · 황백 · 건강 · 감초 각 2g, 생강 3편, 대조 2개

④ 芎芷石古湯 : 풍열두통, 두창통, 자통, 발열, 오풍, 구갈희음, 소변황적

천궁 · 백지 · 석고 각 8g, 국화 · 고본 · 강활 · 형개 · 방풍 각 6g, 박하 · 세신 각 2g, 감초 · 맥아 · 조구등초 · 만형자 각 4g, 생강 3편

● **頭重痛**

머리가 무겁고 심하면 안개 낀 듯 기분 나쁜 느낌 → 활혈행기(천궁, 고본 혹은 천궁, 백지)+ 천마

● 목과 어깨통증

> **➲ 사례**
> 40대, 여성. 오른쪽 목과 어깨 팔의 동통으로 약 6개월 정도 앓고 있으며, MRI에서 경추추간판이 오른쪽으로 돌출되어 수술치료를 권유받음. 그동안 추나와 물리치료를 병행하여 3개월여 치료했으나 뚜렷한 효과를 보지 못한 상태였으며 밤이면 통증이 더욱 심해져 진통제를 용하지 않고는 잠을 이루지 못할 정도였다. 안색은 창백했고 손이 얼음장처럼 차가웠으며 맥상은 침세하면서 삽했다. 기타 증상들을 종합한 결과 寒邪가 경락에 침입한 것으로 진단하였다.
> 황기 45g, 계지 · 적작약 각 15g, 당귀 12g, 상지 10g, 천오 · 초오 각 9g, 마황 · 세신 각 6g
> 7첩 복용 후 동통이 상당히 호전되어 참기 어려울 정도로 심하지는 않다고 함. 이에 7첩을 더 복용하여 동통이 완전 소실되었으며, 이후 기혈을 보양하는 약으로 1주간 몸조리하였다.

● 편타성 손상 및 경추증

葛根加朮附湯 혹 葛根湯 + 桂枝加朮附湯

● 담결림, 만성근육통

건장한 체격, 구릿빛 피부. 육류호식, 발한 등

갈근 · 의이인 각 12g, 창출 · 복령 · 황금 각 6g, 백작약 · 모과 각 4g

● 만성근육통, 항강, 견통, TA후유증, 열성 감모

갈근은 解肌退熱의 묘약으로 근육뭉침을 풀어줘서 내부열을 빼내는 역할을 한다.

* 갈근적응증 : 둥글둥글한 인상, 구릿빛 피부. 근육형 체형으로 근육통, 근골격계질환 및 혈압, 당뇨, 피부질환 등이 있는 경우로서, 특히 자침 시 담이 잘 결리고 피부가 두껍고 땀구멍이 크며 전반적으로 털이 많은 아줌마체형, 깍두기체형, 또한 몸에 열이 많다고 호소하며 더위를 잘 타고 식사 중 땀이 잘난다.

> **➲ 사례**
> 남성, 건강한 체격, 둥근얼굴. TA후유증(후방추돌) 및 항강통, 스트레스에 더욱 심화, 고혈압, 열체질, 평소 땀을 흘리면 개운한 편, 촉진상 견정 및 폐수 부위 경결, 뒷목에 살집이 있다.
> 갈근 30g, 작약 8g, 승마 4g, 황금 2g

● **심통**

진피 6~8g, 소목 3~4g, 홍화 2~3g : 장기 사용 시 콜레스테롤, 중성지방 감소
단삼 8g, 적작약 6g, 홍화 2g : 심장 부위 통증이나 혈부축어탕 개념

● **心積, 흉부어혈질환, 흉통(심장병, 관상동맥질환, 울혈성 심부전, 심장판막증 …)**

단삼은 血病의 聖藥으로서 심장의 어혈(心積)을 치료하므로 '丹' = 심장임. 중국 심적환(단삼 · 삼칠근 · 용뇌)을 국내에서 협심증 및 동맥경화에 사용함

> **사례**
> 남성, 40세. 운동 시 흉통 및 전중부 답답해 하여 유사협심증으로 진단함. 2개월 전 흉부타박상
> 단삼(주초) 12g, 길경 6g, 지각 · 죽여 · 맥문동 각 4g

● **흉통**

當歸湯은 大塚敬節이 애용하던 처방으로 심근경색이나 협심증에도 사용하였으며, 지금은 서양의학적으로 잘 알 수 없는 흉통에 사용해 볼 수 있다. 늑각신경통, 흉부 대상포진에도 좋고, 이외 원인불명의 흉부 위화감에도 유효하다.
蔘芪劑로 보중익기탕이나 십전대보탕처럼 기력을 올려주는 처방으로 大建中湯처럼 山椒를 함유함으로써 진통효과가 있는 것으로 보인다. 장폐색 환자에게 大建中湯을 빈용하는데 여기에서 교이를 빼고 당귀 · 반하 · 계피 · 후박 · 작약 · 황기 · 감초를 추가한 것이 당귀탕으로 利氣活血 효과를 구비하고 있다.

● **혈액순환장애 및 혈관질환**

비증, 혈비증(혈관폐색성 맥관염, 버거씨병, 당뇨병성 말초순환장애, 고지혈증) : 혈액순환 장애로 비증, 수족저림에 **진피(이기) · 단삼**, 소목, **홍화(활혈화어) · 세신(말초혈관확장)** 조합으로 약물은 주초, 주수상반전

> **사례**
> 손부종 및 저림(밤에 심). 버거씨병, 지방간 진단받음. 손과 손톱 검은편, 입술 암자색, 육류선호, 식후복만감, 명치답답감, 소화불량 소견 → 기혈순환장애, 습열과 어혈로 인한 혈비증으로 봄.
> 광진피 · 의이인 각 12g, 적작약 · 단삼 · 구기자 각 8g, 황금(초) 4g, 목단피 3g, 세신(주초) · 홍화 각 2g

● 만성 - 어혈성 신경정신과질환(심계불안, 초조, 번조실면, 다몽, 인격장애, 정신분열, 공황장애)

질환이 극심하거나, 혹 양약 장기복용하거나, 속발성 병인으로 어혈 및 담음 병변 동반됨

감별 : 담음형(주로 잘 참는 성격, 비인, 기허형). 어혈형(주로 예민한 성격, 수인, 기체형)

> **사례**
> 여성, 36세. 주소증은 불안초조, 다몽증. 공황장애 진단받음. 소송 건으로 심한 스트레스를 받음. 입술은 검회색, 설은 자색
> 단삼 12g, 원육 · 산조인 · 진피 각 8g, 향부자 6g, 시호 · 용골 · 모려 각 4g, 석창포 3g, 홍화 2g

● 가슴 두근거림에는 炙甘草湯

● 가슴 쓰림에는 半夏瀉心湯

● 속쓰림, 위산통(급성 미란성 위염)

> **사례**
> 여성, 43세. 2개월 전 심한 스트레스로 속쓰림 및 위산통 발생. 식사 시 완화되나 공복 시 발생
> → 침법 : 합곡 · 승장
> 해표초 12g, 백작약 · 모려분 각 8g, 조 2매

● 탄산 속쓰림, 만성 위염

해표초 · 백작약 · 모려분 각 8g, 백출(초) · 백복령 각 6g, 황금(초) 3g

● 경련성 복통(습관성 위경련)

> **사례**
> 여성, 24세. 주소증은 6개월 전부터 배가 뒤틀리듯 아프며 최근에는 2~3일 간격으로 한 차례 뱃속이 꼬이듯 아픔. 내과에서 미란성 위염으로 진단 받았으나 복통은 위경련 때문이라 함. 복진상 복직근 경결감 심함, 기타 가끔씩 이유 없이 가슴두근거림, 아침 배변 시 하복통 → 대인 스트레스에 의한 복직근 구련

*침법 : 합곡(이기) · 승장(임맥통)
백작약(초) 12g, 원육 6g, 감초 4g → **복통 소실 후,** 원육 · 백작약(초) 각 8g, 향부자 6g, 진피 4g, 감초 2g

● **有痛性 근경련의 특효약**

芍藥甘草湯 : 횡문근 · 평활근을 불문하고 근육의 과잉 반응에 의한 통증에 유효하며, 딸꾹질, 위통(+시호계지탕), 요부염좌(+소경활혈탕), 요통, 요관결석(+저령탕), 생리통(+계지복령환), 夜啼 등에도 유효하다. 보통 증상이 있을 때마다 복용하며, 운동 전에 복용하면 쥐나는 것을 예방한다.

● **어혈위완통(위궤양, 위축성 위염)**

장기간의 과도한 스트레스로 발생하는 어혈성(心脾不和) 위장질환(단삼보혈탕). 입술 암자색. 바늘로 찌르는 듯한 통증(단삼 · 적작약 8g)

사례
여성, 64세. 예민하여 무슨 일이든 신경쓰는 성격. 속이 따끔거리고 수족의 이상감각(벌레가 기는), 불면, 위축성 위염 진단받음. 입술 검회색, 협심증 과거력 → '氣滯久卽血滯 久病卽瘀血' 어혈위완통 및 어혈로 인한 비증(수족의 이상감각) 동반, 특히 심비불화에 의해 중초어혈 다견. + 보심혈
산조인(초) · 원육 · 단삼 · 백출 각 8g, 당귀 · 적작약 각 6g, 향부자 · 진피 각 4g, 홍화 2g

● **복통, 설사**

사례
여성, 40세. 사소한 일로 가슴이 답답했는데 이후 이상한 병이 생겼다고 함. 음식을 먹지 않으면 정상이나 밥만 먹으면 복통과 설사가 있고 설사를 하면 통증이 가라앉음. 초음파, 위내시경 등 각종 검사를 다 해봤지만 어떤 이상도 발견할 수 없었으나 이런 증상이 보름간 지속됨. 환자가 평소 여위고 약하며 비위의 기능이 왕성하지 못하므로 이번에 가슴이 답답했던 것이 肝氣內鬱과 克犯脾土를 야기한 것으로 진단 → 疏肝解鬱 健脾實脾
초백출 30g, 백작약 15g, 복령 12g, 진피 · 부자 · 건강 · 감초 각 6g, 방풍 3g

● 하복통, 변비설사 교대(과민성 장증후군)

> **⊙ 사례**
> 남성, 30세, 학원강사, 180㎝, 65kg의 마른 체격. 주소증은 약 3~4개월 전부터 긴장 시 하복통 및 설사 혹은 변비가 교대로 옴. 복통양상은 하복부가 부글부글 끓는 듯한 느낌과 약간의 비틀림감이 있는데 배변 시는 완화됨, 기타 긴장 시 수족냉한 두통 → 침법 : 합곡
> 백작약(초) 12g, 산약 · 하수오 각 8g, 감초 4g

● 상열하한으로 인한 煩心 煩熱, 복통 嘔泄

蓮理湯 : 인삼 · 백출 · 건강 · 감초 · 황련 · 복령

● 부인과질환 : 사혈소복통, 어혈소복통(생리통, 자궁근종, 자궁내막증, 난소낭종, 희발월경)

허증어혈 일반조합 : 단삼 · 당귀미 · 익모초 · 홍화

자궁냉 : 단삼(주초) · 건강 · 육계

희발월경, 과소월경, 난소기능저하(난포배란장애) : 단삼(주초) · 향부자(동변초) · 익모초(주초) · 당귀(주초)

● 경행복통

하복부가 냉하면서 혈액순환 장애

당귀, 적작약, **천궁 · 육계**, 건강(포), 도인, 홍화

● 만성 생리통, 한성 복통

항상 머리와 눈은 凉하게, 전립선과 자궁은 溫하게 해야 하며, 특히 자궁은 '음중지음'으로 항상 따뜻해야 함. 따라서 복부의 虛寒으로 인해 생리통 발생 시 작약(초) · 건강(포) · 육계 · 홍화를, 氣鬱을 겸하면 향부자 · 진피를 가미

> **⊙ 사례**
> 생리 전 부종, 두통(스트레스성), 배가 찬 편이고 냉면이나 돼지고기류를 먹으면 복통 혹 설사
> 진피 12g, 당귀 · 작약(초) 각 8g, 향부자 6g, 천궁 4g, 육계 · 건강(포) 각 3g, 홍화 2g

● 진음휴손에 의한 혈허증

부인의 혈허로 인한 생리불순, 근골, 심복동통 등

대영전 : 숙지황 12~20g, 당귀신 8~12g, 구기자 · 두충초 각 8g, 우슬 6g, 육계 · 감초구 각 4g

● 옆구리통증

사례

약간 비만한 사람이 술이 취하여 넘어졌다 일어난 후 옆구리에 동통이 생겨 밤낮으로 그치지 않았다. 기혈어체로 보고 3개월간 치료하였으나 동통은 전혀 경감되지 않음. 脈象이 왼손은 弦(水飮)하고 오른손은 滑數(痰火)하여 담화로 인한 동통으로 진단(明, 孫一奎 의안)

과루인 2개, 패모 6g, 지실 · 전호 · 감초 각 3g(청열화담)

4첩으로 가래처럼 끈적이고 덩어리진 설사와 함께 동통 호전

사례2

날씨가 조금씩 싸늘해지기 시작하는 10월 무렵 오른쪽 옆구리 동통을 호소하면서 밤이면 특히 심해진다고 함. 약간 피로한 기색, 설담홍태박백, 脈세약하여 氣虛肝鬱로 진단하고 보기해울하는 약 3첩을 처방하였으나 전혀 호전되지 않았으며, 따라서 변증에 문제가 있었다고 판단하여 증상을 다시 분석하였다. 오른쪽 옆구리의 병변은 병이 肝에 있음이고, 동통의 성질이 창통도 아니고 자통도 아닌 것은 기체와 혈어를 배제해야 한다는 의미이며, 맥상이 허약한 것은 질병의 성질이 허증이다. 즉 질병의 근원이 肝虛임을 나타낸다. 더구나 10월은 가을로 金에 속하니 金克木한다. 肝虛의 치료는 신맛이 肝에 들어가는 원리를 이용하였다.

산수유 · 산조인 각 15g, 당귀 12g, 오미자 · 백작약 각 10g, 계지 · 시호 · 맥아 각 3g

복용 이튿날 호전

● 옆구리창통

사례

위완과 양쪽 옆구리의 창통으로 검사를 받았고 위내시경 결과 위 아랫부분에 息肉같은 융기가 발견됐으며 조직검사 결과 위의 심층부 평활근 조직에 국부적인 증식이 있는 것으로 나타나 胃平滑筋肉腫으로 진단되어 수술을 권유받은 환자. 주요 증상은 위와 양 옆구리의 창통이었으며 口苦, 소화불량, 쉽게 피로함, 대소변 정상, 맥상이 왼손은 沈弦하면서 數하고 오른손은 沈數했다. 일단 肝氣鬱結되면 가장 먼저 비위에 영향을 미치는데, 기는 또 혈행의 동력을 제공하므로 간기가 울결되면 위의 혈행 또한 어체되고 시간이 흐르면서 積塊가 된다. 이것이 발전하면 최종

적으로 血積(癥)이 되는데, 혈적이 생긴 원인이 氣鬱에 있으므로 치료 시에는 癥塊를 제거하면서 간기를 소통시키는 치료를 병행해야 한다.
潞당삼 30g, 포공영 15g, 초백작약 · 복령 각 12g, 시호 · 천련자 · 八月札 · 삼릉 · 아출 · 薑반하 · 生산사 · 炙계내금 · 당귀 · 진피 각 10g
2개월 복용 중에 주소증이 서서히 경감되고 소화기능도 호전됨. 위내시경 검사 결과 평활근육종 완치

● 늑간신경통

加味推氣散 : 담음과 어혈로 인한 우협통

창출 · 지각 · 계심 · 강황 각 12g, 진피 · 반하 각 8g, 감초 4g, 생강 3편,
좌협통에는 + 당귀 · 천궁 · 청피 · 시호 · 도인 · 홍화 각 4g하여 좌우통치

● 견배신경통

① 加味舒經湯 : 한습응체경락 견비통

계지 · 의이인 각 12g, 강황 · 해동피 · 백출 각 8g, 반하 · 남성 · 오약 · 백작약 · 당귀 · 강활 · 진피 · 향부자 · 소엽 · 천궁 · 우슬 · 모과 · 위령선 · 감초 각 4g, 부자 2g

② 加味養化湯 : 허약자의 견갑신경통 항강 배부인통

백출 · 백작약 각 12g, 황기 · 당귀 · 백복령 각 8g, 진피 · 반하 · 오약 · 계지 · 사인 · 숙지황 · 향부자 · 천궁 · 인삼 · 녹각 · 구기자 · 감초 각 4g, 생강 3편

● 경추디스크

骨痺湯 : 백작약 15g, 갈근 · 진교 · 위령선 · 당귀 각 10g, 현호색 · 천오 · 독활 각 5g, 오공 · 천마 각 3g

한 : + 계지 · 세신 · 부자. 열 : + 금은화 · 연교. 습 : + 창출 · 의이인 · 백복령. 기허혈체 : + 단삼. 신허 : + 파극

● 요통

급성기에는 芍藥甘草湯 + 疏經活血湯

좌골신경통에는 牛車腎氣丸

間歇性 跛行症에는 當歸四逆加吳茱萸生薑湯

만성요통에는 疏經活血湯

① **加味五積散 : 신구불문 다용**

창출 · 두충 각 12g, 진피 · 우슬 · 모과 각 8g, 방풍 · 전충 · 후박 · 백복령 · 백작약 · 당귀 · 천궁 · 건강 · 백지 · 반하 · 계피 · 길경 · 지각 · 속단 · 산사육 · 빈랑 · 감초 각 4g, 생강 3편

허자는 + 인삼 · 녹용

② **加味利腰湯 : 요통 좌골신경통에 다용**

백출 · 두충 각 20g, 숙지황 · 백복령 · 의이인 · 속단 · 계지 · 구척 각 8g, 파고지 · 진피 · 사인 · 방풍 · 감초 각 4g, 생강 3편

③ **加味地黃湯 : 신허요통**

숙지황 12g, 산약 · 산수유 각 8g, 백복령 · 목단피 · 택사 · 우슬 · 두충 · 구척 · 진피 · 사인 · 모과 · 백작약 · 당귀 · 천궁 · 감초 각 4g

위약자는 愼用

● 급성 요통

사례

중년 남성. 밤사이 갑자기 참기 어려울 정도의 요통이 발생, 방사선소견상 별무이상. 허리부위 기육의 긴장 및 허리와 등 전체에 골고루 압통. 허리 부위를 제대로 움직이지 못하지만 추위를 타거나 무력한 증상은 보이지 않음. 식욕 대소변 정상. 脈浮弦 → 풍사가 낙맥에 침입한 것으로 진단

백작약 30g, 마황 · 계지 각 15g, 천오 · 초오 · 구감초 각 9g, 세신 6g

하루 치, 뜨거울 때 복용하고 이불을 덮어 전신에 땀을 내었다. 이튿날 제증상이 호전되고 풍사는 비록 물러갔으나, 움직일 때 약간 결리는 느낌이 있는 것으로 봐서 허리 부위 경락의 기혈을 소통할 필요가 있음

당귀 · 천궁 · 적작약 · 모과 · 독활 · 두충 각 10g, 계혈등 15g

● 신허요통

송대 『태평혜민화제국방』 中 青娥丸(溫陽補腎; 核桃仁 · 보골지 · 두충)

복용법으로 따뜻한 술이나 소금물과 함께 복용한다고 하였으니, 술의 活血 효능, 소금의 짠맛이 腎에 들어가는 작용을 이용해 약물의 補腎작용을 증강할 목적이다.

신허로 인한 요통환자가 한약을 달여 먹기 어려워할 때는 核桃(호두)의 과육을 소금

물에 볶아 매일 3~5알씩 한 달간 복용하면 효과가 매우 좋다.

● 디스크로 인한 신경통증

좌하지저림, 좌엄지발가락 운동장애, 우하지냉감 등

산수유 8g, 파극 6g, 두충 · 우슬 · 해동피 · 오가피 · 마가목(= 남등 = 석남등 = 정공등 = 마이목; 디스크, 당뇨병성 퇴행성 관절염에 의한 신경통의 묘약) 4g, 생강 3편, 대조 2개

● 좌골신경통

① 加味五積散 : 좌골신경통과 척추디스크에 다용

창출 · 오가피 각 12g, 우슬 · 모과 · 진피 각 8g, 후박 · 백복령 · 백작약 · 당귀 · 천궁 · 건강 · 백지 · 반하 · 회향 · 지각 · 계지 · 강활 · 독활 · 방풍 · 길경 · 감초 각 4g, 홍화 2g, 생강 3편

허약자는 -지각 · 길경, + 인삼

② 加味檳蘇散 : 신구불문 다용, 통증 심할 때

창출 · 오가피 각 12g, 우슬 · 모과 · 두충 각 8g, 숙지황 · 천궁 · 당귀 · 백작약 · 빈랑 · 강활 · 향부자 · 소엽 · 진피 · 방기 · 의이인 · 독활 각 4g, 유향 · 부자 · 감초 각 2g, 생강 3편, 총백 3본

③ 加味正理湯 : 요통 좌골신경통의 요약, 위약자

백출 · 두충 각 20g, 금모구척 · 진피 각 8g, 사인 · 산사육 · 나복자 · 지실 · 목향 · 반하 · 백복령 · 곽향 · 소엽 · 후박 · 백복령 · 천궁 · 감초 각 4g, 생강 3편

④ 加味六合湯 : 요추디스크

백출 · 두충 · 파고지 각 12g, 구척 · 속단 · 우슬 · 모과 각 8g, 백복령 · 백작약 · 당귀 · 소회향 · 진피 · 산사육 · 사인 · 지실 · 목향 · 감초 각 4g, 생강 3편

● 관절염

① 加味疎風活血湯 : 결핵성 류마티스성 관절염, 자반증에 다용, 위실자

의이인 12g, 계지 · 우슬 · 모과 · 전충 각 8g, 당귀 · 천궁 · 위령선 · 백지 · 방기 · 황백 · 남성 · 창출 · 강활 각 4g, 홍화 2g, 생강 5편

② 羌活除痛湯 : 대강활합청열사습탕, 종창과 통증이 심할 때
창출 12g, 강활 · 승마 · 위령선 · 모과 · 오약 각 6g, 향부자 · 소엽 · 방기 · 백작약 · 독활 · 백복령 · 당귀 · 택사 · 목통 · 황백 · 빈랑 · 지각 · 목향 · 대복피 · 감초 각 4g, 생강 3편

③ 活血祛風湯 : 지절腫痛 혹 刺痛, 통처 혹 青 혹 紅
당귀 · 천궁 · 백지 · 위령선 · 방기 · 황백 · 남성 · 창출 · 강활 · 육계 · 모과 · 우슬 · 목통 각 4g, 도인 · 현호색 · 오령지 · 산사육 · 맥아초 · 감초 각 3g, 홍화 1.2g, 생강 4편
자통이 심할 때 + 유향 · 몰약

● 퇴행성 관절염
① 마가목공진환 : 약간 마른체격 → 진통 및 관절재생
당귀 80g, 우슬 · 산수유 각 60g, 독활 · 마가목 각 40g, 현호색 · 녹용 각 20g

② 獨活寄生湯
독활 · 당귀 · 백작약 · 속단 · 상기생 · 숙지황 각 4g, 천궁 · 인삼 · 백복령 · 우슬 · 두충 · 진교 · 세신 · 방풍 · 육계 · 감초 각 2g, 생강 3편
大虛者는 배가
위약자는 + 백출 12g, 산사육 · 후박 · 지실 · 모과 각 4g

● 변형성 슬관절증에 防己黃芪湯

● 골다공증(주소증 요통, 골다공증약 복용 시 소화불량, 식욕이 없어 보약겸)
골다공증 조합(**녹용** 3~4g · **홍화** 1g)
골다공증 및 골약질환의 일반적 처방 : 녹각 12g(혹 녹각교 4g), 백출 6g, 당귀 · 우슬 · 산사 각 4g, 녹용 3g, 홍화 1g
숙지황 · 녹각 각 12g, 산수유 · 백출 각 6g, 당귀 · 산사 각 4g, 녹용 3g, 사인 2g, 홍화 1g

● 만성 류마티스, 만성 통증질환
기혈순환장애 특히 수습정체현상으로 관절과 손발이 잘 붓고 운동장애가 있을 때 육계 · 계지 · 진피 · 천궁(기혈수를 모두 돌린다는 개념), 허증이 심할 때는 진피 + 황기 · 천궁 + 당귀

계지 적응증 : 관절 부위가 시리며 종창되어 있는 느낌(난방개념)

> **사례**
>
> 여성, 왜소한 체격. 무기력하고 身冷하며, 흰색 피부에 목소리가 작고 위장이 약함. 통증은 새벽, 기상 시, 아침에 가장 심하고 낮이 되면 조금 덜함
>
> 황기 12g, 인삼 · 백하수오 · 산약 각 8g, 당귀 · 녹용 각 4g, 건강 · 육계 · 계지 각 3g, 부자(포) 2g, 생강 3편, 대조 2개

● 낭종(囊腫)

> **사례**
>
> 오금에 생긴 낭종에 환자가 무수술 요법을 원함. 낭종은 체내의 담탁이 한 곳에 응집된 결과이고, 담탁의 발생은 수습을 운화하는 脾의 기능과 직접적인 관계가 있다고 판단함 → 健脾化痰利濕消腫
>
> 초백출 45g, 의이인 30g, 반하 20g, 택사 · 활석 · 복령 각 15g, 저령 · 계지 · 제남성 · 청피 각 10g
>
> 1개월 가감복용

● 좌상(挫傷)

> **사례**
>
> 엉덩방아를 찧은 후 피멍이 들고 국부적으로 가볍게 부었으며 꼬리뼈에 동통이 있는 환자. 골절은 보이지 않았으므로 연조직좌상으로 진단과 함께 기혈어체로 보고 활혈화어약 5첩을 처방했으나 별무호전이었음. 이에 왕청임의 통규활혈탕의 배합방법을 참조하여 원래의 처방에 散寒解表 효능이 있는 마황 · 계지를 첨가하여 5첩 복용 후 제증상 소실
>
> 도인 · 홍화 · 생강 각 9g, 적작약 · 천궁 각 3g, 老葱 3뿌리, 대추 7개(씨 제거), 사향 0.15g(비단으로 쌈)

● 타박상

① 當歸鬚散 : 어혈성 흉통 요복통

당귀미 · 택사 각 20g, 오약 · 향부자 · 소목 각 8g, 도인 · 목단피 · 홍화 · 계피 각 4g, 감초 2g

주수상반전탕 변비 + 대황

② **回首散 : 타박상으로 인한 요통**

백출 40g, 두충 20g, 구척 · 의이인 · 속단 · 파고지 각 8g, 골쇄보 · 유향 · 몰약 · 감초 4g

● TA 후유증 및 골절, 상해

근육통에는 갈근 · 적작약 · 모과 · 계지, 어지러움 두통 메스꺼움(어혈; 당귀수산 개념)에는 우슬 · 당귀미 · 홍화, 타박상에 의한 멍 위주에는 진피 · 소목 · 도인 · 홍화, 타박통 위주에는 적작약 · 계지 · 현호색 · 홍화를 사용한다.

적작약 · 갈근 각 8g, 계지 · 도인 각 4g, 현호색 · 소목 · 홍화 각 3g

● 전신통(TA 후유증)

사례

남성, 40세. 2개월 전 차량 후방충돌 사고. 경항통 요통 및 전신통(팔, 다리 근육통) 호소. 양방에서 2개월간 근이완제 및 진통제 사용이 오히려 기혈순환 장애 및 어혈에 의해 근육경결로 진행된 것으로 판단함

침법 : 아시혈 약침 · 합곡

갈근 16g, 적작약 12g, 계지 8g, 목과 6g, 현호색 3g, 홍화 1g, 생강 3편, 대조 2개

● 骨不癒合

사례

여아. 넘어지면서 왼손의 척골과 요골이 부러짐. 수술 6개월 후에 '골절 후 골불유합'으로 진단받고 골이식 수술필요. 이상의 상황에서 가장 적합한 치료는 인체의 골격생장능력을 개선하고 제고하는 방법(補腎法)으로 3개월간 치료 후 완치됨

두충 · 골쇄보 · 금모구척 · 속단 · 녹각교 · 숙지황 · 구기자 · 산수유

● 대상포진

① **加味淸血飮 : 대상포진, 알레르기성 피부염, 주근깨 등 일체 피부병**

우방자 · 형개 · 감초 각 20g, 창출 · 진피 · 산사육 각 12g, 후박 · 승마 · 금은화 · 방풍 각 4g

식중독이나 만성 대상포진 + 창이자 · 갈근 12g

② **加味升葛湯 : 대상포진, 악성 피부병**

갈근 20g, 승마 · 방풍 각 12g, 백작약 · 형개 · 현삼 · 금은화 · 우방자 · 계피 · 감초 각 8g

● **대상포진 후 통증에 麻黃附子細辛湯 + 附子末**

● **통풍증**

羌活四物湯 : 당귀 · 천궁 · 백작약 · 숙지황 · 강활 각 8g, 창출 · 독활 · 우슬 · 계지 · 방기 · 백복령 · 택사 · 위령선 · 도인 · 감초 각 4g, 홍화 · 유향 2g

진통효과가 있는 치료혈

1. 두부의 질환

(1) 후두신경통 : 풍지 · 뇌공

(2) 편두통(쪽머리) : 완골 · 함압 + 두유

(3) 전두통(삼차신경통; 전액부, 눈의 상하 및 하악에 걸쳐서 광범위) : 완골 · 양백

(4) 이병(급성 중이염, 이명, 이루, 이통 등) : 천용 · 예풍 · 설맥

(5) 안병(시력↓, 눈물, 시신경위축, 안저통, 안구긴장증, 근시 및 결막염) : 완골 · 동자료, 찬죽

(6) 비병(비염, 축농증, 귀막힘 등) : 영향

(7) 치병(치통 및 잇몸부종) 공통혈 : 천용
하치통점 및 상치통점, 치통 외에 피가 맺혀 잇몸이 많이 붓고 불로 지지듯이 아플 때 + 부은 자리에 깊이 2푼쯤의 皮下多針術 시행(소염작용)

2. 견배부의 질환

(1) 어깨결림 공통혈 : 제7경추 측점

① 윗쪽의 결림 및 굳어짐, 위에서부터 짓눌리는 압중감, 추켜올릴 때 불편 : 곡항

② 상부 흉추의 한쪽 혹 양쪽 결림, 멍울, 두부 전굴 혹 환측으로 회전 시 背部引痛 : 풍문

③ 견갑골 내연 방광경 제2측선 부위, 견갑골을 척추를 향해 당겨붙이거나 심호흡시 불편 : 부분 혹 백호

④ 견갑부의 견갑골 하외측부의 결림, 견갑골 상하운동 시 맥이 빠지는 느낌 : 견갑하점

(2) 목결림 : 기상 후 발생하는 경신경통, 심할 때는 두중감 및 현기증

① 제3 · 4경추 외측 : 환측으로 회전 시 불편, 현기증에 경추측상점(풍지 하 1치)

② 제6경추 외측 : 두부 전후굴 혹 건측으로 회전 시 불편할 때 경추측하점

3. 상지의 질환

(1) 어깨관절통 공통혈 : 병풍

① 팔을 앞쪽으로 돌리거나 들어 올릴 때 견관절 후하 삼각근 뒤쪽의 통증 : 견정

② 뒷쪽으로 돌리거나 들어 올릴 때 견관절 전하 삼각근 앞쪽의 통증 : 거골 혹 견우

(2) 상지외측통(요골두신경통) : 땡기고 저린 느낌이 모지까지 퍼져나갈 때 견정 · 소력

(3) 완관절통 : 특히 모지를 굽힐 때 다견될 때 편력

(4) 완관절염 : 손목이 붓고 아프고 운동제한일 때 외관
급성증으로 동통이 심할 때 + 양지를 중심으로 둘레에 1~2푼의 피하침 7~8

(5) 수통 : 손바닥에서 손가락에 걸쳐 지지는 듯 저린 듯하고 아침 기상 후 손부종일 때 극문(甚) · 간사 + 제2 · 3장골골간

4. 하지의 질환

(1) 요통 : 관원수

(2) 고관절통(고관절염) : 환도, 급성증(지지는 듯함) 가벼운 작탁으로 침향 無 + 환도 주위 침 5~6

(3) 좌골신경통 : 후환도(대퇴골두 후 1치 반) · 은문 · 합양(동통이 하퇴 후측) · 외구(하퇴 외측)

(4) 슬관절염

① 만성 : 때로는 얼음을 대는 듯 하거나 찬바람이 나는 느낌 양구 · 위중

② 급성 : 무릎이 붓고 심한 통증 비관(급성증에 이곳을 누르면 무릎까지 울림) + 부종을 중심으로 주위에서 중심부를 향해 2푼쯤 피하다침술

(5) 건초염 : 모지 제1관절 및 주위의 동통, 지지는 듯 하거나 가려운 느낌이 있고 움직이거나 보행 시 바닥에 닿으면 통증 발생 행간(급성은 침향 無)

진통효과가 있는 본초

1. 活血鎭痛

신경성 통증에 활혈효과와 더불어 진통시키는 약재(氣滯卽血滯, 氣不通卽痛)로서 주로 월경통, 신경성 두통, 타박상, 염좌 등 기혈순환의 문제에 의해 발생하는 통증에

사용함
통증양상 : 바늘로 찌르는 듯한 통증, 一点疼痛에 이기활혈지제와 동용하면 효과 극대화함

1) 현호색

氣血凝滯가 발생하는 모든 질환에 응용하는 활혈진통법에 우선 선택함
急痛, 刺痛, 疼痛, 疝痛 등 각종 통증에 표치목적으로 사용함
각종 어혈병증의 관절부 한성어혈통(오십견)에 강황, 어혈형(통증형) 관절류마티스 질환(四肢血滯痛)에 단삼 · 당귀 · 적작약 · 계지, 여성의 기체혈어형 통증질환에 향부자 · 천궁을 씀
교통사고 후유증이 크고 1년 이상 각종 진통제를 복용한 과거력이 있는 환자에게 갈근 · 작약 · 계지에 가미하였음
양귀비과로서 마약성 진통성분이 있으므로 초기 1~2개월간 적절히 응용하다가 2개월 경과 시 감량이 필요함
용량 : 약성이 강하므로 1~3g 내외, 위장자극이 강하므로 醋炒하기도 하고 환제로도 좋음

2) 유향 · 몰약

① 유향 : 舒筋舒經 효과가 좋으므로 타박상 및 통증형 류마티스 질환에 다용
② 몰약 : 消腫生肌 효과가 좋으므로 종양성 통증에 다용
약성이 강하므로 2g 이상은 사용하지 않으며, 향기와 휘발성이 강해서 위벽을 자극하므로 탕제에 넣으면 위장이 약할 경우 구역질 유발함. 따라서 1.5g을 醋炒하여 탕전이 끝날 때쯤 탕제에 풀어주듯이 넣어 줌. 주로 환제용이나 고약으로 만들어 도포제로 사용 - 代 현호색
일반적인 탕전 시에는 거의 사용치 않으며, 암성통증처럼 기혈응체가 심할 때 응용 可

3) 강황

온성활혈진통제로 '동결견'이라 불리는 한성 어혈성 오십견에 다용, 임상에서 오십견은 한성 어혈형(밤에 심하고, 추운 곳에서 심함, 대부분 어깨 부위가 차가우며 온찜질을 하면 감소됨)이 가장 많음(풍습형이 그 다음이나 이것도 어혈을 반드시 낌),

祛瘀血 수준을 넘어 破瘀血하므로 당귀와 같은 보혈활혈제와 함께 투여하면 양호한 효과를 발휘함

2. 祛風濕止痺痛

풍습형 통증 : 몸의 느낌이 잔뜩 흐린 날씨가 연상되어 바람도 불고 찌뿌둥한 것이 전반적으로 불쾌감이 커지는 상태인데, 방 안의 습도가 높으면 몸이 무겁고 불쾌한 느낌이 듦(→溫燥)

일점통이 아닌 광범위한 통증으로 묵직하고 뻐근한 느낌, 무겁고 불쾌한 느낌을 동반하는데, 특이한 것은 관절 부위는 오행상 水에 해당되므로 관절 및 관절 부위에 연접된 근육 쪽에 통증이 발현되어 날씨와 밀접한 상관관계(흐린 날 더 아픔)가 있음

1) 강활 · 독활

대표약으로 주로 관절 부위의 濕을 말리는 역할을 함. 독활은 주로 인체 하부, 강활은 상부에 작용하나 대개 濕은 몸 전체에 발생하므로 습관적으로 강활 · 독활조합을 사용함

견관절 및 경항부의 풍습을 낀 어혈성 오십견에 강황 · 강활을 씀

단순한 외감성이나 근육과다 사용형 승모근 부위 근골동통에는 갈근 · 계지를 씀

풍습을 낀 슬관절염이나 슬관절부종에는 독활을 씀

2) 위령선(溫; 한성 질환) · 진교(微寒; 음허성(골증열) 질환)

효과가 비교적 강력(위령선 > 진교(진범) > 강 · 독활)하여 통증이 심한 풍습형 관절통 질환에 응용함. 임상에서는 특히 전반적인 통증이 심한 풍습형 류마티스관절염에 다용함

> ◈ 류마티스 질환 분류 : 스트레스가 과도하여 발생(어혈형 多). 어촌 등에서 심한 노동 또는 관절변형이 초래된 경우(풍습형 多)

3) 해동피 · 오가피 · 마가목

동시에 强筋骨 및 通經絡하므로 허증형 신경통에 다용함

대부분 노동이나 운동선수들의 신경통에 초오 · 전갈과 더불어 응용함

3. 기타 理氣止痛, 發散止痛, 溫經通脈止痛, 舒肝止痛 등

직접적인 통증감소 효과는 약하나, 각각의 특징적 효과로 간접적인 진통효과가 있음

1) 오약

順氣止痛에 우선 선택하며 다른 이기지통지제(향부자 · 목향)와 同用함. 중풍 등 氣機가 교란되거나 신경성으로 수족마비와 통증을 함께 호소하는 경우에 다용(오약순기산, 개결서경탕)함. 특히 기기상역과 역기가 되면서 통증을 호소할 때는 향부자 · 오약을 씀

2) 목향

行氣止痛의 효과로 주로 소화기계에 작용하며 中脘腹痛을 위주로 호소할 때 후박 등 관중지제와 함께 씀. 임상에서는 복부 가스통이나 과민성 장증후군과 같은 장경련 등에 의한 복통에 사용하며 다른 이기해울지제와 同用할 때가 많다.

3) 향부자

調經止痛의 효과로 주로 여성의 생리관련 장부에 주로 작용함

4) 마황

發散止痛의 효과로 주로 근육경색이 심하고 피부를 살짝 눌렀을 때 통증이 심한 경우에 다용함

5) 갈근

解肌止痛의 효과로 주로 등근육 경결과 근육을 만졌을 때 감각이 이상 항진되었을 때 다용함

임상에서는 갈근 · 마황 조합이나 갈근 · 백작약 · 계지 조합으로 사용함

6) 계지

溫經通脈止痛의 효과로 추위나 체열부족 등으로 혈관수축 및 기혈응체로 인한 통증에 다용함

말초부위에는 세신과 같은 통규통맥지제와 同用함

7) 세신

通竅通脈止痛의 효과로 주로 말초부위의 추위나 체열부족으로 혈관수축 및 기혈응체로 인한 통증에 다용함. 임상에서는 부자 · 계지 · 세신 조합이나 당귀 · 계지 · 세신 조합으로 사용

8) 백작약 · 감초

舒肝舒中止痛의 효과로 주로 복직근 경결 및 신경성 위경련 등 중초 부위 통증(작감탕)에 씀

2. 체온의 변화

● **만성 스트레스에 의한 화병 및 자율신경실조증**

화병(전중부 통증, 흉민, 구고, 목적, 속쓰림, 두흉부열감 + 수족냉감 등) → 補心瀉火

● **급성 스트레스는 이기지제(향부자 · 진피 · 청피 · 시호) 선용**

원육 12g, 산조인 8g, 황련 4g, 치자 · 죽여 각 3g

● **갑상선질환**

정서불안정(쉽게 화냄, 짜증, 불안, 초조), 전신권태, 신경반사 항진, 월경주기 이상, 더위 탐, 손바닥 고온다습 / 빈맥, 심동계, 설사 및 다뇨(기능항진증) → 보조요법

원육 12g, 황련(초) 6g, 맥문동 · 오미자 · 사삼 각 4g, 하고초 · 치자(초) 각 3g

● **수족 번열감에 三物黃芩湯**

● **상열감에 加味逍遙散**

● 허열

> **➲ 사례**
>
> 12세 소녀. 감기에 걸려 열이 나자 발한제와 항생제 사용하였으나 3일째 오후에 열이 더 오름. 체온은 37.5~38.5℃, 정신은 비교적 또렷하고 얼굴도 달아오르지 않음. 오후에 열이 오르면 나른해 움직이기 싫고, 며칠 동안 입맛도 없음. 대소변 정상, 목에 가래가 있는 것 같고 가끔 기침함. 설태건조 설첨홍, 맥세약⇨ 과도한 발한으로 인한 체내 진액손상으로 진단함
>
> 현삼 · 생옥죽 · 천문동 · 鴨跖草 · 白薇 · 초산사 · 우방자 각 6g, 담죽엽 · 금은화 · 생감초 각 3g

담죽엽, 금은화, 압척초, 백미는 邪熱을 없애고 음액을 보하며, 이외에 위의 소화를 돕는 초산사, 생감초, 가래를 없애는 우방자는 모두 보조약임
3첩 복용으로 호전됨

● 신경쇠약, 노이로제 환자보약

장기간 신경과다하면 심신불교 현상으로 허열 및 상열하한증의 눈건조, 입마름, 목건조 및 마른기침, 흉민, 흉통, 수족궐냉 등이 발생함 → 이기보다 補腎陰心血 + 降心火

> ◈ 스트레스 : 급성(기를 상한 것, 기울체). 만성(음혈 및 진액, 음액이 마른 것)

구기자 8~12g, 원육 · 산조인 각 8g, 황련 · 치자 각 3~4g

● 상열하한으로 인한 煩心, 煩熱, 복통, 嘔泄

蓮理湯 : 인삼 · 백출 · 건강 · 감초 · 황련 · 복령

● 수족냉증

수화기제가 깨져서 발생하는 냉한증 : 심장 부위를 기준으로 위로는 열증을 호소(구건, 구고, 흉민 등)하면서 복부 및 수족은 냉증 호소
황련(주초) 8g, 적작약 · 당귀 각 6g, 목단피 · 시호 · 진피 각 4g, 계지 2g

● 手足冷汗

> **➲ 사례**
>
> 남성, 25세. 예민하고 소심한 성격, 마른체격, 여성스러운 외모. 주소증은 긴장 시 수족냉한, 피

로 권태, 두통(태양 부위), 천면(잠들기가 어려움) 다몽, 기타 조금만 긴장하면 심계정충, 긴장 시 복통 및 화장실 자주 감, 긴장하면 손에서 물땀이 남 → 보심양혈안신하는 대조 · 원육 · 산조인 · 당귀 및 기허에 의한 피로권태, 무기력, 태양두통을 치료하는 황기 · 인삼을 쓰고, 정신안정 및 긴장완화, 자율신경계 조절작용을 하는 시호 · 용골 · 모려조합을 함께 쓰고, 군신의 니체(膩滯)를 방지하기 위해 반좌로 백출 및 조화제약하는 감초를 썼음

대조 12g, 원육 · 산조인 · 황기 각 8g, 당귀 · 인삼 각 6g, 시호 · 용골 · 모려 · 백출 각 3g, 감초 2g, 생강 3편

● **냉증, 동상에 當歸四逆加吳茱萸生薑湯**

3. 신경계 기능장애

● **頭重痛**

머리가 무거우면서 심하면 안개 낀 듯 기분 나쁜 느낌 → 활혈행기(천궁 · 고본 · 백지) + 천마

● **腦鳴**

천마는 '뇌의 아스피린', 원인병증(예; 간신음허) + 진피 12g, 천궁 8g, 방풍 4g + 천마 6~8g

사례

마른체격. 고혈압, 당뇨, 두불청, 밤에 쥐가 잘 남, 구건, 무기력

(광)진피 12g, 구기자 · 천화분 각 8g, 천궁 · 방풍 · 천마 각 4g, 홍화 2g

● 어지럼증

사례

1년 이상 지속됨. 장시간 앉아 있다가 일어나면 갑자기 눈앞이 캄캄해지고 심할 때는 정신을 잃기도 함. 평소에는 온종일 정신이 몽롱하고, 말소리는 낮고 작으며, 안색이 창백하고 핏기가 없

음. 식욕은 보통, 대소변 정상, 혀는 담홍색에 박백태, 맥상은 細弱. 서양의학적 진단결과는 뇌에 공급되는 혈액부족이라고 함.
처음엔 전형적인 中氣下陷의 증상으로 생각하여 補中益氣湯을 5첩 처방하였으나 별무호전이었음. 주단계의 "만병의 대부분은 痰과 관련이 있다"는 설을 적용하여 기가 허하여 수습을 운화하는 기능에 문제가 발생해 痰濁이 생기게 되니 이것이 뇌를 막아 어지럼증이 생긴 것으로 진단하여 補氣化痰함
황기 · 당삼 각 15g, 초백출 12g, 강반하 · 복령 · 천궁 각 10g, 진피 · 길경 · 橘絡 · 제남성 각 6g, 승마 · 시호 각 3g
5첩 복용 이후 향사육군환을 처방해 치료효과를 공고히 하여 1개월 후 재발없이 완치됨

일반적인 어지러움에는 苓桂朮甘湯, 소아 어지럼증에는 五苓散, 고령자 어지럼증에는 釣藤散, 부인의는 어지러움에는 當歸芍藥散을 씀

① 半夏白朮天麻湯 : 비위허약, 담궐두통, 구토, 현훈 등
반하 · 진피 · 백복신 · 백출 각 8g, 신곡 · 창출 · 인산 · 천마 · 황기 · 백복령 · 만형자 · 택사 각 4g, 건강 · 황백 각 2g

② 眩暈湯 : 기허담성 현훈, 肌濕者 현훈, 眼昏에 다용
황기 20g, 반하 · 천마 각 12g, 당귀 · 천궁 · 길경 · 진피 · 인삼 · 백출 · 백복령 · 감초 각 4g, 생강 3편

● 담훈
주로 위장기능이 약한 환자의 현훈
* 3대 담음증 : ① 배를 탄 듯하고, ② 구역감과 울렁거림 동반, ③ 다크서클
백출(초) 12g, 복령 8g, 인삼 6g, 천마 · 반하(강제) 각 4g, 강 5편(8g)
+ 산약 10g, 황기 6g, 녹용 2g

● 메니에르증후군

사례
43세 여성. 3년여 전 발병하였는데, 노동으로 인한 극심한 피로누적이 그 원인이 됨. 하늘이 빙글빙글 돌고, 오심구토, 음식을 먹을 수 없고, 물을 마시면 즉시 토하며, 눈을 감고 가만히 누워

있으면 다소 호전되었다가 조금만 움직이면 여러 증상이 더욱 가중됨. 머리가 어지럽고 무거운 증세를 호소하며 말소리는 가늘고 낮음. 하루 종일 아무 것도 먹지 않았는데도 수시로 구역질이 올라옴. 옅은 설태는 희고 끈적거렸으며, 맥현 → 飮停內耳로 진단함
澤瀉湯 : 초백출 45g, 택사 30g
진하게 달인 후 온복

복용 시에는 먼저 한 모금을 마시고 5분 정도 지난 다음 아무 거부감이 없으면 다시 한 모금을 마시는 식으로 천천히 복용함. 복용 후 잠이 들었다가 다음날 해 뜰 무렵에 깨어나 병이 나은 것 같은 느낌이 든다고 하여 이에 健脾化濕 약으로 이틀간 더 조리 후 완치됨

● 안면신경경련

① 加味補益湯 : 허약자, 현훈두통, 안면신경경련 및 마비

황기 8g, 숙지황 · 당귀 · 백작약 · 백출 · 인삼 · 백복령 · 석창포 · 진교 · 강활 · 방풍 · 반하 · 남성 · 천마 · 백부자 · 맥문동 각 4g, 계지 · 승마 · 형개 · 감초 각 3g, 시호 2g, 오미자 20립, 홍화 1.2g, 생강 3편, 대조 2개

② 當歸活血湯 : 뇌의 기질적 이상

당귀신 · 창출 각 8g, 천궁 · 박하 · 황기 · 숙지황 · 방풍 · 강활 · 백작약 각 6g, 감초 3g

③ 加味溫膽湯 : 심인성

황기 · 백출 · 석창포 각 8g, 맥문동 · 치자 · 황련 각 6g, 백복령 · 죽여 · 반하 · 원지 · 용안육 · 당귀 · 목통 · 연교 · 감초 각 4g

● 안검하수

加味地黃湯 : 보신건비를 위주로 長服

숙지황 12g, 산약 · 산수유 · 백출 · 백복령 각 8g, 택사 · 파고지 · 인삼 · 진피 · 사인 · 당귀 · 목단피 · 백작약 · 감초 각 4g

● 手振顫症(파킨슨씨병)

① 加味桂枝湯 : 사지가 떨리고 운동부자유 근육강직, 노인성에 다용

백작약 20g, 갈근 · 계지 · 천화분 · 맥문동 · 조구등 각 8g, 백강잠 · 모과 · 방풍 · 당귀 ·

천궁 · 건강 · 죽여 · 감초 각 4g, 생강 3편, 대조 2개

② 祛痰清心湯 : 담화, 특히 위약자 신경쇠약에 다용

백출 · 진피 · 반하 · 백복령 · 당귀 · 용안육 · 나복자 각 8g, 지실 · 죽여 · 맥문동 · 백복신 · 산조인 · 석창포 · 신곡 · 맥아 · 원지 · 천궁 · 감초 각 4g, 생강 3편

③ 當歸活血湯 : 수진증 및 안면신경경련

당귀 · 창출 각 8g, 천궁 · 박하 · 황기 · 숙지황 · 방풍 · 강활 · 백작약 · 산조인 · 나복자 · 신곡 · 맥아 · 백출 · 원지 · 감초 각 4g, 생강 3편, 대조 2개

● 간대성 경련 및 간질, 유사간질(히스테리성 간질)

특히 기능성 경련, 유사간질, 소아경풍(electroencephalogram; EEG상 정상)에 향부자 · 진피 · 목향 · 오약 + 천마를 씀

大補元煎 : 신기허약 간질에 다용

숙지황 · 조구등 각 16g, 구기자 · 산수유 · 당귀 · 천궁 · 산약 · 인삼 각 12g, 구감초 6g

● 전신경련

예민하고 불안해하는 성격. 최근 스트레스 심하고 불면인데 다툰 이후 한 달에 1~3회 주소증이 발생함

원육 12g, 산조인 8g, 당귀신 · 천마 각 6g, 향부자 · 진피 각 4g, 목향 · 황련(초) 각 3g

● 비복근 경련에 芍藥甘草湯

● 手足痠痲(손발저림증)

① 加味八仙湯 : 기혈허약자

백출 8g, 백복령 5g, 백작약 · 진피 각 3.5g, 당귀 · 천궁 · 숙지황 · 반하 각 3g, 우슬 · 진교 · 인삼 · 방풍 · 강활 · 시호 · 계지 각 2.5g, 감초 1.2g, 생강 3편, 대조 2개

加味大補湯 多用

② 行氣萬金湯 : 풍으로 수족마비, 손발저림에 겸용

창출 · 의이인(6g) · 향부자 · 소엽 각 8g, 백복령 · 속단 · 두충(4g) · 강활 · 방풍 · 세신 · 계지 · 우슬 · 독활 · 진피 각 4(3)g, 당귀 · 진교 · 위령선 · 감초 각 3(2)g, 천궁 2g

변경 + 숙지황 · 대황
기허에는 + 인삼 4g, 부자 2g
풍담으로 찌르는 듯한 통증에는 + 천산갑초 3g, 전갈 35매

③ 加味歸脾湯 : 심인성, 부인과 위약자
향부자 · 산조인 각 20g, 진피 · 산사육 · 반하 · 지실 · 용안육 · 백출 · 당귀 · 황기 · 원지 · 목향 · 인삼 각 4g, 죽여 · 맥문동 · 감초 각 2g, 생강 3편, 대조 2개

④ 加味五積散 : 風寒勞傷과 어혈에 의한 순환장애로 수족냉비
창출 · 진피 · 우슬 · 모과 · 구척 각 6g, 회향 · 산사육 · 빈랑 · 신곡 · 계피 각 4g, 후박 · 백복령 · 백작약 · 길경 · 지각 · 당귀 · 건강 · 천궁 · 반하 · 백지 · 감초 각 3.5g, 천마 · 부자 각 2g, 생강 3편

⑤ 加味對金飮子 : 음주자 간담허약
갈근 · 진피 각 12g, 산사육 · 백출 · 백하수오 각 8g, 청피 · 백복령 · 후박 · 사인 · 양강 · 초두구 · 정향 · 인삼 · 감초 각 4g, 생강 3편

● 神經痲痺

① 加味萬全湯 : 수족마비, 요골신경마비
향부자 · 소엽 · 의이인 · 창출 각 8g, 속단 · 두충 · 방풍 · 백복령 · 우슬 · 인삼 · 세신 · 계피 · 당귀 · 독활 · 진피 각 4g, 천궁 · 진교 · 숙지황 · 위령선 · 강활 · 감초 각 2g
+ 부자 2 尤效

② 起頹飮 : 신기허약, 하지무력, 소아마비에 다용
숙지황 · 황기 각 12g, 산약 · 산수유 · 오미자 · 두충 · 속단 · 당귀 · 인삼 각 8g, 토사자 · 백자인 · 파고지 · 우슬 · 위령선 · 감초 각 4g

③ 開結舒經湯 : 칠정육울, 수족마비에 다용
백출 · 강황 · 강활 · 방기 · 우슬 · 모과 각 8g, 위령선 · 소엽 · 진피 · 향부자 · 오약 · 천궁 · 창출 · 남성 · 반하 · 당귀 각 4g, 계지 · 감초 각 2g, 생강 3편
附子少加 尤效

④ 大秦艽湯 : 血虛不能養筋, 수족운동마비, 어둔, 좌반신불수

진교 12g, 우슬 · 모과 · 오약 각 8g, 강활 · 독활 · 석고 · 백지 · 생지황 · 숙지황 · 당귀 · 백작약 · 황금 · 백복령 · 방풍 · 백출 · 감초 각 4g, 세신 2g

* **大秦艽湯(異方)**

진교 · 석고 각 6g, 강활 · 독활 · 생지황 · 숙지황 · 당귀 · 백작약 · 황금 · 백복령 · 방풍 · 백출 각 4g, 감초 3g, 세신 · 천궁 · 백지 각 2g

⑤ 正氣補元湯 : 사지마목 전신마비

황기 8g, 산약 · 백출 · 인삼 · 오약 · 향부자 · 감초 각 4g, 반하 · 진피 · 적복령 · 강활 · 방풍 · 백지 각 3g, 목향 · 계지 · 당귀 · 세신 · 승마 각 2g, 생강 3편, 대조 2개

● 혈액순환장애 및 혈관질환

비증, 혈비증(혈관폐색성 맥관염, 버거씨병, 당뇨병성 말초순환장애, 고지혈증) : 혈액순환장애로 비증, 수족저림에 **진피(이기) · 단삼**, 소목, **홍화(활혈화어) · 세신(말초혈관확장)** 조합으로 약물은 주초, 주수상반전

> **사례**
>
> 손부종 및 저림(밤에 심함). 버거씨병 및 지방간 진단받음. 손과 손톱이 검은편이고 입술은 암자색임. 육류를 선호하는데, 식후 복만감과 명치 답답함, 소화불량 소견 → 기혈순환장애, 습열과 어혈로 인한 혈비증으로 진단함
>
> 광진피 · 의이인 각 12g, 적작약 · 단삼 · 구기자 각 8g, 황금(초) 4g, 목단피 3g, 세신(주초) · 홍화 각 2g

● 저림에 牛車腎氣丸 + 附子

● 당뇨병의 神經病症에 牛車腎氣丸

● 안면신경마비

① 加味祛風湯 : 초기~3개월 실증

조구등 12g, 강활 · 백강잠 각 6g, 지각 · 청피 · 진피 · 오약 · 길경 · 남성 · 반하 · 천마 · 천궁 · 백작약 · 형개 · 방풍 · 백부자 · 전충 · 백지 · 독활 · 산사육 · 감초 각 4g, 생강 3편

② **加味補益湯 : 허증의 와사증에 씀**

황기 12g, 백출 · 백복령 · 백작약 · 당귀신 · 진피 각 8g, 숙지황 · 천궁 · 반하 · 사인 · 남성 · 강활 · 방풍 · 진교 · 백강잠 · 전충 · 인삼 · 감초 각 4g, 승마 · 시호 각 2g

③ **加味淸陽湯 : 초기 체실자의 두통수반일 때 씀**

오약 · 백작약 · 당귀 · 방풍 각 20g, 위령선 · 백강잠 · 형개 · 백부자 · 강활 · 천궁 · 마황 · 감초 각 4g, 생강 3편

고혈압에는 - 마황

④ **加味平胃散 : 위약자와 학동기 이전에 씀**

창출 20g, 산사육 · 진피 · 후박 각 8g, 사인 · 대복피 · 위령선 · 백부자 · 백강잠 · 전충 · 감초 각 4g, 생강 3편

● **치매**

퇴행성 치매 : 건망증, 사려판단결핍, 단기기억력결핍 위주의 노인성 치매 → 通絡熄風 + 보간신(수인, 뇌위축 현저; 숙지황 · 하수오 · 구기자 · 산수유 · 녹용 · 당귀신 + 천마), 거담개규(비인, 습담, 중풍발생 후 2~3개월이 지나도 의식혼미; 남성(포) · 석창포 · 목향(사향 대용) + 천마)

● **認知症에 抑肝散**

● **뇌위축증 및 노인성 치매(腦老化病)**

① **숙지황 16g, 구기자 · 산수유 각 8g, 천마 · 백복신 각 6g, 원지 4g, 석창포 3g, 녹용 2g**

② **益氣聰明湯 : 益氣升陽, 平肝降濁**

인삼 · 황기 · 감초 · 승마 · 갈근 · 만형자 · 백작약 · 황백

+ 지실 · 죽여 · 석창포 · 창출 · 반하 · 천마 · 울금 · 하수오 · 마자인 · 죽엽 · 국화 · 용골 · 모려 · 단삼

③ **榮腦湯 : 治腦萎縮**

자하거 · 용안육 · 상심자 · 적백작 · 인삼 · 복령 · 석창포 · 단삼 · 당귀 · 포황 · 원지 · 울금 · 숙지황 · 구감초

+ 죽여 · 반하 · 우담남성 · 산조인 · 용골 · 전갈 · 과루인 · 세신 · 백강잠

좋은 음식 : 옥수수죽, 소맥죽, 연자죽, 잣죽, 호마죽, 호도, 땅콩, 콩, 두부, 토마토, 포도, 상심자, 마, 김, 꿀, 요구르트, 검은깨(흑지마), 호박씨 등

- 정신신경기능 장애 -

신경쇠약 치료혈 : 불면증, 현기증, 두중감, 두통, 다몽(악몽), 피로감, 싫증감, 수족무력, 식욕부진, 易驚恐 등
천주 · 풍지 · 폐수 · 거궐 · 족삼리. 모두 침향 無

● 신경성 심계항진증 및 공황장애(경계, 정충)

원육 12~20g, 산조인 · 백복신 각 6~8g, 죽여 4~6g, 지실 3~4g

● 불안신경증, 공포증

심간혈휴손, 심담허겁 → 온담탕
숙지황 12g, 당귀신 · 원육 · 산조인 각 8g, 백복신 · 백자인 각 6g, 대조 6개

● 불안증

장종정의 치료법 : 강도를 당하여 크게 놀라서 작은 소리에도 두려움에 떠는 환자에게 가라앉히거나 평상화시킴으로써 두려워하는 마음을 치료함. '驚者平之'

● 불안신경증

마른 체격의 여성. 불안 공포 및 불면, 이명과 함께 간혹 환청 → 인숙산류
숙지황 12g, 당귀신 · 원육 · 산조인 각 8g, 구기자 · 산수유 · 백복신 각 6g, 영지 3g, 생강 3편, 대조 5개
온담탕 계열(반하, 복신 · 죽여, 지실, 석창포) : 설태는 백태가 많고, 痰의 제증 동반함, 가슴 답답감과 구역감이 잘 동반됨, 얼굴은 어둡고 다크서클이 잘 나타남, 비인, 위장 기능이 약할 때 씀

귀비탕 계열(원육, 산조인 · 당귀, 원지) : 위축되어 보이는 설태는 박백태임, 심계정충과 수족한출 증상이 잘 동반됨, 피부는 곱거나 흰피부, 마른 체격이나 혈허소견

● 울음병

송대, 허숙미의 치료법 : 한 부인이 아무 이유 없이 슬피 우는데 도무지 그칠 수가 없었다. ⇨ 肺氣虛로 진단하고, 甘麥大棗湯 14첩으로 치료함. '虛則補其母'

● 월경전 장조증(월경전 증후군)

사례

여성, 25세, 간호조무사, 외향적 성격. 주소증은 생리통 및 월경전 증후군임. 평소에 밝은 성격이나 생리 전 짜증, 우울, 의욕저하가 심해짐. 감정의 기복이 심한 편인데 그 주기가 월경주기와 비슷함. 복진 시 피부가 약간 거친 편이며 상복부가 딱딱한 편이었음 → 감정 기복과 조울의 편차가 크므로 영위부조로 인한 월경전 장조증으로 보고, 생리통은 양상이 증감이 있는 것으로 보아 氣滯血瘀로 변증하고, 영위를 조화하는 대조를 중량하며 대조 · 감초로 조합하여 기체혈어를 개선하고 조혈하는 향부자 · 천궁 · 당귀 · 진피와 함께 서간 해울 반표반리증을 해결하는 작약 · 시호 조합을 사용함. 복용 보름 후 생리통이 개선되고, 월경전 증후군도 완화됨. 전반적으로 피부트러블도 개선되었는데, 환자에게는 호르몬 문제로 설명하였음

향부자 8g, 백작약(주초) 6g, 천궁 · 당귀 · 진피 · 시호 각 4g, 감초 3g, 대조 20g

● 수험생의 시험 전 불안증 및 긴장을 잘하는 수험생 보약

총명탕(원지 · 석창포 · 백복신) 기본조합에 원육, 산조인 6~8g 가미

당귀 · 원육 각 8g, 산조인 · 백복신 · 산수유 각 6g, 원지 4g, 석창포 3g, 녹용 2~4g

● 만성 스트레스에 의한 화병 및 자율신경실조증

화병 : 전중부 통증, 흉민, 구고, 목적, 속쓰림, 두흉부 열감 + 수족 냉감 등 → 補心瀉火

• 급성 스트레스는 이기지제(향부자 · 진피 · 청피 · 시호) 선용

원육 12g, 산조인 8g, 황련 4g, 치자 · 죽여 각 3g

● 울화병

주단계의 치료법 : 19세의 여성으로 평소 성격이 조급하고 화를 잘 내더니 어느 날 크게 소리를 지르고는 혼절하였는데, 노여움으로 인해 기혈이 머리로 치솟아 올랐기 때문이라고 진단함

향부자 · 천궁 · 감초 · 동변 · 생강즙을 달인 약과 청대 · 人中白 · 향부자 가루로 만든 환약 1제 복용으로 점차 의식을 회복
이후 도담탕 + 황련 · 향부자 · 생강 달인 약과 當歸龍薈丸 복용

● 억울증

장종정의 치료법 : 비탄에 빠진 후 가슴 아래에 동통이 생기기 시작해 점차 심해지고 응어리가 생겼으며 한 달 후에는 응어리가 잔을 엎어놓은 모양으로 커져서 동통이 참을 수 없을 정도로 심한 환자를 치료하였는데, 어설픈 무당 흉내로 웃음을 자아냄으로써 치료함. '喜勝悲'

● 웃음병

장종정의 치료법 : 반년 넘게 웃음이 그치지 않아 고통스로워하는 부인을 치료하였는데, 心火를 瀉하는 소금물과 구토유도 후 해독탕(황련 · 황금 · 황백 · 치자)으로 心火를 안정시킴

● 상열하한으로 인한 煩心, 煩熱, 복통, 嘔泄

蓮理湯 : 인삼 · 백출 · 건강 · 감초 · 황련 · 복령

● 신경성 위염

신경과민으로 소화불량, 구역감, 속쓰림, 심하불편감 → 健脾보다 補心貫中
백출 8g, 황련(강제) · 반하(강제) · 후박 각 4g, 생강 3편, 대조 2개

● 하복통, 변비설사 교대(과민성 장증후군)

사례

남성, 30세, 학원강사 신장 180㎝, 체중 65㎏의 마른 체격. 주소증은 약 3~4개월 전부터 긴장 시 하복통 및 설사 혹은 변비 교대로옴. 복통 양상은 하복부가 부글부글 끓는 듯한 느낌과 약간의 비틀림감이 있다가 배변 시에는 완화됨. 기타 긴장 시 수족냉한 두통이 있음 → 침법 : 합곡

① 백작약(초) 12g, 산약 · 하수오 각 8g, 감초 4g

② 加味藿正湯

포공영 · 현지초 · 백편두 각 8g, 차전자 · 곽향 각 6g, 소엽 · 백지 · 진피 · 백복령 · 백복신 · 산조 인초 각 4g, 후박 · 반하 각 3.5g, 대복피 · 정향 · 공사인 · 양강 각 2.5g, 구감초 2g, 생강 3편

● **갑상선질환**

정서불안정(쉽게 화냄, 짜증, 불안, 초조), 전신권태, 신경반사 항진, 월경주기 이상, 더위를 탐, 손바닥 고온다습 / 빈맥, 심동계, 설사 및 다뇨(기능항진증) → 보조요법으로 씀

① 원육 12g, 황련(초) 6g, 맥문동 · 오미자 · 사삼 각 4g, 하고초 · 치자(초) 각 3g

② 十六味流氣飮 : 갑상선종 다용방, 기능항진 및 림프선염

소엽 · 천화분 각 12g, 황기 · 당귀 · 백출 각 8g, 숙지황 · 향부자 · 천궁 · 육계 · 후박 · 백지 · 방풍 · 오약 · 빈랑 · 백작약 · 지각 · 목향 · 길경 · 감초 각 4g

③ 交濟飮 : 갑상선종으로 맥삭, 심계항진, 기능항진

향부자 · 백복신 · 패모 각 8g, 백자인 · 용안육 · 토사자 · 소엽 · 진피 · 파고지 · 원지 · 목향 · 백두구 · 맥아 · 석창포 · 백작약 · 산조인 · 감초 각 4g

④ 加味夏枯草散 : 갑상선종 심계항진

하고초 20g, 향부자 · 우방자 각 12g, 현삼 · 당귀 · 천궁 · 시호 · 진피 · 치자 · 황기 · 반하 · 패모 · 곽향 · 소엽 · 감초 각 4g

● **신경쇠약 및 노이로제 환자보약**

장기간 신경과다하면 심신불교 현상으로 허열 및 상열하한증으로 눈건조, 입마름, 목건조 및 마른기침, 흉민, 흉통, 수족궐냉 등이 발생함 → 이기보다 補腎陰心血 + 降心火

* 스트레스 : 급성(기를 상한 것, 기울체). 만성(음혈 및 진액, 음액이 마른 것)

구기자 8~12g, 원육 · 산조인 각 8g, 황련 · 치자 각 3~4g

● **만성 어혈성 신경정신과질환**

심계불안, 초조, 번조실면, 다몽 / 인격장애, 정신분열, 공황장애로 질환이 극심한데 혹 양약을 장기복용하였다면 속발성 병인으로 어혈 및 담음 병변이 동반됨

* 감별 : 담음형(주로 잘 참는 성격, 비인, 기허형). 어혈형(주로 예민한 성격, 수인, 기체형)

사례
여성, 36세. 주소증은 불안초조, 다몽증. 공황장애로 진단받음. 소송 건으로 스트레스가 심하다고 함. 입술은 검회색, 설은 자색
단삼 12g, 원육·산조인·진피 각 8g, 향부자 6g, 시호·용골·모려 각 4g, 석창포 3g, 홍화 2g

● 手足冷汗

사례
남성, 25세. 예민하고 소심한 성격, 마른체격, 여성스러운 외모. 주소증은 긴장 시 수족냉한, 피로 권태, 두통(태양혈부위), 천면(잠들기가 어려움) 다몽, 기타 조금만 긴장하면 심계 정충이 생김. 긴장 시 복통으로 화장실을 자주 가고 손에서 물땀이 남 → 보심양혈안신하는 대조·원육·산조인·당귀 및 기허에 의한 피로권태, 무기력, 태양두통을 치료하는 황기·인삼과 함께, 정신안정 및 긴장완화, 자율신경계 조절에 효능이 있는 시호·용골·모려 조합을 함께 사용하고, 군신의 니체(膩滯)를 방지하기 위해 반좌로 백출 및 조화제약하는 감초를 씀
대조 12g, 원육·산조인·황기 각 8g, 당귀·인삼 각 6g, 시호·용골·모려·백출 각 3g, 감초 2g, 생강 3편

● 악몽에 桂枝加龍骨牡蠣湯, 수면장애에 加味歸脾湯

● 불면증

장종정의 치료법 : 한 부호의 부인이 평소 너무 생각이 많아 2년이나 잠을 편히 이루지 못하여 마음을 안정시키는 약을 먹었으나 아무 효과가 없는 환자를 치료함 ⇨ 화를 돋움'怒勝思'

① 加味歸脾湯 : 신경쇠약, 심한 불면증, 갱년기장애
향부자·산조인 각 20g, 진피·용안육·백출·반하·지실 각 6g, 산사육·당귀·황기·원지·목향·백복신·맥문동·인삼·죽여·감초 각 4g, 생강 3편, 대조 2개

② 加味歸脾湯
용안육·산조인 각 20g, 백복신·백출·반하·지실 각 6g, 진피·향부자·맥문동·산사육·당귀·원지·인삼·감초 각 4g
혹 + 백작약 4g, 생강 3편, 대조 2개

③ 解乙湯 : 심화로 인한 불면

용안육 · 산조인 각 20g, 진피 · 반하 · 백복령 · 맥문동 각 8g, 인삼 · 원지 · 지실 · 죽여 · 석고 · 감초 각 4g, 생강 3편, 대조 2개

혹 + 용안육 40~120g

大虛者는 + 녹용 4~8g

④ 和中湯 : 위약자, 불안, 불면

향부자 · 산조인 각 12g, 산사육 · 진피 · 택사 · 백복령 · 반하 각 8g, 당귀 · 후박 · 지실 · 사인 · 맥문동 · 원지 · 목향 · 감초 각 4g, 생강 3편, 대조 2개

● 허증불면

밤새 생각이 계속 이어지면서 잠들기가 어려우며 잠깐씩 자다 깨다 함

산조인(초) 20g, 원육 12g, 야교등 6g, 원지 4g, 영지 3g, 대조 5개

> **사례**
>
> 여성, 38세, 주부. 쌍꺼풀 있는 동그란 눈. 주소증은 구안와사, 신경과다로 잠을 설치다가 최근에 수면리듬이 깨짐. 다몽, 입술이 부르틈. 밤에 눈이 아팠는데 아침에 얼굴이 돌아감. 기타 식욕저하 및 우울감 호소함 → 사려과다로 인한 心脾血虛證으로 진단함. 구안와사는 기허 및 위기허약에 따른 외사침입으로 영위조화하는 대조를 군약으로 설정(대조 · 산조인 · 야교등)하고, 보익심혈(원육 · 당귀)을 조합하며, 행기개울하는 이기지제(향부자 · 진피)에 위기를 보양하는 황기와 비기허를 치료하는 백출을 가미함. 침은 합곡 · 중저 · 승장을 기본혈로 하고, 조해(+)와 신맥(-)을 추가
>
> 대조 · 산조인(초) 각 12g, 야교등 · 당귀 · 원육 각 6g, 향부자 · 진피 · 황기 · 백출 각 4g, 감초 2g

● 심혈허손에 의한 허증불면

불면증 : ① 심화상염(실화, 실증). ② 심혈허손(허화, 허증)

산조인(초) 16~20g, 원육 8~12g, 야교등(혹 하수오) 4~6g, 원지 3~4g

신경계질환의 치료혈

(1) 고혈압증 치료혈 : 두중감, 두통, 이명, 기억력감퇴, 천증, 헛배부름, 수지비증, 하지중감 등 : 백회 · 풍지 · 심수(제5흉추) · 신수(제2요추) · 인영 · 수분 · 내관 · 족삼리

(2) 전간증발작 치료혈 : 합곡 · 태충

(3) 반신불수 치료혈 : 肩井 · 풍지 · 견우 · 수삼리 · 외관 · 환도 · 풍시 · 족삼리 · 해계 모두 침향 無, 변비증이 있으면 + 관원. 상당한 시일이 경과한 경우는 난치성

4. 눈, 귀, 코, 입, 목구멍의 장애

● 꽃가루 알레르기의 제1선택약, 알레르기성 결막염

小青龍湯 : 신맛이 나므로 아이들에게는 철이 들기 전부터 복용시키는 것이 좋음

越婢加朮湯 : 소청룡탕으로 효과가 없거나 적을 때 씀

苓甘薑味辛夏仁湯 : 소청룡탕에 함유된 마황으로 부작용(심계, 식욕부진 등) 발생 시 씀

● 안구건조증(주로 마르고 화열이 느껴지는 예민자)

구기자 8~12g, 청상자 4~6g, 감국 3~4g

● 비염, 천식(습담과다, 정류, 폐계; 몽골리안 체형)

비염에는 마황 + 의이인 · 백지 · 승마를 사용, 급성기에는 마황 위주로 선폐하고 의이인 · 나복자로 거담배농하며, 완화기에는 녹용으로 익폐함

사례

중학교 3학년 남학생. 희고 비대한 체격. 공부할 때 콧물이 나고 추운곳에 가면 코가 잘 막힘. 찬 음료수를 좋아하고 배가 차가움. 평소 머리가 맑지 않음. 비염은 갑자기 살이찌면서 발생했다고 함. 설담백태

의이인 16g, 산약 12g, 마황 · 백지 · 승마 각 4g, 원지 · 석창포 각 3g, 황금(초) 2g

찬 음료를 줄이고 배를 따뜻하게 함

● 알레르기성 비염

① 백작약 10g, 숙지황 · 황기 · 당귀 · 천궁 · 백출 · 진피 · 사인 각 6g, 계피 · 구감초 · 창이자 · 신이 각 4g, 산사육 · 후박 · 맥아 각 3g, 생강 3편, 대조 2개
+ 백두구 4g, 익지인 3g

② 백작약 · 숙지황 각 8g, 백출 · 진피 · 사인 · 계피 · 구감초 · 창이자 · 신이 각 4g, 후박 · 맥아 각 3g, 황기 · 당귀 · 천궁 각 2g, 생강 3편, 대조 2개
+ 백두구 4g, 익지인 3g

● 만성 비염

만성 비염의 특징을 근거로 內濕과 연관시켜 通鼻解窒湯 創方

창출 · 초백출 각 30g, 상백피 · 활석 각 15g, 석창포 · 路路通 각 10g, 신이화 6g

창출과 초백출은 비를 튼튼히 하고 수습을 말려 비의 운화기능을 증강시키고 수습이 쌓이지 않게 하는 주요 약재이고, 석창포 · 노로통 · 신이화는 통비시키는 보조약재임. 일반적으로 복용 1주 후면 코막힘 증상이 완연하게 호전됨

> ◈ 비염의 한의학적 접근
> ① 폐의 통조수도 및 선폐익기 작용부전 : 콧물, 재채기 위주. 몽골리안형의 태음인에 다발함
> ② 비의 운화수습 및 비기승화 작용부전 : 콧물, 재채기 위주. 일본인형의 소음인에 다발함
> ③ 신의 腎陽化氣 작용부전 : 코막힘 위주. 이목구비가 뚜렷한 서양인형의 소양인에 다발함

● 축농증에 葛根湯加川芎辛夷

① 加味黃芩湯 : 초 · 중기

갈근 20g, 창이자 · 신이 각 12g, 산사육 · 진피 각 8g, 후박 · 황금 · 치자 · 길경 · 상백피 · 형개 · 연교 · 적작약 · 맥문동 · 박하 · 감초 각 4g

② 加味補益湯 : 기혈허약 만성

황기 20g, 당귀 · 신이 · 백작약 각 12g, 인삼 8g, 천궁 · 백지 · 구기자 · 백출 · 진피 · 세신 · 승마 · 시호 · 등심 · 감초 각 2g

대허자는 + 녹용 4g

③ 淸升散 : 비후성으로 비색, 비체, 두통

창출 · 형개수 각 12g, 창이자 · 신이 각 8g, 연교 · 승마 · 방풍 · 강활 · 고본 · 천궁 · 황

금 · 박하 · 백지 · 마황 · 세신 · 감초 각 4g

④ 蓄膿丸 : 신구불문 다용, 특히 만성

창이자 · 백지 각 300g, 호초 150g, 신이 · 박하 · 창출 · 천궁 각 112g

분말호환 오자대, 매복 50~60환, 식후 온수복

● 口舌生瘡

心熱로 인한 경계 번갈 등

十味導赤散 : 황련 · 황금 · 맥문동 · 지골피 · 반하 · 백복신 · 건지황 · 적작약 · 목통 · 감초 각 2g, 생강 5편

● 口中腫痛

桔梗湯 : 구내염, 설염, 치은염, 편도염 등에 씀

● 口瘡口臭(脾熱)

瀉黃散(瀉脾散) : 산치자 6g, 곽향 · 감초 각 4g, 석고말 · 방풍 각 3g - 海藏의 처방임

● 베체트성 구강궤양(피로 시 다발)

황기 20~30g, 인삼 8~10g, 감초 4g(필요 시 금은화 8g, 연교 6g)

● 편도선염에 小柴胡湯加桔梗石膏

5. 순환 및 호흡기능 변화

● 고혈압에 黃連解毒湯

① 加味歸脾湯 : 신경성, 귀비합황련해독

향부자 · 산조인 각 12g, 백출 · 진피 · 나복자 · 용안육 · 백복령 · 맥문동 각 8g, 당귀 · 원지 · 목향 · 석창포 각 4g, 황백 · 황금 · 치자 · 대황 · 죽여 · 감초 각 2g, 생강 3편, 대조 2개

② **加味順氣散 : 體實者**

백출 · 갈근 · 석고 각 20g, 진피 · 백복령 · 오약 각 8g, 천궁 · 백지 · 백강잠 · 길경 · 지각 각 4g, 건강 · 감초 3g, 생강 3편

③ **加味香朮湯 : 因胃肝腎**

창출 각 12g, 진피 · 백복령 · 향부자 · 택사 · 인진 각 8g, 저령 · 차전자 · 나복자 · 지실 · 반하 · 황금 · 황백 · 강활 · 감초 각 4g

④ **稀薟丸 : 일체 고열압에 상복, 강압제 동시복용 尤好**

희첨 · 숙지황 각 150g, 강활 · 방풍 · 당귀 · 감국 각 75g, 천마 · 우슬 · 비해 · 토복령 · 선퇴 · 감초 각 28g, 두충 · 현삼 · 독활 각 94g

便硬 : + 대황 · 지실

밀환, 오자대, 每百丸, 溫水或酒水, 空心服

⑤ **희첨**

건지황 · 강활 · 방풍 · 당귀 · 감국 · 천마 · 우슬 · 토복령 · 두충 · 현삼 · 독활 · 천오

* 응용 : 고혈압성 마비, 반신불수, 동맥경화 등

● **기립성 저혈압에 半夏白朮天麻湯** : 고혈압성 어지러움에 사용하면 혈압강하

● **脈結代 및 허약**

① **구감초탕 : 상한병에 맥결대, 심동계**

감초구 8g, 건지황주초 · 계지 · 마자인 · 맥문동 각 6g, 인삼 · 아교주 각 4g, 생강 5편, 대조 3개

② **인삼황기탕 : 잡병의 대맥**

진피 8g, 황기 · 백작약 · 길경 · 맥문동 · 반하 · 당귀 각 4g, 인삼 · 백복령 · 숙지황 · 지골피 · 감초 각 2g, 생강 7편

③ **복신탕 : 脈虛軟, 해수 심통, 咽喉如哽**

백복신 · 인삼 · 원지 · 통초 · 맥문동 · 황기 · 길경 각 3g, 오미자 · 감초 각 1.5g, 생강 2편

④ 보기탕 : 기허하여 脈이 浮하고 軟, 정충
황기 8g, 인삼 · 맥문동 · 길경 · 감초 각 4g, 생강 3편

● 순환기내과 질환(혈관내 어혈)

고지혈증, 고콜레스테롤혈증, 동맥경화, 심혈관질환

진피 6~8g, 소목 3~4g, 홍화 2~3g : 장기 사용 시 콜레스테롤, 중성지방 감소

단삼 8g, 적작약 6g, 홍화 2g : 심장 부위 통증이나 혈부축어탕 개념

● 고지혈증

사례

항상 어지럽고 무기력함을 호소. 정신이 흐리고, 소화장애와 입맛이 없으며, 낮에 졸고 밤에는 꿈을 많이 꾸며, 가슴이 두근거리고, 묽은 변을 봄. 면백, 묽고 흰 설태, 맥상은 細弱하여 비허로 수습을 운화할 수 없어 체내에 담탁이 쌓이고 혈맥에 정체되어 기혈의 운행을 막아 발병한 것으로 진단함 → 健脾化痰

초백출 30g, 당삼 · 복령 · 초산사 각 15g, 진피 · 반하 · 담남성 10g, 감초 · 橘絡 각 6g, 생강 5편

7첩 복용으로 정신이 또렷해지고 입맛이 돌아왔으며, 어지럼증이 거의 나았고, 정상대변, 이에 7첩을 더 복용 후 혈액 속의 지방량도 정상 범위 내로 회복됨

● 혈액순환장애 및 혈관질환

비증, 혈비증(혈관폐색성 맥관염, 버거씨병, 당뇨병성 말초순환장애, 고지혈증) : 혈액순환 장애로 비증, 수족저림에 진피(이기) / 단삼 · 소목 · 홍화(활혈화어) / 세신(말초혈관확장) 조합으로 약물은 주초, 주수상반전

사례

손부종 및 저림(밤에 심함). 버거씨병, 지방간으로 진단받음. 손과 손톱 검은편, 입술 암자색, 육류선호, 식후복만감, 명치답답감, 소화불량 소견 → 기혈순환장애, 습열과 어혈로 인한 혈비증으로 판단함

광진피 · 의이인 각 12g, 적작약 · 단삼 · 구기자 각 8g, 황금(초) 4g, 목단피 3g, 세신(주초) · 홍화 각 2g

● 心積, 흉부어혈질환, 흉통(심장병, 관상동맥질환, 울혈성 심부전, 심장판막증 …)

단삼은 血病의 聖藥으로서 심장의 어혈(心積)을 치료함. '丹' = 심장. 중국 심적환(단삼 · 삼칠근 · 용뇌)을 국내에서 협심증 및 동맥경화에 사용함

> **사례**
> 남성, 40세. 운동 시 흉통 및 전중부 답답감. 유사협심증으로 진단받음. 2개월 전 흉부타박상
> 단삼(주초) 12g, 길경 6g, 지각 · 죽여 · 맥문동 각 4g

● 어린이 감기

潤肺湯 : 맥문동 8g, 상백피 · 갈근 각 6g, 전호 · 소엽 · 형개 · 당귀 · 백작약 · 반하 · 길경 · 지각 · 행인 · 감초 · 오미자 각 4g

+ 백복령 · 진피 · 연교 · 박하 · 계지 · 인삼 각 4g

> **사례**
> 3세, 남아. 체질이 허약해 늘 감기를 달고 다님. 여름 냉방으로 체온상승(발열)하나 땀은 많이 흘리지 않음. 항생제 투약으로 체온이 떨어지지 않고 식욕감퇴와 피로증상 동반됨
> 백편두 10g, 편두화 · 금은화 · 후박 각 6g, 향유 5g, 연교 · 생감초 각 3g
> 2첩 복용 후 체온이 정상으로 돌아옴. 이후 조석이나 바람 부는 날이면 여전히 기침을 하므로 아래 처방으로 2첩을 추가 복용
> 백복령 10g, 반하 · 길경 각 6g, 진피 · 자완 · 관동화 각 5g, 생감초 3g
> 2첩 복용 후 체온이 정상으로 돌아옴. 이후 조석이나 바람 부는 날이면 여전히 기침을 하므로 아래 처방으로 2첩을 추가 복용
> 백복령 10g, 반하 · 길경 각 6g, 진피 · 자완 · 관동화 각 5g, 생감초 3g

● 허약한 소아에게 특효약

少建中湯 : 소아에게는 少建中湯, 五苓散 2가지와 발열에 麻黃湯을 준비하면 충분함

● 감기

補中益氣湯, 小柴胡湯 : 감기예방

香蘇散(桂枝湯類) : 이것을 복용할 수 없다면 다른 것도 복용할 수 없음(乳糖不耐症 확인). 마황이 없는 감기약으로 기를 순환시키는 작용도 있고, 생선 식중독에도 유효하며, 약한 타입 감기에도 좋음

麻黃附子細辛湯 : 마황제 중에서 가장 부드러운 약으로 마황 복용 가능여부 체크에 활

용, 목이 까슬까슬한 감기, 약간 약한 타입의 감기 초기에 유효함

小青龍湯 : 콧물감기에 좋음

葛根湯 : 두통, 복통설사, 관절통에 모두 매우 유효하며, 葛根湯加川芎辛夷는 축농증에 특효약으로 喉鼻漏症候群 등에도 사용이 가능함. 약간 건장한 타입의 감기 초기에 좋음

麻黃湯 : 인플루엔자, 건장한 타입의 감기 초기에 좋음

이외, 위장 증상을 동반할 때는 五苓散, 수일이 경과하였다면 柴胡桂枝湯을 씀

● 감염성 기침에 麻杏甘石湯

● 건성 기침

매핵기나 건성 인후염 : 간신음허로 폐에 음액이 부족해진 해수

구기자 6~8g, 맥문동 · 천문동 각 4g, 오미자 3~4g

麥門冬湯

● 쇠기침

사례

환자는 감기에 걸린 후 줄곧 기침이 끊이지 않았고, 한 달 넘게 치료했으나 이렇다 할 효과를 보지 못한 상태였음. 본래 체질이 약해 감기에 잘 걸렸고, 무기력감, 입맛이 없고 대개 설사를 했는데 어떨 때는 소화가 되지 않은 설사도 있음. 감기에 걸린 후로는 식욕이 더 떨어지고 온종일 어지럽고, 목소리와 쿨룩거리는 기침소리에 힘이 없고 기침할 때 가래가 있음. 설태박백, 맥세약

→ 脾土가 허약(질병의 근원)해 肺金을 기르지 못하므로 폐의 선발숙강기능이 실조된 병증으로 진단함

당삼 30g, 초백출 12g, 복령 · 진피 · 반하 · 건강 각 10g, 감초 · 사인 · 廣목향 · 길경 각 6g

5첩 복용 후 기침은 상당히 줄어들었고 정신도 이전보다 또렷해졌으며, 5첩을 더 복용하여 완치(培土生金法)됨

● 폐농양

당대 손사막의『천금방』에 효과적인 치료방제가 실려 있는데, 효과가 아주 좋을 뿐만 아니라 완치도 가능함. 葦莖湯(노근 · 의이인 · 동과자 · 도인)을 위주로 몇몇 약물의 양만 증감

> **사례**
> 복용 후 3일째 체온이 정상으로 회복됐고, 5일째에는 기침을 하면서 비리고 탁한 가래를 토해 내기 시작했는데 이때 환자는 병이 더 심해지는 것이 아닌지 걱정함. 맥은 滑數 勁急 → 부드럽게 안정됨. 지속 복용하여 가래가 점차 줄어들면서 더 이상 나오지 않고 폐농양이 다 나음. 이후 기력이 없고 호흡이 가빠져 다시 약재를 가감해 生脈湯(인삼15g, 맥문동 · 오미자 각 9g)으로 1주간 조리함. 총 3주간 치료하면서 어떤 항생제도 사용하지 않음

● 천식, 비염

습담과다정류 폐계 - 몽골리안 체형

천식에는 마황 + 의이인 · 행인 · 길경 · 상백피 · 오미자를 사용. 급성기에는 마황 위주로 선폐하고 의이인 · 나복자로 거담배농, 완화기에는 녹용으로 익폐함

● 기관지천식

① 麻黃潤肺湯 : 풍한천

마황 8g, 계지 · 행인 · 패모 각 6g, 길경 · 소엽 · 아교 · 맥아초 · 산사육 · 사인 · 나복자 · 용안육 · 구천 · 마황 각 4g, 사삼 · 지실 · 청피 · 감초 각 3g, 귤홍 반 개, 생강 3편

② 加味潤肺湯

맥문동 8~12g, 상백피 · 건갈 각 6g, 전호 · 소엽 · 반하 · 길경 · 지각 · 행인 · 백출 각 4g, 형개 · 지모 · 감초 각 3g, 오미자 2g, 생강 3편
+ 복령 · 진피 · 패모 · 마황 · 죽여

③ 加味金水六君煎

숙지황 12g, 당귀 · 산약 · 반하 · 백작약 · 백복령 · 진피 · 계지 각 4g, 건강 · 감초 · 마황 · 오미자 각 3g, 백개자 · 과루인 각 2g, 생강 3편, 대조 2개
+ 소자 · 행인 · 길경 · 전호 · 나복자 · 사인

④ 加味蔘蘇飮 : 천식, 만성 기관지염

창출 12g, 진피 · 산사육 · 갈근 · 소엽 · 행인 · 패모 각 8g, 반하 · 전호 · 백복령 · 길경 · 지각 · 후박 · 당귀 · 곽향 · 빈랑 · 신곡 · 소자 · 감초 각 4g, 생강 3편

⑤ 加味寧嗽湯(만성으로 노인 원기허약자)
백출 12g, 진피 · 소자 · 반하 각 8g, 백복령 · 황기 · 구기자 · 당귀 · 행인 · 패모 · 상백피 · 맥문동 · 오미자 · 후박 · 사인 · 자원 · 인삼 · 감초 각 4g, 생강 3편, 대조 2개

● **신수부족 폐기관의 허약으로 인한 咳 痰 喘 尿數 등**

金水補元煎 : 숙지황 12g, 산약 · 산수유 · 당귀 · 반하 · 백복령 각 6g, 목단피 · 택사 · 진피 · 소자 · 행인 · 오미자 · 감초 각 4g, 공사인 · 맥문동 각 3g, 목향 2g, 생강 5편, 대조 2개 - 雲溪의 처방

● **천식에 柴朴湯, 氣管支擴張症에 淸肺湯**

● **부종(특발성, 기허부종)**

폐와 관련이 있음. 피로 시 다발하며, 눈 부위 및 피부 위주로 발생, 치은 등
皮水 : 신장검사로는 정상. 이수이뇨법으로 효과 무. 특히 위장질환자에 다견됨
황기12~20g(위장질환자는 백출 · 백복령 각 6g), 인삼 4g, 계지 · 진피 각 3g

● **희귀병의 병인은 瘀血(병리적 산물, 발병요인이라는 두 가지 특성이 있음)**

瘀血은 일종의 병리적 산물로서 각종 내외부 요인으로 인한 혈액순환장애임
외부 요인으로는 주로 외상이나 寒邪로 혈이 응고되어 생긴 어혈이고, 내부 요인으로는 ① 혈액에 대한 기의 추동력이 부족하면 혈액운행의 동력이 떨어지고, ② 혈액에 대한 기의 固攝능력이 떨어지면 혈액이 정상적으로 혈관을 운행하지 못하고 혈관 밖으로 滲出하여, ③ 혈관협착으로 혈액의 운행이 순조롭지 못하면, ④ 혈액 속에 이물질이 많아지고 혈액의 점도가 높아져 혈행 속도에 영향을 미치는데, 이로 인해 혈액이 정체되면 어혈이 발생함
瘀血은 담음처럼 일단 생기고 난 후에는 발병 요인이 되기도 하는데, 瘀血이 혈관 밖에 있으면 팔다리가 붓고, 피부에 푸른 반점이 생기며, 심하면 혈종과 같은 질병을 유발하기도 함. 瘀血이 경락과 혈관 내에 정체돼 기혈의 운행을 막으면 동통이 주를 이루는 질병을 유발함

◈ 어혈의 특징적 표현 6가지

① 刺痛 부위가 고정되고, 야간에 더 심함. 예 : 冠心病에서 나타나는 心絞痛

② 피부 밑에 반점이 생기거나 위치가 비교적 깊으면 팔다리와 몸이 붓고 국부적으로 피부가 뜨겁게 솟아오르는 증상이 동반되기도 함. 혈관 밖으로 삼출한 어혈이 다른 곳으로 퍼지지 못하면 血腫塊가 되기도 함

③ 肌膚甲錯

④ 입술과 손발톱이 청자색을 띠고, 설질이 암자색을 띠거나 혹은 설태에 瘀點과 瘀斑이 있고, 설하에 靜脈曲張이 보임

⑤ 각종 출혈이 있으며, 혈색이 암홍색을 띠며 검붉은 혈괴가 섞여 있기도 함

⑥ 맥상이 澁하거나 結(맥박의 불규칙한 휴지기, 심방세동) · 代(규칙적인 휴지기, 심실세동)함

淸代 王淸任은『醫林改錯』에서 인체에 발생하는 각양각색의 질병이 모두 체내 瘀血과 밀접한 관계가 있다고 보고 특히 몇몇 통상적인 처방으로는 치료효과를 볼 수 없고 진단이 어려운 雜症에는 반드시 瘀血의 유무를 고려해야 한다고 하면서 "병 치료의 요결은 명백히 氣血에 있다. 외감이든 내상이든 병의 초기에 사람을 상하게 한 것이 무엇인지 알아야 한다. 장부가 상하지 않았고, 근골이 상하지 않았고, 피육이 상하지 않았으면 氣血이 상한 것이다"라고 하였다.

氣血의 병변은 氣虛 · 氣實 · 血虧 · 血瘀의 네 가지 경우를 벗어나지 않는다. 기허는 혈에 대한 추동력이 떨어진 것이고, 기실(邪氣盛)은 혈맥이 막힌 것이고, 혈휴는 맥도가 충영하지 못함이다. 이 세 가지는 모두 최종적으로 혈액순환을 막아 어혈을 유발한다.

왕청임은 인체를 세 부분으로 나누어 첫째는 두면과 사지 그리고 전신의 혈관, 둘째는 횡격막 위의 흉강으로 여기에는 심, 폐, 인후, 기도, 식도 등의 장기가 포함되고, 셋째는 횡격막 아래의 복강으로 간, 신, 위, 대장, 소장, 방광, 자궁 등의 장기가 포함되어 이 세 부위에는 각기 다른 어혈 증후가 나타나니 각각 通竅活血湯, 血府逐瘀湯, 膈下逐瘀湯을 사용하였다.

통규활혈탕 : 도인 · 홍화 · 생강 각 9g, 적작약 · 천궁 각 3g, 사향 0.15g(비단으로 쌈), 老葱 3뿌리, 대추 7개(씨 제거)

막걸리 반 근(250g)에 사향을 제외한 7가지 약물을 넣고 작은 잔으로 한 잔 정도(약 50g) 남을 때까지 달인다. 찌꺼기를 여과한 후 사향을 넣고 두 번 끓여 자기 전에 복용한다. 왕청임은 주부코, 紫白癜風(汗班; 땀띠), 瞼上胎記 등에 보통 20~30첩으로 치유

하였다. 이들 질병의 병변 부위는 모두 피부이며 색깔의 이상변화가 있다. 즉 피부색 이상의 질병은 모두 어혈과 밀접한 관계가 있다. 예를 들어 黃褐斑(기미), 雀斑(주근깨), 화장독에도 어혈이 기부에 있다는 생각에 근거를 두고 통규활혈탕으로 치료함으로써 미용 방면에 효과적인 내치방법을 제공했다. 어혈이 기부에 있는 질병을 치료할 때 활혈약과 풍한을 발산시키는 파뿌리, 생강을 배합하여 기표의 풍한을 몰아내고 기표경락을 소통시킴으로써 활혈작용이 기부로 퍼지게 하면 기부의 어혈을 더욱 잘 소통시켜 제거할 수 있다. 또한 군약인 사향은 모든 활혈화어약 중에서 활동성이 가장 강한 약으로 走竄하는 성질이 강하여 經絡疏通, 活血化瘀, 通竅開閉 등의 주요 효능이 있다.

혈부축어탕 : 도인 12g, 홍화 · 당귀 · 생지황 · 우슬 각 9g, 지각 · 적작약 · 감초 각 6g, 길경 · 천궁 각 4.5g, 시호 3g

세 부분으로 구성되니 당귀 · 생지황 · 천궁 · 적작약 · 도인 · 홍화의 주요 효능은 養血과 活血로서 혈액이 가득 차도록 하고 혈류가 원활(고방인 桃紅四物湯의 변용)하도록 하며, 시호 · 지각 · 감초 · 적작약은 氣機疏通, 解鬱寬胸하는 작용(고방 四逆散 변용)이 있어 흉부의 기기를 소통시키고 혈액순환을 개선해 흉부의 어혈을 제거하는 작용을 한다. 이외에 길경은 기침을 멎게 하고 담을 삭이고 전신의 기혈을 위로 올리는 효능이 있으며, 우슬은 전신의 기혈을 아래로 흐르게 하는 효능이 있어 두 약물에 의해 기혈이 상하로 잘 소통하는 작용을 한다. 즉 혈부축어탕의 길경과 우슬은 바로 혈액을 분산시켜 흐르는 작용을 하여 혈액이 어혈로 막힌 흉부에 대량으로 유입되지 않도록 함으로써 양혈활혈과 기기소통을 담당하는 약물이 제 기능을 발휘하도록 돕고 흉부의 어혈이 최대한 빨리 없어지도록 한다.

격하축어탕 : 당귀 · 도인 · 홍화 · 감초 각 9g, 오령지 · 목단피 · 적작약 · 오약 각 6g, 향부자 · 지각 각 4.5g, 현호 3g

활혈화어약(당귀 · 도인 · 홍화 · 적작약 · 목단피)과 기기소통약(오약 · 향부자 · 지각) 외에 오령지는 간의 氣血瘀滯를 개선시키는 데 좋은 약으로 송대 寇宗奭은 "이 약물이 간기능 회복에 가장 빠르다"고 했으며, 李時珍 역시 "간은 혈을 주관한다. … 그러므로 이 약물은 능히 血病을 치료한다"고 했다. 현호의 주요 작용은 活血化瘀와 行氣止痛이다. 현호색은 기기를 소통시키고 혈어를 개선하는 良藥으로 예로부터 활혈행기의 제일약품으로 통한다. 현호색을 오령지와 배합하면 간의 기혈어체를 소통시키고 각종 적괴를 제거하는 효능이 배가된다.

◈ 희귀병의 병인은 痰(병리적 산물, 발병요인이라는 두 가지 특성이 있음)

수습에 대한 비의 운화가 부족하면 수습이 체내에 쌓이고 수습 내의 탁한 물질이 인체의 어느 한 부분에 응결되면 낭종과 림프절결핵, 골결핵 등과 같은 痰이 된다. 또한 이 탁한 물질이 경락과 혈관으로 들어가면 기혈의 운행을 따라 전신의 각 부분에 이르는데, 이것은 끈적거리는 특성이 있어서 기혈이 경락과 혈관을 운행하는 것을 막아 장부조직에 혈액과 산소가 모자라는 병리 변화가 발생함으로써 각종 질병을 유발시킨다.

痰이 두부에 있으면 뇌에 혈액공급이 잘 되지 않아 어지럽고, 건망증이 생기며, 계속 졸음이 오는데, 심하면 의식불명이나 반신불수, 언어장애 등의 증상이 나타난다. 즉, 뇌경색과 같은 질병은 대부분 痰으로 인한 질병에 속한다. 痰이 사지의 경락에 있으면 혈액공급에 장애가 발생하여 사지가 저리고 손발이 찬 증상이 나타난다. 痰이 혈맥에 있으면 심장 자체에 혈액공급이 부족해져 심계, 심박동 이상, 흉통 등의 증상이 나타난다. 이외 痰濕의 탁한 기가 정상적인 정신활동을 방해하면 끊임없이 중얼거리거나, 우울해하거나, 아무 이유 없이 슬퍼하는 등 우울증과 같은 정신이상의 질병이 나타날 수도 있다. 한의학에서는 心이 정신을 주재한다고 인식하여 이와 같이 痰濁이 지나치게 왕성해 야기되는 정신이상을 痰迷心竅라 한다.

元代 朱丹溪는 "痰이라는 물질은 기를 따라 오르내리면서 가지 않는 곳이 없으니 만병의 대부분은 痰과 관련이 있다"고 하였으니, 한의학에서는 여러 방법으로도 치료가 되지 않는 질병과 괴질의 원인을 모두 痰으로 돌리는 경향이 있다.

흉부 질환의 치료혈

(1) 기침(주로 만성 기관지염) : 천돌(누르면 기침이 잘 남 -해수점) + 폐수

(2) 기관지천식 : 폐수 · 천돌 · 기사 · 혹중

10~15회 치유 후에도 재발방지(1회/2주 6개월 치료)

구역질 또는 심하부 압통감 병발 시 + 거궐

(3) 숨찬 병 : 폐수 · 화개(傍 혹중)

(4) 감모 : 풍문 · 궐음수 · 신주

침향 無. 감기예방에도 효과가 있음

발열에는 + 백회

열로 인한 腰重感에는 + 관원수

식욕부진에는 + 중완

6. 소화기능 변화

● 소화기질환 기본방

正理湯 : 창출 6g, 소엽 · 향부자 · 지실 각 4g, 후박 · 반하 · 진피 · 백복령 각 3g, 감초 2g, 인삼 · 백출 · 나복자 각 4g, 곽향 · 목향 각 3g, 생강 3편

● 식욕부진에 六君子湯, 복부팽만감에 大建中湯, 구갈에 白虎加人蔘湯

● 신경성 위염

신경과민으로 소화불량, 구역감, 속쓰림, 심하불편감 → 健脾보다 補心貫中

백출 8g, 황련(강제) · 반하(강제) · 후박 각 4g, 생강 3편, 대조 2개

● 복통, 설사

사례

여성, 40세. 사소한 일로 가슴이 답답했는데, 이후 이상한 병이 생겼다고 함. 음식을 먹지 않으면 정상이나, 밥만 먹으면 복통설사가 있고, 설사를 하면 통증이 가라앉음. 초음파, 위내시경 등 각종 검사를 다 해봤지만 어떤 이상도 발견할 수 없었고, 이런 증상이 보름간 지속됨. 환자가 평소 여위고 약하며 비위의 기능이 왕성하지 못하므로 이번에 가슴이 답답했던 것이 肝氣內鬱과 克犯脾土를 야기한 것으로 진단함 → 疏肝解鬱 健脾實脾

초백출 30g, 백작약 15g, 복령12g, 진피 · 부자 · 건강 · 감초 각 6g, 방풍 3g

● 만성 설사에 眞武湯

● 항암제로 인한 설사에 半夏瀉心湯

● 하복통, 변비와 설사 교대(과민성 장증후군)

사례

남성, 30세, 학원강사. 180㎝, 65kg의 마른 체격. 주소증은 약 3~4개월 전부터 긴장 시 하복통

과 함께 설사 혹은 변비가 교대로 나타남. 복통 양상은 하복부가 부글부글 끓는 듯한 느낌과 약간의 비틀림감이 있는데 배변하면 완화됨. 기타 긴장 시 수족냉한, 두통 → 침법 : 합곡
백작약(초) 12g, 산약 · 하수오 각 8g, 감초 4g
桂枝加芍藥湯 : 과민성 장증후군

- **상열하한으로 인한 煩心, 煩熱, 복통, 嘔泄**

蓮理湯 : 인삼 · 백출 · 건강 · 감초 · 황련 · 복령

- **장폐색**

大建中湯 : 반복되는 腸閉塞에 사용하여 변을 연하게 하며 배변을 규칙적으로 보게 함. 식전 복용
소아들에게는 少建中湯(허약아)과 五苓散 2가지와 발열에 麻黃湯을 준비하면 충분하며, 소아변비에는 小柴胡湯을 씀

- **변비**

麻子仁丸 < 大黃甘草湯 < 桃核承氣湯 : 마자인환으로도 드물게 가벼운 복통과 위화감이 발생하면, 대황을 함유하지 않으면서 배변촉진 효과가 있는 加味逍遙散이나 大建中湯 등을 적용함
利氣丸 : 대황 375g, 흑축 225g, 황백 113g, 양강 60g, 목향 · 빈랑 · 후박 · 진피 · 지실 · 봉출 · 육두구 각 8돈
+ 마자인
作末糊丸, 梧子大. 每服 30~40丸, 1日3回, 食間溫水服. 新久不問 長服時 永不再發

- **熱邪傳裏 변비**

사례
胃中에 燥糞이 결실해서 心下硬痛하며 淸水를 下하는 환자
陶氏黃龍湯 : 대황 8g, 망초 6g, 지실 · 후박 각 4g, 인삼 · 당귀 · 감초 각 2g, 생강 3편, 대조 2개

● 노인변비

사례

70대. 溫燥한 약을 복용한 후 대변불통과 소복창만 동통, 마르고 누런 설태, 脈虛大

대황(後下; 사하작용 강) · 망초(沖服; 귀하거나 휘발성이 강한 약물을 곱게 간 다음 가루를 이미 달인 약탕에 넣고 섞어서 복용) · 지실 · 후박 각 10g

상기의 대승기탕을 하루 치 처방하였으나 별무효과하여, 增液承氣湯으로 다시 하루 치 처방함

생지황 · 현삼 각 30g, 대황(후하) 12g, 망초 · 맥문동 각 10g

복용 2시간 후 변의가 생겨 모두 세 차례 배변하고 편안해지면서 복창과 복통이 호전됨. 이후 몸 조리용으로 진액을 자양하는 방제를 1제 더 처방함

현삼 15g, 생지황 12g, 맥문동 · 석곡 각 10g, 상엽 · 감초 각 6g

● 치질에 乙字湯

● 지방간, 간수치상승

체중증가, 안구 및 전신피로, 속이 더부룩함, 가스 참 등 → 先濕熱後補

택사 10g, 인진 8g, 백출 · 복령 각 6g, 시호 · 황금 각 4g

● 간염

사례

간기능이 장기간 비정상이어서 ALT 수치가 줄곧 80~120IU/L 사이였음. 약 1년여 한약을 복용한 상태였으나 ALT 수치가 다시 올라가는 중으로 안색이 누렇고 어두웠는데, 그 위에 그을린 듯 거무튀튀한 색이 한 겹 덮여 있음. 피곤하고 힘이 없어 보였으며, 식욕이 없고 먹어도 맛을 못 느낀다고 함. 추운 것을 싫어함. 대변은 묽음. 혀는 옅은 백색으로 부어 있었고, 설태는 희고 진득거림. 맥상은 弱 → 陰黃症

沙백출 · 당삼 각 30g, 복령 15g, 저령 · 택사 · 목향 · 반하 · 부자 · 계지 각 10g, 건강 9g, 사인 · 진피 각 6g

부자 · 건강 · 계지 · 백출 · 당삼 · 목향 · 사인은 溫陽健脾 작용을 하고, 저령 · 복령 · 택사는 利水化濕 작용을 하여 전체 처방은 체내에 밝은 빛을 두루 비춰 습하고 차가운 안개를 자연스럽게 흩어지게 하는 것에 비유됨. 7첩 복용 후 GPT 수치가 18IU/L까지 떨어짐. 20첩 복용 후 완치됨

茵蔯蒿湯 + 補中益氣湯

● **간기능 개선, 만성 피로증**

보통 혹 마른 체격, 얼굴에 윤기가 없고 거칠어 보이는 피곤한 모습, 눈 충혈 및 약간의 허열상, 만성 간염환자

숙지황 16g, 백하수오 · 구기자 각 8g, 산수유 6g, 오가피 4g, 오미자 3g

● **片子丸** : 활혈 소염 진통 및 청열 해독 작용으로 다양한 간 질환치료에 사용하거나 간기능 보호 효과 및 간기능 회복에 통용되는 처방임

삼칠근 225g, 사담 21g, 우황 15g, 사향 9g : 100개 분량

● **딸꾹질**

사례

위암으로 위 절제술을 받고 재발 가능성을 낮추기 위해 항암치료를 받은 환자. 몇 달째 청열해독약을 복용중 딸꾹질을 한 번 시작하면 십여 분 동안 멈추지 않고, 한약을 복용할수록 더욱 심해짐. 이후 한약 복용을 끊었지만 딸꾹질은 호전되지 않고, 다른 요법도 써 봤지만 뚜렷한 효과를 보지 못함. 환자는 정신이 불안정하고 목소리가 작고 낮았으며, 추위를 많이 타 계절에 맞지 않게 두꺼운 옷을 입고 있었음. 舌淡苔薄, 脈沈微하였고 진찰하는 동안 딸꾹질이 그치지 않아 元陽衰弱으로 진단함 → 溫陽止呃

황기 · 당삼 · 대조 각 30g, 대자석 · 선복화(면포로 싸서 달임) 각 15g, 부자 12g, 정향 · 시체 각 10g, 건강 · 초감초 각 9g

한 모금 마시고 5분 쉬고 다시 한 모금 마시는 식으로 복용, 5劑 복용으로 호전됨

이후 환자가 찬 성질의 약으로 바꾸자 재발하여 다시 補陽法으로 치료함

吳茱萸湯

● **맹장염**

加味蟠蔥散 : 만성 맹장염으로 심한 하복부 동통, 반 제씩 사용

의이인 · 목단피 · 소회향 각 12g, 창출 · 산사육 · 감초 각 8g, 삼릉 · 봉출 · 백복령 · 청피 · 사인 · 정향피 · 빈랑 · 현호색 · 건강 · 계피 각 4g, 총 2본

복부 질환의 치료혈

(1) 구역질(구토) : 상완 · 중완 · 사독 · 외관 · 격수 · 비수 · 삼초수

① 위장질환에 수반할 때 : 불용(傍 거궐) · 격수 · 위창(背)

② 신경성 : 백회 · 전중 · 간수

③ 기타 복막질환, 부인과질환, 회충증에 있어서 반사성 : 중완 · 비수 · 盲門 外方의 痞根(腰)

구토 촉진방법(중독 등) : 구미 · 내관-강자극

(2) 위통(위궤양, 위염, 위하수, 위경련, 위산과다증 등에 의한 통증) : 중완 · 중정

만성 위병자의 경우 과민점(진단 및 치료혈) : 중정 · 제8~12흉추돌기 좌측방

(3) 만성 대장염(배변 전 소복통, 설사, 이급 후중감) : 관원(항문에 침향) · 관원수(골반 내 침향)

변비, 하복팽만 등 : 관원

(4) 치질 : 관원 · 회양(脫肛에도 효과)

(5) 방광염(배뇨 시 방광경부통 혹 잔뇨감) : 중극

(6) 유뇨증(요실금, 4~5세 이상의 야뇨 혹 마려움을 참지 못함) : 중극(빈뇨에도 유효)

(7) 고환염 : 중극 · 기충 · 관원수. 급성에는 침향을 피하기 위해 代 귀래

(8) 월경통(심할 경우 두통, 현기증, 구역질, 요통, 하지중감 등) : 기해 · 관원수

상습성일 경우 : 생리 2~3일 전부터 시침을 매일 1회 2~3일 시행 → 2~3개월 반복 시행

(9) 골반염(요통과 유사하나 생식기관 및 주변의 염증으로 인한 대하 및 생리불순) : 중극 · 기충 · 관원수 · 삼음교(발의 안쪽에서 엄지발가락 안쪽으로 침향)

7. 신장과 요로기능 변화

● 신장염

① **加味五苓散 : 전신부종, 구갈, 소변불리 혹 불통, 위약자 다용**

택사 20g, 저령 · 목통 · 백복령 · 백출 각 8g, 산사육 · 나복자 · 진피 · 빈랑 · 대복피 · 후박 · 사인 · 목향 · 대황 · 지각 · 육계 · 감초 각 4g

② 加味健胃湯 : 전신부종, 위약자 다용

택사 20g, 백출 · 나복자 · 차전자 · 산사육 · 진피 각 8g, 목통 · 빈랑 · 곽향 · 반하 · 지실 · 백복령 · 사인 · 후박 각 4, 신곡 · 맥아 각 3g, 등심 · 감초 각 2g, 오매 1개

③ 補中治濕湯 : 급만성 신장염으로 부종이 소실되지 않는 신부전증

창출 · 택사 · 저령 · 목통 · 백출 · 진피 각 8g, 백복령 · 당귀 · 맥문동 · 황금 · 후박 · 인삼 · 승마 · 감초 각 4g

④ 利腎健脾湯 : 급만성 신장염

택사 12g, 저령 · 백출 · 백복령 각 8g, 진피 · 후박 · 차전자 · 청피 · 지골피 · 상백피 · 신곡 · 맥아 · 빈랑 · 목향 · 대복피 · 생강피 각 4g, 등심 · 감초 각 2g

⑤ 心腎湯 : 만성 신장염으로 위약 심화불면자 다용

택사 12g, 차전자 · 백복령 각 8g, 목통 · 향부자 · 산조인 · 창출 · 백출 · 후박 · 나복자 · 상백피 · 소엽 · 대복피 · 청피 · 목향 · 빈랑 · 반하 · 지실 · 죽여 · 곽향 각 4g, 등심 · 삼릉 · 봉출 · 감초 각 2g, 생강 3편

⑥ 加味地黃湯 : 만성 신장염

숙지황 16g, 산약 · 산수유 · 백복령 · 택사 · 목통 각 8g, 오미자 4g, 황련 · 지모 · 황백 · 우슬 · 육계 · 부자 각 2g

● 사구체신염

의이인 8~16g, 단삼 8~12g, 백모근 · 소엽 각 6g, 반하 · 음양곽 각 4g, 인삼 3g, 오수유 · 황련 각 2g, 대황 1~3g

+ 옥발 3g, 황금 2g

● 신부전증

加味地黃湯 : 만성 신부전증으로 대허약자

숙지황 16g, 산약 · 산수유 각 8g, 백복령 · 목단피 · 택사 각 6g, 오미자 · 녹용 4g

● 투석환자의 가려움에 當歸飮子, 발바닥 위화감에 牛車腎氣丸 + 附子末

● 신석증

① 胱石湯 : 신방광결석으로 소변불리, 배뇨통이 심할 때

천화분 · 생황기 · 목통 · 활석 각 12g, 백출 · 백복령 · 차전자 · 진피 · 나복자 각 8g, 후박 · 승마 · 치자 · 감초 각 4g, 등심 少許

② 加味蟠總散 : 신방광결석으로 疝痛이 심할 때

창출 · 택사 · 목통 각 12g, 저령 · 차전자 · 삼릉 · 봉출 · 감초 각 8g, 백복령 · 청피 · 사인 · 현호색 · 백작약 · 건강 · 육계 · 정향피 · 천련자 각 4g

③ 滑石散 : 신방광결석으로 심한 통증과 尿血, 尿澁

활석 · 호장근 · 생지황 각 12g, 당귀 · 백작약 · 목통 · 차전자 · 구맥 · 우슬 · 백복령 각 6g, 황금 · 치자 · 황백 각 4g, 등심 · 감초 각 2g, 총백 2본

④ 加味瀉肝湯 : 신방광요도결석

활석 · 목통 각 12g, 택사 · 초룡담 · 백복령 · 황금 · 차전자 · 나복자 · 구맥 · 편축 각 6g, 저령 · 등심 각 4g, 치자 · 대황 · 감초 각 2g

● 요관결석에 猪苓湯 + 芍藥甘草湯

● 방광염

① 加味萬全木通湯 : 소변불리, 방광염, 요로결석

활석 12g, 목통 · 적복령 · 차전자 · 창출 · 저령 · 택사 각 8g, 구맥 · 편축 · 치자 · 감초 각 4g

② 加味八正散 : 급성 방광염으로 소변불통

창출 8g, 산사육 · 진피 · 구맥 각 6g, 대황 · 목통 · 편축 · 활석 · 치자 · 차전자 · 등심 · 왕불류행 · 지부자 · 백복령 · 감초 각 4g

뇨혈에 + 대계 · 오령지초 · 맥문동거심 각 4g. 甚急할 때 + 금은화 · 목통 각 20g

③ 加味八珍湯 : 허약자나 부인의 산전후에 원인 없이 방광염증상이 나타남과 동시에 식욕부진과 소화불량

숙지황 · 백작약 · 당귀 · 백출 · 백복령 · 천궁 각 8g, 인삼 · 진피 · 사인 · 감초 각 4g, 생

강 3편, 대조 2개

④ 加味益氣湯 : 만성 방광염에 기허하여 빈뇨, 요의빈삭, 소변불리, 전신피로권태
황기 12~20g, 인삼 · 백출 · 백복령 · 당귀 각 8g, 택사 · 차전자 · 오약 · 익지인 · 목향 · 빈랑 · 숙지황 · 백작약 · 우슬 · 육계 · 진피 · 감초 각 4g, 승마 · 시호 각 2g, 등심 少許, 생강 3편, 대조 2개

⑤ 鹿茸地黃湯 : 만성 방광염에 진음부족
숙지황 · 산약 각 16g, 산수유 · 백복령 각 8g, 목단피 · 택사 각 6g, 녹용 4g
노인 및 영부허약자로 열이 없고 부종, 淋, 尿澁에 + 倍택사. 冷淋에 + 부자 · 육계 · 익지인. 遺尿無度에 -택사

● 무균성 방광염에 猪苓湯合四物湯

● 요도염

① 加味五苓散 : 초기에 열이 있고, 소변불리, 부종, 구건이 있는 요도염, 방광염, 신장염
택사 · 창출 각 12g, 적복령 · 목통 · 차전자 · 백출 · 저령 각 6g, 빈랑 · 지각 · 나복자 · 후박 · 진피 각 4g, 감초 · 등심 각 2g, 생강 3편

② 龍膽瀉肝湯 : 淋毒性으로 인한 요도염, 소변불리, 방광염과 자궁내막염, 대하
초룡담 · 시호 · 택사 각 4g, 목통 · 차전자 · 적복령 · 건지황 · 당귀 · 산치자 · 황금 · 감초 각 2g
부인임독성 요도염에 + 활석 · 해금사. 냉과다에 + 금은화 · 현삼 · 천화분 혹 + 산약 · 검인

③ 加味補益湯 : 노인과 허약자의 요도염, 방광염
황기 12g, 인삼 · 백출 · 백복령 · 택사 · 차전자 · 당귀 각 6g, 우슬 · 진피 · 백작약 · 구감초 각 4g, 목향 · 빈랑 각 3.5g, 등심 · 시호 · 승마 각 2g, 생강 3편, 대조 2개

사례

남성. 요도가 충혈되고 가려운 증상과 함께 소복창통을 1년여 앓음. 소변검사에서 의원체 양성(비임질성 요도염(성병의 일종)으로 진단)반응으로 1년간 항생제 치료를 하였으나 별무호전. 건장한 체격에 식욕 대소변 정상, 설질홍 설태백이, 맥침현(좌)침활(우)함. 체내의 수습과다로 진단함. 利水化濕 行氣疎肝

창출 · 백선피 각 15g, 황백 12g, 차전자 · 지부자 · 곽향 · 佩蘭 · 천련자 · 활석 · 劉寄奴 각 10g

● 소변불금

① **加味補益湯 : 노인 및 기혈허약자의 소변불금과 소아야뇨증**

황기 20g, 익지인 · 오약 · 백출 · 당귀 · 가구자 각 8g, 산약 · 백복령 · 진피 · 사인 · 인삼 · 숙지황 · 감초 각 4g, 승마 · 시호 각 2g

② **黃芪湯 : 허약자, 소변불금, 방광염, 요도염, 야뇨증**

황기 20g, 익지인 · 오약 · 인삼 각 12g, 당귀 · 백출 · 백복령 · 백작약 각 8g, 진피 · 천궁 · 숙지황 · 육계 · 사인 · 녹용 · 감초 각 4g

③ **大補仙方 : 허약자, 소변불금, 방광염**

백작약 20g, 황기 16g, 당귀 · 계지 각 12g, 감초 8g, 승마 6g, 회향 · 산약 각 4g

④ **加味蔘芪湯 : 기허, 신허**

황기 20g, 가구자 · 익지인 각 8g, 인삼 · 백복령 · 당귀 · 숙지황 · 진피 · 두충 · 파고지 · 산약 · 산수유 각 4g, 승마 · 육계 각 2g

⑤ **加味地黃湯 : 신기양허**

숙지황 16g, 파극 8g, 산약 · 산수유 · 토사자 · 가구자 각 6g, 백복령 · 목단피 · 오약 · 익지인 · 파고지 · 소회향 · 육두구 · 오미자 · 구기자 각 4g, 육계 · 부자 2g

● 이뇨제

五苓散 : 한의학 이뇨제이면서 탈수 경향일 때는 오히려 수분유지 작용을 하여 숙취가 생겼을 때 목이 마르고 소변량이 적을 때에도 유효

● 빈뇨에 牛車腎氣丸

● 구갈에 白虎加人蔘湯

● 당뇨

백작약 · 상지 · 천화분 · 비파엽 · 현삼 각 6g, 백강잠 · 맥문동 · 오미자 · 오매 · 당귀 · 석곡 · 산수유 · 상기생 · 건지황 각 4g

주로 마르고 예민하거나 스트레스 기왕력 : 수인의 당뇨는 간신음허, 간허열로 변증함

건지황 12g, 구기자 · 천화분 8g, 사삼 6g, 오미자 3g

당뇨로 인한 구건 구갈에 粉갈근 + 천화분 · 해당근, 숙취 후 번갈증에 粉갈근 + 오미자 · 맥문동 · 사삼, 열리 후 번갈증에 粉갈근 + 적복령 · 황금(초)을 씀

> **사례**
>
> 남성, 검붉은 얼굴, 건장한 체형. 만성 설사와 담이 잘 걸림, 음주 4~5회/주, 갈증이 많이 나서 냉수나 시원한 음료수를 자주 마시는 편, 따뜻한 음식을 싫어하고 찬 음식 선호함
>
> 분갈근 30g, 의이인 16g, 산약 8g, 황금(초) 4g

● 자한증

전신성 활동 시 발한, 피로가 심함. 주로 마른 체격에 얇고 흰 피부

황기 12~20g, 인삼 4~8g, 방풍 4~6g, 오미자 3~4g

① 加味益氣湯 : 허약자한증

황기 20g, 인삼 · 백출 · 당귀 · 계지 · 오약 각 8g, 방풍 · 진피 · 사인 · 구기자 · 감초 각 4g, 승마 · 시호 각 2g, 오매 1개

② 加味大補湯 : 기혈허약 자한증

황기 20g, 백출 · 백작약 각 12g, 백복령 · 진피 · 구기자 각 8g, 당귀 · 천궁 · 육계 · 숙지황 · 인삼 · 녹각 · 감초 각 4g, 생강 3편, 대조 2개

③ 加味補陰湯 : 피로, 기허자한, 수족자한

황기 12g, 백작약 · 백복령 · 당귀 · 방풍 각 8g, 두충 · 우슬 · 파고지 · 숙지황 · 소회향 · 인삼 · 생지황 각 4g, 황백 · 황련 · 황금 · 지모 · 감초 2g

④ 加味蒼白散 : 비만자, 두면자한

백출 · 창출 각 16g, 백복령 · 진피 · 후박 · 반하 · 계지 · 곽향 각 6g, 방풍 · 감초 각 4g, 생강 3편, 대조 2개

⑤ 加味當歸六黃湯 : 혈허유화, 음허도한, 자한

황기 20g, 당귀 · 백출 · 백복령 · 백작약 각 8g, 숙지황 · 진피 · 사인 · 천궁 · 맥문동 · 오미자 · 산조인 각 4g, 황백 · 황련 · 황금 · 지모 · 감초 각 3g

- **手足冷汗**

> **사례**
>
> 남성, 25세. 예민하고 소심한 성격, 마른체격, 여성스러운 외모. 주소증은 긴장 시 수족냉한, 피로 권태, 두통(태양 부위), 천면(잠들기가 어려움), 다몽. 그 외에 조금만 긴장하면 심계정충, 긴장 시 복통 및 화장실 자주 감, 긴장하면 손에서 물땀이 남 → 보심양혈안신하는 대조 · 원육 · 산조인 · 당귀, 기허에 의한 피로권태, 무기력, 태양두통을 치료하는 황기 · 인삼, 정신안정 및 긴장완화, 자율신경계 조절작용을 하는 시호 · 용골 · 모려 조합을 함께 사용함. 군신의 니체(膩滯)를 방지하기 위해 반좌로 백출 및 조화제약하는 감초를 씀
>
> 대조 12g, 원육 · 산조인 · 황기 각 8g, 당귀 · 인삼 각 6g, 시호 · 용골 · 모려 · 백출 각 3g, 감초 2g, 생강 3편

- **귀비탕계열(원육 · 산조인 · 당귀 · 원지)**

위축되어 보이는 혀 설태는 박백태함. 심계정충, 수족한출 증상이 잘 동반됨. 마른 체격이나 혈허소견. 피부는 희거나 고움

8. 성기능과 생식기능 변화

- **습열대하증(양약에 반응하지 않는 만성 자궁염, 질염)**

냉대하, 음부소양, 만성 소화불량(속이 더부룩함, 가스가 참), 면류 호식

의이인 12g, 복령 · 창출 각 6g, 나복자 · 황금 · 고삼 · 초룡담 각 4g

● **남성 성기능강화 보약**

숙지황 12~20g, 구기자 · 산수유 각 6~8g, 복분자 4~6g, 파고지 · 음양곽 각 3~4g

● **조루(유정) → 益腎固精固澁**

복분자 20g, 산수유 12g, 오미자 4g

● **발기부전**

조루보다 심각함. 복분자에 전반적인 신체 상태를 개선시켜주는 보간신제(숙지황 · 구기자 · 산수유)를 군약 용량(12~20g)으로 하고, 성욕촉진 및 强陽제(음양곽 · 파고지 · 해마)를 3~4g 가미

牛車腎氣丸

桂枝加龍骨牡蠣湯 : 허약한 사람의 발기부전에 유효하며, 정력과도로 곤란한 데에도 사용할 수 있는데 미망인이 귀신과 성관계를 하는 꿈을 꾸었을 때 등의 악몽에도 유효

加味大補湯 : 전신쇠약, 피로양허, 위허

인삼 · 백출 · 산사육 각 12g, 백복령 · 백작약 · 진피 각 8g, 용안육 · 후박 · 사인 · 빈랑 · 구기자 · 두충 · 파극 · 당귀 · 천궁 · 녹용 감초 각 4g

● **남성불임(精清不妊)**

정액량 혹 정자 수가 부족할 때 복분자 + 녹용 · 산수유 · 토사자

> **사례**
>
> 성무욕증(1~2회/월) 및 성관계중 발기 풀림, 과도한 업무로 성욕감퇴 발생, 오후 피로와 저녁 때가 되면 눈이 충혈됨
>
> 복분자 20g, 구기자 12g, 산수유 · 숙지황 각 8g, 녹용 4g, 음양곽 · 파고지 각 3g

● **여성질환**

當歸芍藥散 : 여성이 무언가를 호소하면 우선 처방하는데, 남녀 불문하고 환자의 어떤 호소이든 약한 사람에게는 當歸芍藥散과 小柴胡湯을 처방하고, 건장한 사람은 桂枝茯苓丸과 大柴胡湯 우선 처방함

갱년기장애에는 加味逍遙散, 월경전 긴장 증후군에는 抑肝散, 과다월경 시에는 芎歸膠艾湯, 입덧에는 小半夏加茯苓湯, 임신감기에는 桂枝湯, 임신 시 기침에는 麥門冬湯, 생리와 임신 및 출산으로 악화된 증상에는 當歸芍藥散, 이외 유선통 및 불임증과 습관

성 유산 등에도 當歸芍藥散을 씀

● 진음휴손에 의한 혈허증

부인의 혈허로 인한 생리불순, 근골, 심복동통 등

대영전 : 숙지황 12~20g, 당귀신 8~12g, 구기자 · 두충초 각 8g, 우슬 6g, 육계 · 감초구 각 4g

● 산후오로 처방(1주) 이후 산후보약

당귀신 · 당귀미 · 적작약 · 천궁 각 6g, 포황 · 오령지 · 홍화 각 3g → 숙지 12g, 당귀 · 황기 각 8g, 녹용 · 백출(초) · 진피 각 4g 생강 3편, 대조 2개

● 남성 색정손상, 여성 갱년기증후군(腎精고갈)

숙지황 12~20g, 구기자 6~8g, 산수유 6g, 우슬 4g, 지모 · 황백 각 2g

9. 혈액학적 변화

● 빈혈

주소는 기립성 현훈, 약간의 저혈압, 위장 약, 보약겸

숙지황 12g, 황기 8g, 당귀 · 백출 각 6g, 녹용 · 산수유 각 4g, 사인 2g, 홍화 1.5g

● 衄血에 黃連解毒湯 冷服

● 하혈

사례

中期出血 환자. 안색 창백, 목소리가 작고 식욕이 없으며, 피로감 호소. 출혈량이 많으면서 그 색이 커피색을 띰. 설담태백하고, 맥세약(氣虛證)함. 이전의 치료에서 호전되지 않은 이유는 모든 약물이 淸熱止血 위주로 처방했기 때문임 → 귀비탕을 참조하여 益氣攝血함

황기 45g, 초백출 30g, 백작약 · 당귀탄 · 녹인 · 아교주 · 원지 · 炮姜炭 · 목향 · 해표초 각 10g,

인삼 · 승마탄 각 6g
인삼은 별도로 달여 농축액을 만든 후 약에 타서 복용

● **紫斑症**

① **加味疎風活血湯 : 류마티스관절염에도 다용**

의이인 · 맥문동 각 12g, 우슬 · 모과 · 계지 각 8g, 당귀 · 천궁 · 위령선 · 백지 · 방기 · 황백 · 창출 · 강활 · 남성 각 4g, 홍화 2g, 생강 5편

② **加味活血湯 : 류마티스관절염에도 다용**

의이인 · 계지 · 우슬 각 8g, 당귀 · 천궁 · 백작약 · 건지황 · 창출 · 위령선 · 황백 · 방기 · 강활 · 백지 · 방풍 · 진피 · 초룡담 · 백복령 · 도인 · 감초 각 4g, 홍화 2g

③ **加味活血湯**

창출 · 승마 · 당귀 · 백작약 각 8g, 위령선 · 천궁 · 백지 · 방기 · 황백 · 남성 · 계지 · 목단피 · 도인 · 서각 각 4g, 홍화 각 2g, 생강 5편

④ **加味芎歸湯 : 부인에 다용**

당귀신 · 백작약 각 20g, 천궁 · 애엽 · 건강 · 건지황 · 감초 각 8g

● **하지정맥류, 심부정맥혈전증에 桂枝茯苓丸**

● **림프부종에 柴苓湯**

10. 기타 임상영양학 등

● **비만**

습담과다정류

① 피부가 희고 찬편, 몽골리안 체형 : 일반적으로 의이인 20~40g, 마황 4~6g(마황을

6g 이상 사용할 때는 반좌약으로 오미자 3~4g 혹 황금(초) 2~3g을 더함)
의이인 40g, 산약 12g, 마황 6g, 나복자 · 길경 각 4g, 오미자 3g

② 비만 : 太陰調胃湯, 防風通聖散, 측백엽 - 식욕감퇴 및 減肥효과
의이인 · 건율 각 12g, 나복자 8g, 마황 6g, 오미자 · 맥문동 · 석창포 · 길경 각 4g

③ 물살 : 防己黃芪湯

● 복부비만

식욕 좋고 연변양상, 만성 위염, 담결림, 육류호식
의이인 40g, 갈근 12g, 복령 8g, 마황 6g, 황금 3g
의이인 : 중초습담, 비만자의 부종과 관절통(의이인 · 창출 · 우슬), 비만자의 연변과 설사(의이인(초) · 산약(초) · 창(백출)), 고름이나 농 지루, 비만자의 당뇨(+천화분)와 고지혈증(+소목 · 홍화)에 씀. 즉 체내의 이물질(노폐물)을 다 흡착하여 소변으로 빼주는 개념임. 복부는 비대하나 물렁살이며 기름져 보이는 피부(의이인증)에 일반 용량은 12g, 비만 당뇨 시에는 20~40g을 씀

● 한방 다이어트

청대의 陳士鐸은『석실비록』에서, 脾를 건강하게 하면 습담을 삭여 비만을 치료할 수 있다고 주장하면서 "비만한 사람은 痰이 많은 반면 氣가 허하다. 허하면 기가 운행할 수 없어 담이 생긴다"고 하여 비만 치료는 脾氣를 보하는 일이 먼저이고, 담과 습의 제거는 그 다음으로 삼아야만 근본적인 치료가 가능하다고 하였다.
숙지황 240g, 백출 · 의이인 · 검실 각 150g, 산수유 120g, 인삼 · 두충 · 백개자 각 90g, 복령 · 육계 각 60g, 오미자 · 익지인 · 귤홍 각 30g, 공사인 15g
이상의 약물을 꿀로 환을 만들어 매일 끓인 물로 15g씩 복용함
이외 건비화담의 원칙은 지키면서 변용해 비만 여성의 다이어트에 적용하는 방제를 창방함
초백출 · 복령 · 초지실 · 진피 · 산사 · 의이인 · 나복자 · 택사 각 50g, 당삼 · 반하 · 백개자 · 玫瑰花 · 생대황 · 빈랑 · 당귀 각 30g, 마황 15g
이상의 약물을 가루 내어 매일 2~3회 3~6g씩 물과 함께 복용함. 일반적으로 이렇게 1~2번 조제(625~1,250g)해 복용하고 나면 체중감소 효과를 볼 수 있다. 치료기간에 특별히 음식을 조절할 필요가 없는데, 다만 기름기가 많은 음식과 단 음식(肥甘之品)

만 적게 먹도록 주의한다.
加味二陳湯 : 장복, 거습담음
창출 · 백출 각 20g, 반하 · 진피 각 12g, 백복령 · 감초 각 4g

蒼朮丸 : 창출 · 의이인 · 紅靈砂 각 600g
분말작환, 오자대. 매복 70~80환, 온수복

● **고지혈증**

> **사례**
> 항상 어지럽고 무기력함을 호소함. 정신이 흐릿하고, 소화장애와 입맛이 없으며, 낮에 졸고 밤에는 꿈을 많이 꾸며, 가슴이 두근거리고, 묽은 변을 봄. 면백, 묽고 흰 설태, 맥상은 細弱함. 비허로 수습을 운화할 수 없어 체내에 담탁이 쌓이고 혈맥에 정체되어 기혈의 운행을 막아 발병한 것으로 진단 → 健脾化痰
> 초백출 30g, 당삼 · 복령 · 초산사 각 15g, 진피 · 반하 · 담남성 각 10g, 감초 · 橘絡 각 6g, 생강 5편
> 7첩 복용으로 정신이 또렷해지고, 입맛이 돌아왔으며, 어지럼증이 거의 나았고, 정상대변을 봄. 이에 7첩을 더 복용 후 혈액 속의 지방량도 정상 범위 내로 회복됨

● **지방간, 간수치상승**
체중증가, 안구 및 전신피로, 속이 더부룩함, 가스 참 등 → 先濕熱後補
택사 10g, 인진 8g, 백출 · 복령 각 6g, 시호 · 황금 각 4g

● **간기능 개선, 만성 피로증**
보통 혹 마른체격, 얼굴에 윤기가 없고 거칠어 보이는 피곤한 모습, 눈 충혈 및 약간의 허열상, 만성 간염환자
숙지황 16g, 백하수오 · 구기자 각 8g, 산수유 6g, 오가피 4g, 오미자 3g

● **片子丸** : p.255의 片子丸참조
삼칠근 225g, 사담 21g, 우황 15g, 사향 9 - 100개 분량임

● **음주(숙취예방, 항고지혈증)**
술 마시기 전 黃連解毒湯(변비, 체력 보통 혹 이하자)이나 三黃瀉心湯(현훈, 불면, 변

비자 특효, 체력 보통 이상), 술 마신 다음날 숙취에는 五苓散(자한, 인건, 구토심자), 고려인삼은 항시(飮酒前中後) 씀

● **酒傷方**

① **對金飮子**

진피 12g, 창출 8g, 후박 4g, 감초 2g

+ 갈근 12g, 적복령 · 인진 각 8g, 초두구 · 양강 각 4g, 생강 3편

斷酒에는 + 하수오 3~5g, 석고 · 녹두 · 빈랑. 嘔에는 + 반하 · 인삼. 嘔吐酸水에는 + 반하 · 황련 · 과루인

② **蒼橘湯 : 治酒濕. 술을 많이 마시는 사람은 먼저 酒毒을 풀어야 하며, 술로 인한 비증, 어둔, 보행불리에는 酒濕에 대한 약을 사용**

창출 8g, 귤피 6g, 적복령 · 적작약 각 4g, 황백 · 위령선 · 강활 · 감초 각 2g

+ 갈근

③ **葛花解酲湯 : 구토담연, 手足轉搖, 정신혼란, 음식감소**

갈화 · 사인 · 백두구 각 15(8)g, 청피 12(6)g, 백출 · 건강 · 택사 각 8(4)g, 인삼 · 저령 · 진피 각 4g, 목향 2(3)g

● **수술 후 보약**

수술부위 상처 아무는 데

황기 12~20g, 산약 8~12g, 인삼 4g, 감초 2g

● **산후 오로 처방(1주) 이후 산후 보약**

당귀신 · 당귀미 · 적작약 · 천궁 각 6g, 포황 · 오령지 · 홍화 각 3g → 숙지 12g, 당귀 · 황기 각 8g, 녹용 백출(초) · 진피 각 4g, 생강 3편, 대조 2개

● **기와증**

낮에도 졸림. 위기부족 및 기허로 인한 만성 기체

황기 12~20g, 승마 4g, 석창포 · 박하 각 3~4g

● **여름을 탈 때는 清暑益氣湯**

- **일반적 :** 피로(補中益氣湯), 식욕부진(六君子湯), 心身症(柴胡桂枝湯)
- **만성기 :** 허약형(小柴胡湯 + 當歸芍藥散), 건강형(大柴胡湯 + 桂枝茯苓丸)

● 脈結代 및 허약

상한병에 맥결대, 심동계

구감초탕 : 감초구 8g, 건지황주초 · 계지 · 마자인 · 맥문동 각 6g, 인삼 · 아교주 각 4g, 생강 5편, 대조 3개

잡병의 대맥

인삼황기탕 : 진피 8g, 황기 · 백작약 · 길경 · 맥문동 · 반하 · 당귀 각 4g, 인삼 · 백복령 · 숙지황 · 지골피 · 감초 각 2g, 생강 7편

脈虛軟, 해수 심통, 咽喉如哽

복신탕 : 백복신 · 인삼 · 원지 · 통초 · 맥문동 · 황기 · 길경 각 3g, 오미자 · 감초 각 1.5g, 생강 2편

기허하여 脈이 浮하고 軟, 정충

보기탕 : 황기 8g, 인삼 · 맥문동 · 길경 · 감초 각 4g, 생강 3편

補中益氣湯 : 원기보충. 체격이 마른 편이고 항상 힘이 없는 사람에게 사용함. 과로로 피로하거나, 육아 피로나, 가사로 인한 피로가 쌓였을 때 등에도 유효함

十全大補湯 : 원기보충. 지황이 들어 있어 위에 약간 부담이 감

● 신수부족 폐기관의 허약으로 인한 咳, 痰, 喘, 尿數 등

金水補元煎 : 숙지황 12g, 산약 · 산수유 · 당귀 · 반하 · 백복령 각 6g, 목단피 · 택사 · 진피 · 소자 · 행인 · 오미자 · 감초 각 4g, 공사인 · 맥문동 각 3g, 목향 2g, 생강 5편, 대조 2개 - 雲溪의 처방

● 항노화

瓊玉膏 : 三精丸(창출(天) · 지골피(地) 각 600g, 黑桑椹(人精) 12kg) -『入門』

斑龍丸 : 녹각교 · 녹각상 · 토사자 · 백자인 · 숙지황 각 300g, 백복령 · 파고지 각 150g -『正傳』

眞武湯 + 人蔘湯 : 고령자의 만능처방. 설사에는 眞武湯이 제1선택으로 열복함
八味地黃丸 : 牛車腎氣丸과 함께 初老期의 다양한 증상개선
* 항노화, 피부탄력, 기미, 잔주름, 건성 피부(건성아토피) → 보간신음, 윤피부
숙지황 12g, 백하수오 · 구기자 각 8g, 천화분 · 당귀신 각 6g, 백작약 4g, 선퇴 · 홍화 각 2g

● 탈모질환(스트레스성 탈모)

약간 붉은 얼굴. 모발이 가늘고 윤기가 없음. 형태는 전정부 중심으로 빠지거나 원형이 다견됨. 대부분 수면장애 및 만성스트레스 상열하한증이 있음 → 치법은 '모발혈지여'이므로 보혈보간신하면서 두부의 火를 내리는 '황련 + 오약'을 씀
백하수오 · 숙지황 각 12g, 당귀신 · 당귀미 · 황련 각 4g, 천궁 · 오약 각 3g, 홍화 2g

● 체질개선

荊芥蓮翹湯 : 매우 맛이 없는 약임. 이외에도 黃連解毒湯(쓴 약은 소화기능이 좋은 건장한 타입에게 맞는 경향이 있고, 단 약은 약한 타입에게 맞음), 吳茱萸湯, 竹茹溫膽湯 등이 맛없는 것으로 알려져 있음. 따라서 복용 시에 '맛없다', '쓰다', '복용하기 힘들다'고 보통 생각되는 약을 맛있다고 표현하거나 맛은 없지만 복용할 만 하다고 표현하면 유효함. 만성 습진이나 아토피 등에 최후의 수단으로 사용함. 위장장애가 있을 때는 육군자탕을 先服함

● 피부질환

습진에 十味敗毒湯, 두부 습진에 治頭瘡一方, 음부 습진에 龍膽瀉肝湯, 손 습진이나 손 거침, 손바닥 갈라짐에는 桂枝茯苓丸加薏苡仁이나 溫經湯, 고령자 습진에 當歸飮子, 습진과 아토피 가려움에 黃連解毒湯(+四物湯 = 溫淸飮), 두드러기에는 十味敗毒湯, 여드름에 淸上防風湯, 대상포진 후 통증에 麻黃附子細辛湯 + 附子末, 동상에는 當歸四逆加吳茱萸生薑湯을 씀
그래도 무효하면, 十味敗毒湯, 溫淸飮, 消風散, 荊芥蓮翹湯을 병용함
피부질환에는 특히 변비를 해소해야 하며, 불편하지 않을 정도로 설사시키는 것이 좋음. 大黃(鎭靜, 抗炎症, 驅瘀血 효과까지 있음), 엑기스제 사용 시 麻子仁丸, 潤腸湯을 취침 전 복용

① 加味淸血飮 : 알레르기성 피부염, 대상포진, 주근깨 등 일체 피부병

우방자 · 형개 · 감초 각 20g, 창출 · 진피 · 산사육 각 12g, 후박 · 승마 · 금은화 · 방풍 각 4g

식중독이나 만성 대상포진에 + 창이자 · 갈근 각 12g

② 加味升葛湯 : 대상포진, 악성 피부병

갈근 20g, 승마 · 방풍 각 12g, 백작약 · 형개 · 현삼 · 금은화 · 우방자 · 계피 · 감초 각 8g

③ 加味淸華湯 : 면열, 여드름, 피부병

활석 20g, 갈근 · 우방자 · 창이자 · 형개 · 산사육 · 감초 각 8g, 건강 · 황금 · 석고 · 방풍 · 현삼 · 치자 각 4g

● 습진, 알레르기 피부염(풍열)

① 消風痒除湯

생지황 · 목단피 · 당귀 각 12g, 천궁 · 감초 · 방풍 · 형개 · 적작약 · 금은화 · 연교 · 부평초 · 황금 각 4g, 박하 · 서각 각 2g

② 苦蔘胡麻散 : 만성

호마자 10g, 고삼 · 형개 · 백하수오 각 4g, 방풍 · 위령선초 · 석창포초 · 우방자초 · 감국 · 만형자 · 백질려 · 감초 각 3g

③ 加味四物湯

금은화 10g, 부평초 8g, 당귀 · 천궁 · 생지황 · 적작약 · 형개 · 방풍 · 목단피 · 생황련 · 황백 · 황금 · 선퇴 · 감초 각 3g, 박하 2g

④ 가미소풍활혈탕

+ 금은화 12g, 토복령 8g, 백선피 · 산사육 · 신곡 · 맥아 각 4g

⑤ 生血潤膚飮加味

금은화 · 연교 · 지부자 · 사상자 각 6g, 생지황 · 숙지황 · 맥문동 · 당귀 각 4g, 오미자 · 고삼 · 방풍 · 박하 · 선퇴 · 감초 각 3g, 편금 · 과루인 · 도인 각 2g, 승마 · 홍화 각 1g

⑥ 외용
마치현 · 고삼 · 사상자 · 창이자 각 15g
1,500㎖ 전탕 후 습포

풍한형은 祛風清肌散

● **한랭 및 열두드러기, 열성 체질의 여드름, 울체성 피부질환**

갈근은 透疹發表 작용이 강하여 주로 열성 체질의 마진, 화농성 피부질환, 한랭 및 열성두드러기(콜린성 두드러기) 등에 응용하며, 피부가 두꺼운 자에게 효과적임. 투진작용 증강목적으로 갈근 · 승마, 피부가 얇은 사람은 계지 · 소엽(한랭체질) 혹 형개 · 방풍(열성체질)을 씀

사례
남성, 건장하고 약간 비만한 체격. 스트레스를 받거나 운동 및 뜨거운 곳에 가면 열두드러기가 발생함. 양방에서 콜린성 두드러기로 진단받음. 수개월 전부터 체중이 증가(7kg)하며 발생함. 발생 시에는 전신이 가려움. 피부가 두꺼운편 갈색임. 대변 2~3회/일 무른편
갈근 30g, 의이인 12g, 황금(초) 6g, 승마 · 부평초 각 4g, 선퇴 3g

● **신경성 피부염**

서양의학에서는 치료가 까다로운 질병으로 분류하여 주로 항과민성 약물과 호르몬으로 치료하려고 하나, 한의학의 '內風' 이론을 바탕으로 치료처방을 구성할 수 있음
백강잠 · 烏梢蛇(누룩뱀) 각 10g, 전갈 · 선태 각 6g, 오공 2마리(五虎鎭痒湯)

사례
목 부위에 신경성 피부염이 발생해 극심한 가려움증으로 잠을 못 이루는 환자임. 가려움증은 야간과 열기를 쐰 후에 더욱 심하여 여러 종류의 항과민성 약물과 호르몬 연고를 사용해봤지만 별무효과 → 국부적인 피부증상(피부가 홍조를 띠고 돌기가 생겨 표면이 거칠며 피부의 주름이 늘고 굵어지는 등)을 근거로 내풍에 혈열이 더해진 것으로 진단함
오호진양탕 + 백선피 15g, 생지황 12g, 목단피 · 적작약 각 10g
복용 당일 밤에 가려움증이 뚜렷이 경감되어 정상수면을 취함. 3일 후 가려움증이 소실되고 피부색이 정상으로 돌아옴, 14첩을 복용하여 완치됨

● 건선, 피부건조증

진피층으로부터 영양공급 및 한선으로부터 수분공급이 원활하지 않을 때는 보혈자윤지제(숙지황 · 백하수오 · 당귀신 · 구기자)를 군약으로 피부층으로 순환을 돕는 약물(방풍 · 선퇴 · 마황)을 겸해야 하며, 좌약으로 계지를 사용함. 영양식과 충분한 수면을 요함

> **사례**
>
> 마른 체격의 남성 대학생. 군 복무중 건선이 발생함. 주로 관절 부위(무릎 및 주관절)의 피부가 심한 우피화 현상임. 이 외에도 음낭 및 허벅지 대퇴부에 집중 발생함. 피부가 건조한 편으로 손발에서만 발한이 있음. 최근에 아르바이트를 하면서 증상이 심해지고 가려움
>
> 백하수오 16g, 당귀신 · 산약 각 8g, 구기자 6g, 방풍 4g, 계지 3g, 계피 · 선퇴 각 2g

● 手足無汗症

① **助氣養血湯**

백출 · 구기자 각 20g, 숙지황 12g, 파고지 · 산약 · 백복령 · 두충 · 인삼 각 8g, 산수유 · 감초 각 4g

위약자는 - 숙지, + 용안육

② **加味逍遙散 : 특히 발뒤축이 갈라지고 무한**

백출 · 백작약 각 12g, 백복령 · 당귀 · 형개 각 8g, 지골피 · 박하 · 연교 · 목통 · 길경 · 감초 각 4g, 시호 · 홍화 각 2g

③ **수족에 땀이 안 나 갈라진 증상**

㉮ 生血潤膚飮 : 천맥문동 · 생숙지황 · 당귀 · 황기 각 6g, 황금 · 과루인 · 도인 각 4g, 승마 · 오미자 · 홍화 각 2g

㉯ 四物生脈散 : 맥문동 12g, 숙지황 · 당귀 · 백작약 각 8g, 인삼 · 오미자 · 천문동 · 천화분 · 생지황 · 구기자 · 감초 각 4g, 지모 · 황백 · 홍화 각 2g

④ **潤燥養榮湯 : 피부건조. 수족 특히 발뒤축이 트고 갈라진 증상**

당귀 8g, 생숙지황 · 백작약 · 진교 · 황금 각 6g, 방풍 3.5g, 감초 1.2g

● 피부궤양

사례

40세 전후의 여성. 다리 봉합수술 후 반년이 지나도록 완전히 아물지 않아 상처에서 늘 맑고 묽은 농액이 흐르고 간혹 담홍색의 출혈이 있음. 안색은 창백하고 정신혼미, 식욕저하, 설질담홍, 설태박백, 맥세약무력(脾土虛)함

황기 · 당삼 각 30g, 초백출 15g, 당귀 12g, 복령 · 진피 · 초삼선(산사 · 맥아 · 신곡초) 각 10g, 생감초 · 포산갑 각 6g, 조각자 3g

처방1주, 농이 없어진 후 去포산갑 조각자, 加숙지황12g 백작약10g(혈을 보하고 활성화)

부록
주요 본초의 약성, 약효

1. 산약

- 보음익기 : 장경악의 보음익기전, 피부가 거칠고 메말라 지쳐 보이는 데(燥한 당뇨, 건성 피부, 신경성 위염)
- 비 · 폐 · 신의 氣陰을 동시에 보함 : 건비(삼령백출산; 백출 · 복령), 보폐익진(보폐원탕; 맥문동 · 오미자), 보신익정(육미지황탕; 숙지황 · 구기자 · 산수유) 이외 건비지사(의이인 · 백복령 혹 창출 · 황금, 산약초), 보음제갈(천화분 · 해당근), 고신삽정(복분자 · 산수유 · 오미자)
- 정허형 파킨슨병(精虛振顫症) + 보간신음(숙지황 · 구기자), + 醒腦(천마 · 원지 · 석창포)

> ◈ 파킨슨병의 구분 : 정허형 · 간풍형 · 심허형

- 점막보호효과
  소화불량을 겸한 위염, 위궤양(위음허증), 기관지염(음허해수; 맥문동 · 천문동 · 길경 · 오미자), 자궁염(백대하증; 의이인 · 비해), 장염(소아의 항생제 과용으로 인해 장점막이 헐어서 발생하는 질환 및 점막염증성 설사)에 사용
- 퇴행성 관절질환 : 精虛髓渴(마르고 골밀도가 떨어지면서 관절 마모)형의 퇴행성 질환에 (녹각교(혹 녹용) · 숙지황 · 당귀 · 우슬 · 홍화) 사용. 특히 위장기능이 현저히 떨어지는 골다공증 퇴행성 관절에 좋음
- 항산화, 항노화 : 대량의 폴리페놀 함유, 주로 보간신 익정지제에 다량 함유됨
- 설태는 진액부족형의 위축설, 건설, 이외 보기도 겸하므로 치은설에 사용
- 맥상은 허증 소견이 보이는 약맥, 허증맥이며 거친 느낌의 건조성 피부에 사용
- 용량 : 군약(12~20g), 신약(8g 내외)

2. 시호

- 도시 생활자에게 다용할 수 있음. 스트레스 및 소양경의 문제, 鬱과 火의 시대 필수약

- 급만성 울체성 스트레스, 급만성 교감신경 흥분성 자율신경장애, 코티솔호르몬 과잉분비(간기울결증) : 울열을 헤쳐푸는 역할을 함
  향부자, 청피 혹 작약 · 울금 혹 치자 · 목단피 혹 용골 · 모려와 함께 배합
- 간담습열증 : 만성 피로, 복창만(가스가 참), 만성 근육통 등. 특히 음주과도자 및 고량후미 기호자에게 좋음
  간담습열증이 약하다면 기능적 문제(이피로)이고, 심하면 기질적 문제(간수치 상승)임
  황금 혹 창출 · 황백 혹 택사 혹 승마와 배합하여 사용
- 만성 근육통, 근육통증 위주의 감기, 외감열성 질환, TA후유증 : 退熱解肌, 통증양상에 따라 상부와 외감에는 갈근, 복부와 긴장성에는 작약, 피부순환과 울체성에는 계지, TA에는 계지 · 작약 · 갈근을 씀
- 신경성 피부질환 : 和解清熱 解肌透表. 스트레스를 받았을 때 피부소양증과 염증이 심해지는 일체 질환으로서 단순한 신경성 피부염부터 아토피, 여드름까지도 포함함

> ◈ 창문(반표반리)을 열어서 내 · 외부의 온도를 맞추면 표면(피부)에 맺힌 김이 사라지는 효과
> 사물지제 가미(작약, 사물탕), 거풍지제 가미(형개 · 방풍, 승마)
> ◈ (허)보중익기탕류 → 소시호탕류 → 가미소요산류 → 용담사간탕류(실) 순으로, 특히 가미소요산은 여성의 신경성 피부질환에 우선 선택

- 원시호(자연산) > 섬시호, 식시호(토시호) > 북시호 > 수입시호

3. 향부자

- 『동의보감 · 내경 · 권1 · 기』의 용약법 : 남성은 양에 속하여 기를 얻어도 흩어지기 쉽고, 여성은 음에 속하므로 기가 막히는 일이 많음. 그래서 남성은 언제나 기병이 적고, 여성은 기병이 항상 많음. 따라서 치법에서 여성은 혈을 고르게 하고 기를 해소시켜야 함
  향부자는 기울병에 이기해울(기병), 부인병에 조경(혈병)의 목적으로 사용함
  진피 · 소엽 혹은 천궁과 함께 사용하는데, 특히 향부자는 기중혈약이며, 천궁은 혈중기약으로 상순해서 사용함
  향부자는 기약, 기허를 초래하기 쉬우므로 기울의 급성기 치료(6개월 이내)에는

8~12g까지 사용하나, 기울이 오래되었다면 4g 정도, 만성기 치료에서는 6g 이상을 사용하지 않음

● 여성 기울기체증 : 理氣解鬱

◈ 남성 치료는 精에서 시작 精으로 끝나고, 여성치료는 氣에서 시작해서 氣로 끝난다.

특히 여성의 두통, 매핵기, 흉민, 소화불량, 수족저림, 수족냉증, 각종 통증, 마목증 등 기울기체에 의한 모든 증상에 향부자를 6(4)g 정도 사용함

간에서 시작 : 울병, 소화불량, 복창만 등의 위완부 불쾌감이 주증이면 시호, 울결이 상초로 가면 길경 · 지각, 혹 황련 · 치자를, 중초로 가면 창출 · 후박, 혹 곽향 · 소엽을, 하초로 가면 목향 · 빈랑을, 혈맥으로 가서 혈울 혈체까지 발생하면 천궁 · 적작약, 혹 소목 · 홍화와 배합하여 사용함

충 · 임맥에서 시작 : 생리통, 월경부조, 월경전 장조증(히스테리) 등이 나타나고 심해지면 갑상선, 기능성 불임, 자궁근종까지 나타날 수도 있는데 모두 천궁과 함께 사용함

통용 : 사물 거숙지황 가향부자 · 진피, 소음인 여성의 기울기체증에는 향부자팔물탕을 사용함

● 제반 부인과질환 : 調經順氣止痛

가벼운 생리통, 생리불순, 월경전 증후군(월경전 장조증)부터 심하면 기능성 불임, 자궁근종, 난소낭종 등이나 자궁과 간접적 관련이 있는 여성갑상선, 유방질환에도 사용함

칠제향부환으로 부인과질환 특화 주로 허증보다는 실증에 사용

당귀미 · 적작약과 배합하거나, 숙지황 · 당귀신과 배합하거나, 당귀 · 천궁과 배합하거나, 숙지황 · 당귀 · 백작약 · 천궁과 배합하거나, 천궁 · 오약과 배합하거나, 삼릉 · 봉출과 배합하거나, 애엽 · 육계와 배합하거나, 건강 · 육계와 배합하거나, 아교 · 애엽과 배합하거나, 도인 · 홍화와 배합하거나, 단삼 · 소목과 배합하거나, 백출 · 황금과 배합하거나, 토사자 · 녹용과 배합하거나, 숙지황 · 토사자와 배합하거나, 익모초 · 목단피와 배합하거나, 익모초 · 목단피와 배합하거나, 현호색 · 목단피와 배합하여 사용함

● 주의할 점 : 기울이 오래되어 혈허 및 음허가 초래된 데에는 사용하지 않거나, 4g 내외로 가미하는데 이때에는 보혈보심지제(원육 · 산조인 · 당귀신)나 보음서간지제

(하수오 · 백작약)를 동용함. 특히 舌燥 및 舌萎縮처럼 음혈허가 심할 때는 향부자의 과용을 주의해야 함.

● 사용 : 생향부는 기울기체에 강한 이기작용을 하고, 초향부는 만성적 울결에 향부자의 耗散力을 완화시키고 자윤을 함께 하고, 동변향부는 제반 부인과질환에 사용

4. 길경

● 祛痰排膿의 성약임. 귀경이 폐에만 속하여 宣肺利咽祛痰함

● 주로 상초의 울결(인후부의 매핵기, 전중부의 흉민과 흉통)에는 지각, 인후 및 기관지 폐의 문제(진액부족, 폐쇄성 및 점액배출 장애)에는 길경 6~8g, 만성 폐쇄성 장애에는 길경밀구 10~12g, 오미자 · 맥문동, 혹 사삼, 혹 마황, 혹 생감초, 혹 현삼 · 우방자, 혹 행인, 혹 과루인, 혹 소자, 혹 패모를 배합하여 사용, 체내 농의 문제 특히 피부 및 장의 농 및 종에는 황기, 혹 황기 · 생감초, 혹 의이인을 배합하여 사용함

● 눌러서 만졌을 때 피부 밑에 종양(지방종)처럼 만져지는 것 또는 신경성이나 호르몬 문제로 유방이 딱딱하게 뭉쳐지는 것들에 십육미유기음처럼 이기파기지제의 효과가 있음

● 축농증과 같은 특이한 농형성에 어성초 또는 어성초 · 의이인을 사용

5. 후박

● 滯, 滿의 해결사임

● 中焦鬱滯 : 건비조습하는 창 · 백출을 보좌하여 행기조습하는 역할을 함. 진피 → 평위산 - 습체

❖ 燥한 위장질환자 : 산약계열

● 하행하는 성질로 위기역상(탄산, 트림과다, 조잡, 구역질)을 치료하므로 中焦滯滿의 성약임

● 중초의 식체에는 백출, 기체에는 지실, 담체에는 반하, 습체에는 곽향 · 소엽을 씀

● 降氣平喘 : 기기상역에 의한 신경성 천식에는 소자 · 소엽 · 반하를 쓰는데, 특성상 항상 매핵기 및 기관지경련이 잘 발생하며 식도경련도 발행할 수 있음(위기상역, 폐기상역, 간기작폐에 해당). 정신불안증 및 공황장애에 겸발하여 호흡곤란 등 숨

쉬기가 힘들다고 호소하는 경우에 쓰면 효과가 있음

- 성질이 조하고 방향성이 강하므로 군약으로 쓰지 않고 3~6g 정도가 적당함. 수인이나 음허형 체질에는 사용하지 않으며, 과량투여 시 인후부를 자극하므로 기체에는 生用하되 비위가 약할 경우에는 꿀이나 생강으로 법제하여 사용함

6. 대조

- 補益心血 養心安神 治營衛不和

  인체의 血에 관한 장부는 心主血, 脾統血, 肝藏血이 주로 관련되며 血이 말라 있는 모든 허증질환에 효과적이고, 특히 심의 영혈이 허할 때 臣藥으로 가미함

  허증성(심혈허성) 불면에 원육 · 산조인 · 당귀를 사용

  심이 약하면 각종 자율신경계통에 장애현상이 발생하는데 대표적 증상이 수족다한증이며, 긴장 시 수족에 땀이 나는 것은 결국 氣陰이 함께 나가는 것으로 군주지관인 심을 강화시켜줘야만 개선될 수 있음

  영위불화도 자율신경실조 증세를 발하는 것으로 대표적인 것이 여성의 히스테리, 조울증, 즉 감정의 양극화 현상(조증-울증의 이가감정)인데, 그 치법은 감맥대조탕을 참조함

- 益氣生津增液

  마른 진액부족형, 성미가 윤하므로 피부미용 및 거친피부 개선 등에 양호한 효과가 있어서 다른 윤보제와 함께 산약 조합으로 진액을 보충함

> ◈ 옥죽 · 황정이 진음만 보하는 데 비해, 대조는 陰과 血을 함께 보하는 개념

생진효과가 뛰어나나 중초는 습성태과를 싫어하므로 생강과 상수하여 사용함, 즉 생강으로 溫中除濕化痰하여 지나친 비습을 제거하면서 생강 및 다른 자극성 약물들은 대조로 점막을 보호함. 임상에서는 일반적으로 강삼조이를 사용하나, 비위에 한습이 있거나 자극성 있는 약물이 별로 없을 때는 강오조이 또는 강삼편을 쓰고, 비위습담이 없거나 깡마른 진액부족형일 때는 조오매로 하여 주로 비위문제를 해결하는 처방에만 사용함

7. 인삼

- 보기의 성약임. 임상에서 일반적으로 기허라면 폐기허와 비기허가 대표적임
- 폐기부족 : 폐기가 약하면(폐와 기관지가 약함) 短氣 혹은 少氣, 聲音低微, 易出虛汗의 3대 증상이 나타남. 즉 전반적으로 기허형으로 흉곽이 좁은 편이 많으며 남성이라도 기흉형 흉곽, 섬세한 성격, 목소리가 비교적 작음, 위기가 약하므로 쉽게 발한하고 발한 후 기운이 더욱 빠지게 됨

① 폐기부족 : 보폐 보위기하는 황기와 조합이 대표적임

 * 무기력, 권태감, 이한출에 보중익기탕

② 폐기허를 동반한 폐음부족(氣陰兩虛) : 폐는 潤한 것을 좋아하는데 肺氣가 약하면 燥金의 영향으로 肺陰虛로 잘 빠짐. 맥문동 혹은 사삼 · 맥문동 혹은 맥문동 · 오미자와 함께 조합하여 사용

> ◈ 발한 多, 건해, 피로의 기음양허에 대표처방은 생맥산
> ◈ 인삼 대용으로 사삼을 사용하여 더 좋은 경우 : 氣陰兩虛

- 비기부족 : 氣虛가 일구하면 비위기능이 약해져 脾氣虛(식욕저하)가 발생하고, 脾虛(식욕저하)가 발생하여 오랫동안 곡기로서 영양하지 못하면 氣虛 초래,
  비기허 증상 : 사지권태, 체중감소, 식욕부진, 소화불량 등에는 백출, 조증이 심한데는 산약을 사용
- 심기부족 : 일반적으로 심은 과다한 사려로 인해 심혈이 부족해지면 동시에 혈부족에 의해 기부족이 함께 옴(귀비탕에 인삼이 있는 이유)
  심기부족 증상으로는 심계정충, 맥약 혹 부정맥, 자율신경실조증, 의욕 결단과감성 부족(心膽相通) 등인데, 대표적 조합이 백복신 혹은 익지인이며, 심혈부족과 동반된 경우 원육 · 산조인과 함께 조합하여 사용
- 升擧陽氣, 治 氣虛下陷 : 자꾸 눕고 싶고 일어나기가 힘든 증상, 장기의 하수, 빈뇨, 설사, 붕루 등에는 승마 혹은 방풍 혹은 황기를 인삼과 조합하여 사용

> ◈ 肝實症(肝鬱火旺이나 肝氣犯胃)에 사용하면 두통, 안면열감, 안구충혈, 번조 및 흉민 등이 발생

- 설상 : 설질 淡, 약간의 薄白胎, 반드시 齒齦이 있어야 함, 전반적 안색은 무기력한

모습

- 맥상 : 약함. 반드시 수면상태를 확인하면 아침에 일어나기가 힘들어 함
- 복진 : 무력한 편이 많으며, 피부색은 희고 만졌을 때 피부가 엷음

8. (백)하수오

- 식물성 우유로 精血을 보하는 약 : 正녹용 · 左숙지 · 右수오
- 숙지황과의 차이점
  ① 補肝腎益精養血 효과로 숙지황보다 자윤작용은 떨어지나 니체(膩滯)하지 않아 위장허약자에 사용
  ② 숙지황은 신음과 간혈에 치중하여 보하되 간 · 신에 작용하고, 하수오는 精髓에 치중하여 보하되 신 · 심에 주로 작용함
  ③ 숙지황은 구기자 · 산수유와 동용하고, 하수오는 산약 · 인삼의 단점을 보완함
  즉, 식물성 우유, 식물성 사골국물, 식물성 모발 촉진제로 주로 정혈부족형 중 신체가 호리호리하고 머리칼은 얇고 머리색도 진하지 않으며 산후에 모유부족과 탈모 등으로 고생하며, 주로 모발약화 및 精虛症, 심신불교 등에 의한 신경쇠약, 갑상선 질환, 장조변비 등에 사용함

- 보익정혈(항노화, 피부영양개선, 탈모개선 및 모발강화, 유즙량증대, 빈혈, 신허이명, 노인성 퇴행성 치매) : 항노화 클리닉에 산약과 조합해서 사용
  먹는 화장품으로 피부쪽에 정혈허 소견이 심하여 피부건조, 건선, 컴퓨터를 많이 하고 밤늦게 자는 성인형 건성 아토피 트러블에 사물지제에 숙지황 대용 또는 사물지제에 가미함
  모근약화 혹 스트레스로 인해 탈모 시 보익정혈 + 활혈거어법으로 홍화, 조기백발에 흑지마를 씀. 즉 먹는 염색제 개념, 기타 산후 모발탈락, 항암치료 후 보기지제(산약 · 황기)와 함께 하수오가 포함된 사물지제를 응용하면 의외로 모발재생 및 각종 부작용 개선 등에 효과가 있음
  산후 임산부의 유즙량 증대(식물성 우유) : 유선발달 및 유선의 활동량을 촉진함
  노인의 신허이명, 노인성 치매(뇌위축 심) : 분유와 함께 하수오를 군약으로 사용함
- 補腎益心, 治 水火未濟(신경쇠약, 성기능쇠약, 갑상선기능항진에 의한 소모열 및 체력허탈, 혈허성 심장질환(혈허불면, 심계정충) 등)

9. 택사

● 肝腎(하초)의 濕熱을 소변으로 빼주는 개념, 利水之劑 중 성미가 가장 차가움

	저령 · 목통	택사 · 차전자	복령
利水 능력	강	중	약
濕熱정체를 빼는 능력	無	有	
질환	부종성 신질환	염증성 간 · 신질환(간염, 사구체염, 신염 등)	

● 작용 : 주로 하초

◈ 중초 습 : 복령 · 의이인

● 肝膽濕熱 : 알콜성 지방간, 만성 간염, 만성 피로
기본적 조합은 시호 · 황금임. 택사는 이것이 신장습열까지 미치거나 체내 습열을 利水할 목적으로 사용
택사 · 숙지황 각 12g, 시호 · 산약 · 구기자 각 8g, 산수유 · 백복령 각 6g, 황금(초) 4g

● 腎臟濕熱 : 네프로제, 만성 신장염증, 만성 사구체신염
습열요통(신장 부위 통증)을 기본으로 소변 시 찔끔거리고 외감 시 감기보다 신장부 염증이 잘 발생하여 利水洗斥法을 응용할 때 사용
경증일 때는 차전자, 중증일 때는 편축 · 구맥 조합을 응용하나, 대부분 만성이므로 택사를 군으로 육미에 차전자를 가미함

● 담음유주에 의한 浮腫 및 眩暈 : 뇌부종, 耳內부종, 메니엘씨증후군, 기타 난치성 현훈증
택사의 중요한 효과 중 하나가 신체수분을 적절히 조절해주는 역할임. 특히, 머리가 무겁다고 호소하면 일단 두개 내 담음을 의심해야 함(머리가 텅 빈 것 같다는 것은 대부분 뇌수부족으로 腎을 보해야 함). 이외, 임신수종에는 택사에 백출 · 복령 조합을 사용하며 기타 이수지제는 사용하지 않음

● 금기 : 성질이 寒하므로 몸이 냉한 자, 특히 소음형(기흉형 흉곽) 부종은 溫中健脾行氣利水해야 함

● 적응증 : 몸에 열이 기본적으로 있으면서 컨디션이 좋지않고 소변이 시원치 않다던가, 피곤하면 염증이 잘 발생하면서 소변색이 탁해지는 데에 사용

● 용량 : 腎相火에는 4~6g, 濕熱에는 6~8g, 利水利尿에는 8~12g을 사용

10. 황백

● 下焦濕熱 및 陰虛火旺의 필수약
● 구별점

황련	주로 心熱, 實熱에 작용 흉민, 수족냉 신경정신질환 : 스트레스 및 자율신경실조와 밀접한 상관관계
황백	주로 腎虛熱 및 陰虛火旺 오심번열 간신질환 : 과로에 의한 피로 및 열감, 소모열과 밀접한 상관관계

황금	주로 중초습열 : 비위에는 창출, 간담에는 시호와 조합
황백	주로 하초습열 남성 : 하초피부(낭습, 음부습진) 여성 : 자궁, 질, 요로(습열대하, 방광습열)

초룡담은 肝膽濕熱, 下焦濕熱에 모두 사용하므로 하초습열을 치료하는 데 황백과 조합함

용담초	습열이 오래되지 않고 실증소견이 많을 때 : 하초습열을 瀉하는 목적
황백	습열이 오래되고 허실착잡소견이 많을 때 : 하초습열을 淸하는 목적

고삼은 下焦濕熱에 사용하므로 자궁습열, 음부습열 및 음낭습진에 황백과 조합하며, 더불어 皮膚濕熱에 양호한 효과가 있어서 피부습진, 습열성 피부질환에 황백보다 다용함
고삼은 양호한 淸熱燥濕止痒 효과가 있어서 습열에 의해 소양증이 심할 때는 황백 · 고삼을 사용

● 下焦濕熱 : 여성의 염증성 대하증, 남성의 음부백선 음부 및 음낭습진
여성의 대하 중 비위담음이 일구하므로 습열하주하여 발생하는 대하증부터 비위생적 성생활 등으로 인한 염증성 대하증에도 효과(초룡담)가 있음. 습열이 요로쪽으로 치중할 때는 차전자를 조합함
남성은 주로 신허로 인해 허열이 발생하는데, 내외 온도차로 囊濕이 잘 발생할 때

는 고삼, 신허증에 의한 상화소견이 다견될 때는 지모(허증이 심하다면 주로 六味에 가미)를 사용

- 腎虛火旺 : 간신의 음이 손상되면, 相火가 떠서 눈의 충열 및 건조감, 안면광대부위 홍조, 구건 및 인건, 점막 부위 건조 및 염증, 발바닥 화끈거림 등의 증상이 다견될 때 補法으로 相火를 끄는 방법으로 補肝腎陰(구기자 또는 구기자 · 백작약)하고 당장의 淸虛熱法으로 황백이나 生津淸熱降火하는 지모와 상순하여 지모 · 황백 조합이 반드시 들어가야 함
- 용량 : 하초습열(생용하며 증상에 따라 같은 청열조습지제와 상순, 4~6g), 신허화왕(염수초, 보간신음제와 상순, 허열소견에 따라 2~4g)
- 임상에서 황백을 다용하는 경우는 육미증에 해당하되 신허화왕(신허열) 소견이 심할 때와 주로 하초 부위의 습열성 피부질환과 염증성 질환에 다용함

11. 승마

- 불꽃놀이를 연상케 하는 升, 散의 묘약으로 인체의 기를 상초로 끌어주고 피부 내에 울체된 鬱熱이나 熱毒을 투발시키는 효과가 있음
- 升擧陽氣 : 氣虛下陷으로 인한 위하수, 장하수, 탈항, 기와중, 기허두통

  주로 폐 대장경에 작용(위경에도)하여 肺主氣하는데 폐기가 부족하면, 전반적으로 무겁고 위축되어 보이고 자꾸 눕고 싶어 하는 등의 증상이 발생하기 쉬움(황기 · 인삼(보중익기탕))

  氣虛下陷되면, 두부의 기혈부족으로 태양 부위에 두통(기허두통)이 잘 발생하는데 주로 피로할 때 심하며 텅 빈 듯한 두통을 호소함 → 말초 부위에 혈액순환을 증대시키는 通竅通脈止痛之劑(세신)가미함. 보중익기탕의 변방인 순기화중탕(황기 · 인삼 · 당귀 · 천궁 · 승마 증량)을 사용

  복막 역시 탄력이 있는 하나의 생체조직이기에 에너지를 필요로 하는데, 中氣虛하면 늘어지는데, 임신 시 과로에 의하여 태아가 정상 자궁위치보다 하수되거나 오래된 소화불량증 및 위장기능저하로 위무력 및 위하수가 동반될 때, 또 대장의 수축력이 좋지 않아 대변이 차서 발생하는 기허변비 및 대장하수 등에 응용함. 단 보기지제를 군약으로 쓰고, 승마는 좌사 개념으로(2~3g) 사용
- 發表透疹 : 울혈성 피부염, 열성 체질의 여드름, 열성 두드러기(콜린성), 등의 모공모낭염

  透發하는 성질이 강하므로 주로 근육과 피부 사이에 있는 울혈성 반진성 질환에 갈

근을 쓰는데, 갈근으로 解肌하여 일단 풀어헤친 다음 승마로 뽑아내는 역할(승마의 취상은 부항, 마황은 핫팩, 갈근은 물리치료기)을 함. 따라서 홍역과 같은 열독질환에 갈근 · 승마(승마갈근탕)를 사용

승마는 열성 두드러기(더운 곳, 음주, 사우나, 정신적 흥분 시 홍진성 구반)나 등의 모공에 생긴 모낭염처럼 땀구멍에 작은 좁쌀알갱이처럼 돋는 질환에 응용하며, 승마만으로 부족하거나 내외 체온차로 인해 소양증이 심해지면 거풍투진제와 조합(부평초 · 선퇴)함

◈ 울혈이나 피부의 적조현상, 열성 두드러기는 인체 내부에서 만들어지는 과도한 열을 피부의 말초순환을 통해 식히려는 기전에 해당함(解肌解熱清熱法; 갈근해기탕, 열다한소탕)

- 용량 : 승기(2~3푼), 발표투진 등 피부(8푼~1돈 이상)

◈ 소량에서는 溫性, 다량에서는 凉性

◈ **15처방**

麻黃劑(麻黃湯)	**氣鬱劑(加味逍遙散)**
桂枝湯	**水毒劑(五苓散)**
柴胡劑(小柴胡湯)	**附子劑(眞武湯)**
人蔘劑(六君子湯)	**瀉心湯劑(黃連解毒湯)**
蔘基劑(補中益氣湯)	**補腎劑(八味地黃丸)**
血虛劑(四物湯)	**大黃劑(大黃甘草湯)**
驅瘀血劑(桂枝茯苓丸)	**芍藥甘草湯**
驅瘀血劑(當歸芍藥散)	

참고문헌

- 郭東烈 編譯, 金匱要略譯解, 成輔社, 2002.
- 김영경, 中國秘方 應症針治法, 서화당, 1979.
- 唐雲 著, 이문호 · 김종석 옮김, 한의학을 말하다, 청홍(지상사), 2009.
- 대한내과학회 해리슨내과학 편집위원회, Harrison's 내과학, MIP, 2006.
- 대한비뇨기과학회 편, 제5판 비뇨기과학, ㈜일조각, 2014.
- 동국대학교 의료원 한방병원, 한방병원처방집, 수정문화사, 1994.
- 本間祥白 著, 吳家鏡 譯, 難經之硏究, 正言出版社, 1985.
- 商玉惠, 鍼灸穴位學速讀, 南一書局, 2002.
- 서울대학교병원, 전공의진료편람, 의학출판사, 1994.
- 安榮基 編著, 經穴學叢書, 성보사부설 전통의학연구소, 2002.
- 야마다 게이지 저, 전상운 · 이성규 옮김, 중국의학은 어떻게 시작되었는가, ㈜사이언스북스, 2002.
- 梁冰 · 楊淑蓮, 內科病 最新中醫治療, 中醫古籍出版社, 1997.
- 楊思樹 外 編, 李長勳 譯, 東醫臨床內科學, 法仁文化社, 1999.
- 楊上善, 黃帝內經太素, 大星文化社, 1986.
- 楊衛平, 新編中草藥 彩色圖譜與驗方, 江西科學技術出版社, 2004.
- 楊志忠 外 編著, 圖解中醫脈診入門, 汕頤大壑出版社, 2006.
- 吳國定, 內經診斷學, 大星文化社, 1983.
- 姚奉理 · 江紅兵, 特色診法叢書 面診, 廣西科學技術出版社, 2007.
- 龍伯堅 著, 백정의 · 최일범 共譯, 黃帝內經 槪論, 논장, 1988.
- 李梴 著, 蔡仁植 安秉國 李炳幸 譯, 國譯編註 醫學入門, 南山堂, 1984.
- 張仲景 編著, 仲景全書, 大星文化社, 1988.
- 전국한의과대학 폐계내과학교실 편저, 肺系內科學, 도서출판 나도, 2013.
- 정담 편집부 편, 해부 · 병태생리로 이해하는 SIM 통합내과학, 도서출판 정담, 2013.
- 趙世衡 著, 舍岩鍼法의 體系的硏究, 成輔社, 1986.
- 趙世衡 編著, 東醫 새 臨床處方集, 수문사, 1971.

- 馮興華 · 高榮林, 中醫內科臨床水册, 人民衛生出版社, 1996.
- 許浚 著, 東醫寶鑑國譯委員會 編譯, 國譯增補 東醫寶鑑, 南山堂, 1975.
- 許浚 編著, 天津中醫學院 主校, 東醫寶鑑, 中國中醫藥出版社, 1998.
- 黃道淵, 方藥合編, 杏林出版社, 1986.
- 黃煌, 남경중의약대학 청량회 옮김, 中醫十大類方, 집문당, 2004.
- Daniel H. Cooper · Andrew J. Krainik · Sam J. Lubner · Hilary E.L Reno 저, 연세대학교 의과대학 내과학교실 편역, 워싱턴 내과 매뉴얼, 신흥메드사이언스, 2009.
- Shigeki Takahashi 저, 문영수 역, STEP 내과, 한국의학, 2011.